重症肌无力
中医实践录

（第 2 版）

李广文　著

孟　如　审

人民卫生出版社
·北京·

图书在版编目（CIP）数据

重症肌无力中医实践录 / 李广文著 . —2 版 . —北京：人民卫生出版社，2021.1

ISBN 978-7-117-31222-6

Ⅰ.①重… Ⅱ.①李… Ⅲ.①重症肌无力 —中医疗法 Ⅳ.①R277.761

中国版本图书馆 CIP 数据核字（2021）第 019645 号

人卫智网	**www.ipmph.com**	医学教育、学术、考试、健康，购书智慧智能综合服务平台
人卫官网	**www.pmph.com**	人卫官方资讯发布平台

重症肌无力中医实践录
Zhongzhengjiwuli Zhongyi Shijian Lu
第 2 版

著　　者：李广文
出版发行：人民卫生出版社（中继线 010-59780011）
地　　址：北京市朝阳区潘家园南里 19 号
邮　　编：100021
E - mail：pmph @ pmph.com
购书热线：010-59787592　010-59787584　010-65264830
印　　刷：北京铭成印刷有限公司
经　　销：新华书店
开　　本：710×1000　1/16　　印张：17　　插页：2
字　　数：261 千字
版　　次：2010 年 1 月第 1 版　　2021 年 1 月第 2 版
印　　次：2021 年 2 月第 1 次印刷
标准书号：ISBN 978-7-117-31222-6
定　　价：69.00 元

打击盗版举报电话：**010-59787491**　E-mail：**WQ @ pmph.com**
质量问题联系电话：**010-59787234**　E-mail：**zhiliang @ pmph.com**

作者简介

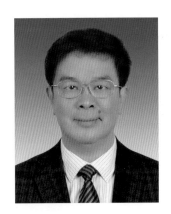

李广文,男,二级主任医师、教授,硕士生导师,师从云南省首批名中医、全国第二批老中医药专家学术经验继承工作指导老师、首届全国名中医、云南中医药大学孟如教授,得其真传,受益匪浅,连续两次破格晋升专业技术职称,2011 年享受云南省政府特殊津贴,2018 年享受国务院政府特殊津贴,2018 年入选云南省"万人计划"名医专项人才。著有《中医痿病辨治心悟》(人民卫生出版社)等专著3 部、参编著作 5 部(副主编 1 部、编委 4 部),发表论文 60 余篇;主持的科研项目获省部级和州(市)级科技进步奖 10 余项。长期致力于重症肌无力等中医痿病的临床、教学、科研等工作。现供职于云南省文山州中医医院,并在该院于国内公立中医医院中较早创建痿病科(重症肌无力科)。

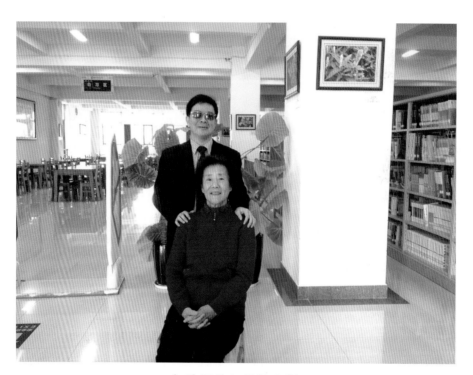

与恩师孟如教授合影

前　言

"一直以来，总有一种想法，要把想说的话说出来；曾几何时，又产生了一种强烈的欲望，要把想说的话写下来。"这是十年前本书第 1 版的开头语。

本书第 1 版出版后的当年，就有很多省外的重症肌无力患者亲临我供职的单位——云南省文山州中医医院就诊。两年后，我带领年轻的队伍在本院率先于国内公立三级甲等中医医院中创建了痿病科（重症肌无力科），系统接诊全国各地和国外患者。

"十年磨一剑，霜刃未曾试。今日把示君，谁有不平事？"这十年，我已从一个年轻的主任医师成长为云南省"万人计划"名医，享受国务院和云南省政府特殊津贴专家；我带领的年轻队伍则发展为集医疗、教学、科研为一体的痿病学（重症肌无力）专业团队。

我，童年时罹患重症肌无力，历经误诊误治 8 年，直到上初中二年级时才被确诊，分别在小学、中学、大学 3 次休学，最终幸遇云南中医药大学的恩师孟如教授，3 年治愈！其间承蒙恩师精心栽培，从曾经的重症肌无力患者转换成今天专门诊治重症肌无力的医生！

恩师从替我治病、为我导师的第一天起至今直到将来，其医德、医术必将影响我一生！面对恩师，我只能发自内心深处地说：感动无法言语，感激无从诉起，感谢自始至终……

本书第 1 版深得恩师孟如教授于百忙之中进行审阅、指导并作序，全国老中医药专家学术经验继承工作指导老师、云南省荣誉名中医、云南省中医医院中西医结合主任医师赵淳教授亦提笔作序，西医部分得到时任同济大学附属同济医院神经内科主任詹青主任医师的悉心指导。在第 2 版即将付梓之际，我一并再次表示衷心的感谢！

　　第 2 版在第 1 版的基础上做了重大调整——医学方面，主要体现了个人长期治疗重症肌无力的方法是与系统从师心得和临床总结紧紧连在一起的；童年境遇（自传体小说）方面，主要勾勒了主人公的童年患病经历是与那个时代的记忆和命运紧紧连在一起的。

　　期望与本书结缘的医务工作者、科研人员、医学生、病友以及中医药文化科普爱好者阅后不吝赐教！

李广文

2018 年 10 月

目　录

第二篇　实践感悟篇 / 063

第三篇　对话实录篇 / 183

第一篇

学习提高篇

一、重症肌无力概述

重症肌无力（myasthenia gravis，MG）是一种主要由乙酰胆碱受体（AChR）抗体介导、细胞免疫、补体参与，引起神经-肌肉接头传递障碍的一种获得性自身免疫性疾病。主要临床特征为受累骨骼肌易疲劳和波动性肌无力，经休息或应用胆碱酯酶抑制剂药物后能部分恢复。80%~90%患者伴有胸腺异常，部分患者可伴发甲状腺功能亢进或其他自身免疫性疾病。发病率约为0.5/10万~5/10万，患病率约为50/10万。任何年龄均可发病，成人发病有两个高峰，第一个高峰为20~30岁，女性多见，常伴有胸腺增生，发病率女：男约为3：2；第二个高峰为40~50岁，男性患者居多，常伴发胸腺瘤或其他自身免疫性疾病。在患者中，我国14岁以下儿童患者约占总数的20%~47.8%。

重症肌无力患者一般预后良好，但危象患者的死亡率较高。有文献报道，重症肌无力起病初3~5年内病死率约为5%~7%，多死于重症肌无力疾病本身。病程5年以上者多死于呼吸肌代偿功能衰竭或合并症。重症肌无力危象国外死亡率低于5%，国内低于20%。未经治疗的重症肌无力患者，其死亡率约为25%~31%。

> 治疗重症肌无力实践体会：
> 研究一个疾病的治疗，不论中医还是西医，必须从这个疾病的相关概念、发病率、患病率等一般情况及其本质特征入手进行系统学习，掌握疾病概况，才能对提高疗效做到胸有成竹。重症肌无力这一疾病也不例外。

重症肌无力属中医"痿证"范畴，但根据其临床表现和疾病的不同阶段，并结合西医传统分型，可属于中医的不同病证，单纯眼肌型中的单纯上睑下垂,属中医"睑废""睢目"或"上胞下垂";单纯眼肌型中出现复视者,属中医"视歧"等病证;全身肌无力型、脊髓肌型或延髓肌型中出现颈软、抬头无力者,属中医"头倾"等病证;西医各型中出现呼吸困难至呼吸肌麻痹者属中医"大气下陷"等病证。

治疗重症肌无力实践体会:
以中医为主治疗重症肌无力,仅仅采用西医辨病、中医辨证的方法是远远不够的。虽然中医的辨证论治可以跨越疾病间的界限,为治疗提供广阔的思路,但如果避开中医疾病(病名)谈辨证论治,那就成了无根之木、无源之水。

二、重症肌无力的西医病因病理和中医病因病机

（一）重症肌无力的西医病因病理

1. 病因

（1）自身免疫异常：重症肌无力被认为是一种体液介导、细胞调节和补体参与的自身免疫性疾病。体液免疫的可能机制为：①自身抗体与乙酰胆碱受体（AChR）结合后加速受体的降解和胞饮作用破坏突触后膜的乙酰胆碱受体。②阻断乙酰胆碱（ACh）与受体的结合。③通过补体激活而破坏乙酰胆碱受体（AChR），最终导致神经 - 肌肉接头的兴奋传递障碍。

（2）胸腺异常：重症肌无力患者中 70%~80% 伴有胸腺淋巴滤泡增生，生发中心增多；10%~20% 合并胸腺瘤，以淋巴细胞型为主。切除胸腺后，大部分重症肌无力患者的病情均可获改善或缓解。

（3）内分泌紊乱：临床观察中发现，女性患者常在月经期症状加重，闭经、妊娠时症状减轻，分娩或产后症状又加重。有研究发现卵泡激素能促进乙酰胆碱的合成，孕二酮类女性激素对某些重症肌无力患者的治疗有一定疗效。重症肌无力患者中约有 2.1%~18% 合并有甲状腺功能亢进，甲状腺功能亢进时血清中胆碱酯酶含量显著升高，肌无力症状也明显加重。提示该病与内分泌功能紊乱有关。

（4）遗传因素：并不明显，极少数有家族史。组织相容性抗原（HLA）研究发现，欧美高加索人种的发病总体与 HLA-DR3、B8 有关，女性患者与 HLA-A1、B8 和 DR3 有关，男性与 HLA-A3、B7 和 DR2 有关。日本和我国的患者与 HLA-DR9 有关。

2. 病理

（1）肌纤维：病程早期主要是在肌纤维间和小血管周围有淋巴细胞浸润，以小淋巴细胞为主，此现象称为淋巴漏；在急性重症病中，肌纤维有凝固性

坏死,伴有多形核白细胞的巨噬细胞的渗出;晚期肌纤维可有不同程度的失神经性改变,肌纤维细小。

(2)神经-肌肉接头:神经-肌肉接头处的形态学改变是重症肌无力病理中最特征的改变,主要表现在:突触后膜皱褶消失、平坦,甚至断裂。

(3)胸腺:重症肌无力中约有10%~20%的患者合并胸腺瘤,70%~80%的患者伴有胸腺肥大或胸腺组织生发中心增生。

> 治疗重症肌无力实践体会:
> 需要以科学、严谨、求实的态度了解、熟悉、掌握重症肌无力的西医病因病理,这是认识本病的基础性工作,这对深入研究和掌握重症肌无力的诊断和治疗具有前瞻性和宏观指导性作用。

（二）重症肌无力的中医病因病机

1. 脾肾亏虚

先天不足,或后天失养,脾肾亏虚而发为本病。肾为先天之本,脾为后天之本,脾主肌肉、四肢,上下睑属脾,脾虚则气血生化乏源;脾阳依赖肾阳温煦,肾虚火不生土则脾阳亦虚。肌肉、四肢失于濡养而出现乏力;中气不足,则上睑下垂、眼睛闭合不全,继之,则出现咀嚼无力,言语不清,气短不足以息。

从中医审证求因的角度来分析重症肌无力出现的各种证候,结合中医古籍进行考证,不难发现,本病的病因、病机与脾肾亏虚极其相关。

(1)上睑下垂:巢元方《诸病源候论·睢目候》曰:"目是脏腑血气之精华……若血气虚……其皮缓纵,垂覆于目,则不能开,世呼为睢目,亦名侵风。"清《银海指南·气病论》云:"中气不足,为眼皮宽纵。"《圣济总录》称其为"眼睑垂缓",黄庭镜《目经大成》称为"睑废",后世称为"上胞下垂"。胞睑在眼科五轮中为"肉轮",属脾土,司眼之开合,脾气虚弱,以致下垂不举。

(2)复视:《灵枢·大惑论》曰:"五脏六腑之精气,皆上注于目而为之精,精之窠为眼,骨之精为瞳子。"瞳神在眼科五轮中为"水轮",属肾水,目得精而能视。又曰:"邪其精,其精所中,不相比也,则精散,精散则视歧,视歧见两物。"《景岳全书》云："真阴不足,本无火证,但目视无光及昏黑、倦视等证,悉由水亏血少而然。"阐明了复视、倦视与五脏六腑的精气虚损,尤其与肾水不足关系密切。

(3)声音嘶哑:《素问·海论》曰:"气海不足,则气少不足以言。"《素问·脉要精微论》曰:"言而微,终日乃复言者,此夺气也。"《素问·脉解》曰:"阳盛已衰,故为喑也。"可见气少、气夺被认为是音微、音嘶的根源。

(4)咀嚼与吞咽困难:咀嚼与吞咽,均为唇、牙齿、舌本、咽喉等协同所司。肾主骨,齿为骨之余;脾开窍于口其华在唇;咽喉者,水谷之道也;足少阴脉贯肾、系舌本;足太阴脾连舌本、散舌下……均说明舌本与脾肾功能密切相关。由此可见,咀嚼与吞咽功能与脾肾盛衰关系密切。

(5)抬头无力:头为诸阳之会。抬头为阳气能布上所致,若上气不足,气不上布,则抬头无力,故《灵枢·口问》曰:"上气不足……头为之苦倾,目为之眩。"

(6)语言謇涩:口齿唇舌,尤其是舌具有发语音的功能。足太阴脾经,挟食道两旁连舌本散舌下。《灵枢·经别》曰"足太阴之正……上结于咽,贯舌中",《灵枢·师传》曰:"脾者,主为卫……视唇舌好恶,以知吉凶。"《素问·脉要精微论》曰:"心脉搏坚而长,当病舌卷不能言。"可见,脾虚日久可累及心及他脏致虚中夹实,如气虚血瘀、气虚痰阻等最终而演变成语言謇涩。

(7)全身无力:脾主肌肉、四肢。《灵枢·本神》曰"脾气虚则四肢不用",《难经·十六难》云"怠堕嗜卧,四肢不收,有是者脾也",《素问·痿论》中根据痿证的病因、部位、临床表现及五脏所主,有皮痿、脉痿、筋痿、肉痿及骨痿等五痿之分,其中的肉痿与重症肌无力的症状有类似之处。《素问·太阴阳明论》说:"脾病而四肢不用,何也? 岐伯曰,四肢皆禀气于胃,而不得至经,必因于脾,乃得禀也。今脾病不能为胃行其津液,四肢不得禀水谷气,气日以衰,脉道不利,筋骨肌肉皆无气以生,故不用焉。"这一论述强调四肢不用,痿软无力乃脾病所致,脾不为胃行其津液,气血不充而引起肌肉病变。

(8)呼吸困难:即肌无力危象,中医称之为"大气下陷"。如张锡纯《医学衷中参西录》曰:"胸中大气下陷,气短不足以息,或努力呼吸,有似乎喘,或气息将停,危在顷刻。"重症肌无力发展到发音、吞咽、呼吸困难阶段,往往出现痰涎壅盛、难以咳出的病症,此由于脾肾久损,导致肺虚,正切合"脾为生痰之源""肺为贮痰之器"之说。

2. 痰浊阻滞

或因素体多痰,嗜食肥甘厚味;或因脾虚不能运化水谷精微而饮停痰聚,痰浊阻络,气血运行不畅,肌肉失于濡养而见上睑下垂,神疲乏力;痰浊阻滞咽喉、脉络、肢节,则见声音嘶哑,咀嚼、吞咽困难等。

综上所述,重症肌无力往往为脾肾两脏反复受损,导致五脏气血失调,或痰浊阻络,气血运行不畅,继则出现肺、心、肝等脏腑也出现相应的病态。

治疗重症肌无力实践体会:

中医治疗重症肌无力,首先要紧紧围绕该病所属的中医范畴(从中医病名入手),从深度上、广度上进行认真细致的病因病机研究,以古代医学文献结合临床实践入手,去伪存真,归纳、提炼、总结出对治疗有帮助、有价值、有指导性的精髓。

三、重症肌无力的临床表现和诊断

(一) 重症肌无力的临床表现

任何年龄均可发病,女性略多于男性,以 10~35 岁最为多见。全身骨骼肌均可受累,但脑神经支配的肌肉较脊神经支配的肌肉受累更为多见。

1. 临床特征

(1)受累骨骼肌极易疲劳。活动时加重,休息或服用胆碱酯酶抑制剂药物后恢复或部分恢复。

(2)症状晨轻晚重,亦可多变。

(3)感冒、感染、手术、精神创伤、全身性疾病、过度疲劳、月经来潮、分娩、饮酒、身体剧痛、使用麻醉剂及镇静药物等可使病情复发或加重,甚至诱发重症肌无力危象。

(4)受累骨骼肌无力的范围不能按神经分布解释。

治疗重症肌无力实践体会:
理解和掌握重症肌无力的临床特征,必将提高临床诊断的及时性、治疗的合理性,并加强预防的指导性。

2. 分型方法

(1)传统分型:根据累及骨骼肌部位的不同,分为单纯眼肌型、延髓肌型、脊髓肌型及全身肌无力型。

1)单纯眼肌型:表现为眼外肌受累,一侧或两侧,或左右交替出现的上睑下垂、眼球运动障碍、斜视、复视等,甚至眼球固定(但不影响瞳孔括约肌)。成年起病的眼外肌无力常在一至数年衍变为全身肌无力型。

2)延髓肌型:表现为言语鼻音重,咀嚼无力,吞咽困难,饮水呛咳。此型常可累及全身其他骨骼肌群,极易因呼吸道感染等原因而诱发肌无力危象。

3) 脊髓肌型:表现为四肢近端肌无力,上楼困难,易跌倒等。此型患者亦可伴眼外肌无力。多数患者在四肢肌无力起病后数月至数年迅速衍变为全身肌无力型。

4) 全身肌无力型:表现为眼外肌、面部表情肌、延髓肌、颈肌、脊髓肌和四肢肌肉受累而出现相应肌群无力的症状。如上睑下垂、斜视、复视,表情淡漠,言语鼻音重,咀嚼无力,吞咽困难,饮水呛咳,抬头、转颈及耸肩困难,举手梳头、起蹲、上楼困难等症状。此型也可由单纯眼肌型或延髓肌型、脊髓肌型逐步发展而来。常因呼吸肌麻痹而致死亡。

(2) Osserman 分型及改良 Osserman 分型:根据发病年龄、进展速度、症状分布和严重程度分类。分为儿童型、新生儿型和成人型。

1) 儿童型:约占我国重症肌无力患者的 10%。大多数患儿仅限于上睑下垂、斜视、复视等局限性眼外肌麻痹。25% 的儿童可以自然缓解。少数患者可累及骨骼肌。一般预后良好。分 2 个亚型。

2) 新生儿型:由 Strickroot(1942 年)首先报道,1977 年证明,约 10% 患儿因重症肌无力母亲血清中的抗乙酰胆碱受体抗体经胎盘传给新生儿致病。自出生即发病,平均病程为 18 天,个别长达 47 天。主要表现为哭声无力、吸吮无力、喂食困难、活动减少。经治疗预后良好。

3) 成人型

Ⅰ 型——单纯眼肌型:单纯眼外肌受累,无其他肌群受累之临床和电生理所见,也不向其他肌群发展。

Ⅱa 型——轻度全身型:有脑神经(眼外肌)、肢体和躯干肌无力,但不影响呼吸肌,无明显延髓肌症状。此组患者胆碱酯酶抑制剂药物反应良好,死亡率低。

Ⅱb 型——中度全身型:有明显的上睑下垂、斜视、复视、构音和吞咽困难及颈肌、四肢肌无力。对胆碱酯酶抑制剂药物治疗反应一般,易发生肌无力危象。

Ⅲ 型——急性暴发型:常为突然发病,并在 6 个月内迅速进展,早期出现呼吸肌受累,伴严重的延髓肌、四肢肌和躯干肌受累。胆碱酯酶抑制剂药物反应差,极易发生肌无力危象,死亡率极高。胸腺瘤的伴发率亦高。

Ⅳ型——迟发重症型:常在Ⅰ、Ⅱa型数年之后加重症状,出现较明显的全身肌无力。本型患者伴发胸腺瘤的概率较大。

Ⅴ型——肌萎缩型:少数患者有肌萎缩。

> 治疗重症肌无力实践体会:
> 熟悉和掌握重症肌无力的分型方法,为西医临床提供了科学合理的治疗原则;为中医临证提供了拟定辨证论治的参考思路。
> 笔者临证时,喜用西医传统分型结合中医辨证分型(证)施治,简洁明了。

3. 危象

当重症肌无力患者的病情突然加重或治疗不当,引起呼吸肌无力或麻痹而致严重呼吸困难时,称为重症肌无力危象。约15%~20%的重症肌无力患者可伴有呼吸肌群严重无力,出现重症肌无力危象,临床根据病因分为肌无力危象、胆碱能危象及反拗性危象。

(1)肌无力危象:即胆碱酯酶抑制剂药物剂量不足危象,临床上最常见的危象,由胆碱酯酶抑制剂药物剂量不足或各种诱因诱发。表现为全身肌肉无力伴呼吸肌无力。肌内注射依酚氯铵(腾喜龙)或新斯的明后症状可迅速改善,治疗中应加大胆碱酯酶抑制剂药物剂量。未经干预治疗,危象可危及生命。

(2)胆碱能危象:即胆碱酯酶抑制剂药物过量引起的危象,临床表现为全身肌肉无力伴呼吸肌无力,同时出现烟碱样反应(肌束颤动、痉挛、紧缩感等)、毒蕈碱样反应(呕吐、腹痛、腹泻、瞳孔缩小、多汗、流涎、气管分泌物增多、心率变慢等),甚至出现中枢神经症状(焦虑、失眠、精神错乱、意识不清、抽搐、昏迷等)。静脉注射依酚氯铵(腾喜龙)2mg,如症状加重,应立即停用胆碱酯酶抑制剂药物,必要时可临时采用阿托品对抗治疗,待胆碱酯酶抑制剂药物剂量回归后再调整药物治疗。

(3)反拗性危象:又名无反应性危象,主要见于重症肌无力严重的全身肌无力型患者,或在胸腺手术后,或因感染、电解质紊乱等有关因素诱发,与胆碱酯酶抑制剂药物剂量无关。依酚氯铵(腾喜龙)试验无反应。临床主要采取支持治疗,待胆碱酯酶抑制剂药物有效时再调整治疗。

> 治疗重症肌无力实践体会:
> 重症肌无力危象是该病的危急重症,若抢救不及时或处理不当,则危及患者生命。因此,研究重症肌无力的治疗,必须全面系统地掌握好3种危象的本质特征,才能正确、及时地针对各种危象制定出不同的抢救方案。

（二）重症肌无力的诊断和鉴别诊断

1. 诊断

(1)疲劳试验:使受累肌肉重复活动后症状明显加重,此为疲劳试验阳性,可帮助诊断。如嘱患者上视1分钟或将眼睛连续睁闭30次,即出现上睑下垂;肩胛带肌群受累者双臂平举1分钟,出现双臂下垂;连续下蹲运动20次,出现下蹲困难。以上动作休息后改善。

(2)药物试验

1)新斯的明试验:0.5~1.0mg肌内注射,20~30分钟后症状明显好转或消失者为阳性。

2)依酚氯铵试验:依酚氯铵(腾喜龙)10mg以注射用水稀释至1ml,静脉注射2mg,观察20秒,如无反应则再给余下的8mg,1分钟内症状好转者为阳性。

(3)重复电刺激和单纤维肌电图:重复电刺激是最常见并具有确诊价值的神经电生理方法。典型表现:低频(2~3Hz)刺激和高频(10Hz以上)刺激,动作电位第5波与第1波的波幅递减在低频电刺激衰减10%,高频电刺激衰减30%以上者为阳性。

单纤维肌电图(single fiber electromyography,SFEMG),用特殊的单纤维针电极测量同一神经支配的肌纤维电位间的间隔时间是否延长,以反映神经肌肉接头处的功能,重症肌无力为间隔时间延长。

（4）血清抗 AChR 抗体测定：80% 以上重症肌无力病例血清中 AChR 抗体滴度明显增高，但单纯眼肌型病例仅 70% 左右 AChR 抗体滴度增高。AChR 抗体滴度与病情严重程度不成正比。

（5）胸腺影像学检查：胸部 X 线摄片、胸腺 CT 或胸腺 MRI 检查，如发现胸腺异常增生或胸腺瘤者，具有辅助诊断价值。

（6）其他检查：甲状腺功能测定、类风湿因子、抗核抗体等检查，了解是否合并甲状腺功能亢进和其他自身免疫性疾病。

诊断重症肌无力实践体会：

一个疾病的诊断一般由临床症状、体征、实验室及影像学检查等内容综合概括而成。就重症肌无力的诊断而言，笔者经验，因重症肌无力除了脊髓肌型眼肌不一定受累外，其他各型几乎都以上睑下垂为首发症状。因此，简单的诊断方法是将疲劳试验与药物试验有机结合起来进行。具体步骤是：嘱患者直视正前方，若 1 分钟内出现上睑下垂者或原本上睑下垂再次出现极度下垂者为疑诊；旋即予新斯的明注射液 1mg 肌内注射，30 分钟左右，若上睑下垂消失或明显好转者为确诊。通过此法仍诊断困难者，尚须综合实验室及影像学等检查结果考虑。确诊后的重症肌无力患者的西医分型，笔者临床上常喜用传统分型。该分型可依据其临床表现，一般不难判断。确诊后的重症肌无力患者很有必要行胸部 CT 或 MRI 检查胸腺，了解是否伴有胸腺异常增生或胸腺瘤，对正确、合理制定诊疗方案极具参考价值。

附:诊疗标准

诊疗标准一:日本厚生省治疗重症肌无力诊疗标准

日本厚生省特定疾患重症肌无力调查研究班,1979 年修订标准如下。

(1)诊断标准

1)必要症状:反复运动引起眼肌、吞咽肌等部分肌力或全身肌力减退,休息后可一过性恢复。

2)参考

A. 较多出现下列症状:①眼睑下垂;②眼球运动障碍或复视;③吞咽困难;④言语障碍;⑤步行或运动障碍;⑥呼吸困难。

B. 症状在 1 天内波动。

C. 无锥体束征及感觉障碍。

D. 抗胆碱酯酶药(依酚氯铵 2~10mg 静脉注射或甲硫酸新斯的明 0.5mg 肌内注射)使症状一过性改善。

E. 肌电图检查:可见衰减现象(随意收缩或反复给予 50Hz 以下的最大刺激,进行诱发肌电图时)。

F. 并发下列合并症或症状:①胸腺瘤或胸腺增生;②甲状腺功能亢进;③肌萎缩;④自身免疫性疾病。

(2)疗效标准:临床疗效分四级。

1)无效:无客观进步。

2)好转:稍有客观进步,一般生活能自理,但不能恢复工作。

3)显效:有明显客观进步,已恢复部分或轻工作。

4)缓解:无症状,已基本恢复正常工作。

诊疗标准二:中药新药治疗重症肌无力诊疗标准

中华人民共和国卫生部 1995 年制订"中药新药治疗重症肌无力诊疗标准"如下。

(1)病例选择标准

1)诊断标准

A. 西医诊断标准

a. 眼肌、延髓支配肌肉、呼吸肌、全身肌肉极易疲劳,早轻夕重。

b. 可疑的骨骼肌疲劳试验阳性。

c. 药物试验阳性：新斯的明 0.5~1.0mg 肌内注射，30~60 分钟内受累肌肉的肌力明显好转；依酚氯铵试验：静脉注射 2mg 观察 20 秒，如无出汗、唾液增多、心率加快等副作用，再给 8mg，1 分钟内症状明显好转。

d. 重复电刺激受累肌肉的运动神经，低频刺激（1~10Hz，通常用 3Hz）或高频刺激（10Hz 以上），肌肉动作电位幅度很快地递减 10% 以上为阳性。

e. 血清抗乙酰胆碱受体抗体阳性。

f. 单纤维肌电图：可见兴奋传导延长或阻滞，相邻电位时间差（Jitter）值延长。

B. 中医辨证

a. 肺热津伤证：多见于外感温热病，病起发热，发热过程中或热退后突然出现肢体软弱无力，咳呛咽干，心烦，溲黄少，大便干，舌质红，苔黄，脉弦细数。

b. 湿热浸淫证：肢体困重，痿软无力或兼微肿、麻木，尤以下肢为常见，胸脘痞闷，或有发热，小便赤涩热痛，苔黄腻，脉濡数。

c. 脾虚湿困证：眼睑下垂，乏力气短，胸闷食少，或四肢沉重，或大便溏薄，舌质淡，苔白腻，脉细弦滑。

d. 脾肾阳虚，络脉瘀阻证：四肢倦怠乏力，不耐疲劳，重则吞咽困难，饮水发呛，言语謇涩，腰膝酸软，舌质暗淡或有瘀点、瘀斑，苔薄白或白腻，脉沉细弦。

e. 肝肾精亏，络脉瘀阻证：四肢酸软无力，重则吞咽困难，饮水发呛，言语謇涩，心烦少寐，目涩口干，面部烘热，舌质红，苔少，脉细弦数。

C. 临床分型标准

a. 眼肌型：仅表现为眼睑下垂、眼外肌运动麻痹、复视或眼球固定等症。

b. 延髓肌型：主要表现为构音困难，进食呛咳，多讲话后声音降低，咀嚼无力，仅能进软食，喝水从鼻孔流出，面部表情尴尬，吹气漏风，闭嘴不紧等。严重者完全无力咀嚼和吞咽，吐痰不出，甚则呼吸道阻塞而危及生命。

c. 脊髓肌型：仅表现为两上肢或两下肢肌无力，多数在四肢带肌受累后逐渐发展成全身肌无力型。

d. 全身肌无力型：可以是急性起病，数月内同时出现眼肌、面肌、延髓肌、颈肌及四肢肌肉无力，也可由单纯眼肌型、延髓肌型等逐步发展而成。

2）试验病例标准

A. 纳入病例标准：符合重症肌无力诊断标准及中医辨证的患者，可纳入试验病例。

B. 排除病例标准（包括不适应证或剔除标准）：

a.胸腺摘除术后,放射治疗后,换血浆治疗后者。

b.年龄在18岁以下或65岁以上,妊娠或哺乳期妇女,过敏体质及对本药过敏者。

c.合并心血管、脑血管、肝、肾和造血系统等严重原发性疾病,精神病患者。

d.因心理、精神等因素而能自行缓解者。

e.不符合纳入标准,未按规定用药,无法判断疗效,或资料不全等影响疗效或安全性判断者。

(2)观测指标

1)安全性观测

A. 一般体检项目。

B. 血、尿、便常规化验。

C. 心、肝、肾功能检查。

2)疗效性观测

A. 相关症状及体征。

B. 疲劳试验。

C. 肌电图检查。

D. 肺功能检查。

E. IgG、IgA、IgM 测定。

F. 抗核抗体试验。

G. 抗乙酰胆碱受体抗体试验。

H. C3 补体试验。

I. 乙酰胆碱受体蛋白反应。

以上 A、B、C 必做,其他根据病情及临床研究需要选做。

(3)疗效判定标准

1)临床痊愈:临床症状和体征全部消失,恢复正常工作,3 个月无复发。

2)显效:临床症状和体征大部分消失,恢复部分工作或轻工作。

3)有效:临床症状和体征有改善,一般生活可自理,但不能恢复工作。

4)无效:临床症状和体征无改善。

诊疗标准三:《中医内科临床诊疗指南(第一册)》团体标准

中华中医药学会 2019 年发布,2020 年实施"重症肌无力"诊疗指南如下。

（1）范围

本指南指出了重症肌无力的诊断、辨证、治疗、预防和调护建议。

本指南适用于 18 周岁以上重症肌无力患者的诊断和防治。

本指南适合于中医科、神经内科、中医基层单位等相关临床医师使用。

（2）术语及定义

下列术语和定义适用于本指南。

重症肌无力（Myasthenia gravis）是一种抗体介导的、细胞免疫依赖性、补体参与的神经-肌肉接头间传递障碍的获得性自身免疫性疾病。病变主要累及神经-肌肉接头处突触后膜上的烟碱型乙酰胆碱受体（Acylcholine receptor, AchR）。

重症肌无力属于中医学的"痿病"等病证范畴。但根据本病的临床表现和疾病的不同阶段，可属于中医的不同病证，单纯眼肌型中的单纯上睑下垂，属中医"睑废"或"上胞下垂"；单纯眼肌型中出现复视者，属中医"视歧"；全身肌无力型、脊髓肌型或延髓肌型中出现颈软、抬头无力者，属中医"头倾"；西医各型中出现呼吸困难至呼吸肌麻痹者属中医"大气下陷"范畴[1]。

（3）临床诊断

1）西医诊断

重症肌无力的诊断及西医的鉴别诊断参照《中国重症肌无力诊断和治疗指南（2015 年）》[2]。

2）中医诊断

A. 中医病名诊断

痿病系由先天禀赋不足或外邪侵袭，情志刺激，劳倦内伤，导致脏气受损，肢体筋脉失养，以肢体筋脉弛缓、软弱无力、肌肉萎缩或瘫痪为主要临床表现的病证[3]。

B. 证候诊断

a. 脾胃虚损

眼睑下垂，朝轻暮重，少气懒言，肢体无力，或吞咽困难，纳差便溏，面色萎黄，舌质淡胖，边有齿痕，苔薄白，脉细弱。

b. 脾肾两虚

四肢倦怠无力，畏寒肢冷，吞咽困难，口齿不清，腰膝酸软，腹部冷痛，小便清长，或浮肿少尿，或便溏，或完谷不化，舌淡胖，苔薄白或白滑，脉沉迟无力或脉沉细。

c. 气阴两虚

神疲乏力，四肢软弱无力，行动困难，潮热盗汗，午后颧红，五心烦热，口燥咽干,舌质红,少苔,脉细数。

d. 湿邪困脾

眼睑下垂,眼胞肿胀,肢体困重,倦怠无力,胸膈痞闷,脘腹胀满,或纳呆便溏,或面晦污垢,舌胖大,边有齿痕,苔白腻,脉濡缓或滑。

e. 元气虚脱

突然面色苍白,口唇青紫,呼吸微弱,汗出肢冷,四肢松懈瘫软,舌淡,脉微欲绝。

注1:指南工作小组以中华中医药学会2008年发布的ZYYXH/T48-2008《中医内科常见病诊疗指南中医病证部分·痿病》与ZYYXH-T130-2008《中医内科常见病诊疗指南西医疾病部分·重症肌无力》为蓝本,基于专家共识结果,参照《中医内科常见病诊疗指南》、GB/T 16751.2-1997《中医临床诊疗术语国家标准·证候部分》,对证候分类及诊断进行了修订。

3)中医鉴别诊断

A. 痹证

痹证后期,由于肢体关节疼痛,不能运动,肢体长期废用,亦有类似痿病之瘦削枯萎者,但痿病关节一般不痛,痹证则关节均有疼痛[3]。

B. 偏枯

又称半身不遂。中风病人,由于长期肢体关节不用,导致肢体肌肉出现废用性萎缩,也有关节疼痛等表现,但多为偏侧肢体;或由于中风病引起,起病急骤,可伴有言语謇涩、口舌歪斜。而痿病多表现为四肢痿弱不用,尤以双下肢多见[3]。

注2:基于ZYYXH-T48-2008《中医内科常见病诊疗指南·痿病》。

(4)临床治疗及推荐建议

1)分证论治

A. 波动期

a.脾胃虚损证

病机:脾胃不健,生化乏源,气血亏虚,筋脉失养。

治法:益气升阳,调补脾胃。

推荐方药:补中益气汤(出自《内外伤辨惑论》)(推荐强度:有选择性的推荐;证据级别:Ⅳ)加减。

常用药:黄芪、党参、白术、炙甘草、当归、陈皮、升麻、柴胡、生姜、大枣等。

b.脾肾两虚证

病机:脾肾阳虚,筋脉失养。

治法:温补脾肾。

推荐方药:补中益气汤(出自《内外伤辨惑论》)合右归丸(出自《景岳全书》)

(推荐强度:有选择性的推荐;证据级别:Ⅴ)加减。

常用药:黄芪、党参、白术、炙甘草、当归、陈皮、升麻、柴胡、生姜、大枣、熟地黄、炮附片、肉桂、山药、山茱萸、菟丝子、鹿角胶、枸杞子、当归、盐杜仲。

c. 气阴内虚证

病机:脾胃气虚,肾精亏损,气血乏源,筋脉失养。

治法:益气养阴。

推荐方药:生脉散(出自《医学启源》)合补中益气汤(出自《内外伤辨惑论》)(推荐强度:有选择性的推荐;证据级别:Ⅴ)加减。

常用药:人参、麦门冬、五味子、黄芪、党参、白术、炙甘草、当归、陈皮、升麻、柴胡、生姜、大枣等。

d. 湿邪困脾证

病机:脾气虚弱,湿浊内停。

治法:醒脾化湿。

推荐方药:藿朴夏苓汤(出自《医源》)(推荐强度:有选择性的推荐;证据级别:Ⅴ)加减。

常用药:防风、白芷、广藿香、厚朴、半夏、茯苓、豆蔻、薏苡仁、陈皮、泽泻等。

e. 兼证

——如兼见声音嘶哑,咀嚼、吞咽困难或呼吸困难,胸闷痰多,胸脘痞闷,头昏重,全身酸困,口腻,大便稀溏,舌淡胖嫩,舌苔白或厚腻,脉濡或滑,为痰湿内阻证者。

治法:化痰利湿,通利经脉。

推荐方药:温胆汤(出自《三因极一病证方论》)(推荐强度:有选择性的推荐;证据级别:Ⅴ)加减。

常用药:半夏、竹茹、枳实、陈皮、甘草、茯苓等。

——如兼见四肢痿软无力,吞咽困难,饮水呛咳,目睛转动不灵、复视严重,口唇青紫,局部出现青紫肿块、疼痛拒按,舌质紫暗,或舌下脉络曲张,脉细涩,为血瘀证者。

治法:养血活血,行气祛瘀。

推荐方药:桃红四物汤(出自《医宗金鉴》)(推荐强度:有选择性的推荐;证据级别:Ⅴ)加减。

常用药:当归、白芍、熟地黄、川芎、桃仁、红花等。

——如兼见眩晕耳鸣,五心烦热,低热颧红,胁痛,腰膝酸软,舌红少苔,脉细数,为肝肾阴虚证者。

治法:滋补肝肾。

推荐方药:六味地黄丸(出自《小儿药证直诀》)合二至丸(出自《医方集解》)加减(推荐强度:有选择性的推荐;证据级别:Ⅴ)加减。

常用药:熟地黄、山茱萸、牡丹皮、山药、茯苓、泽泻、女贞子、墨旱莲、酌加黄芪。

——如兼见咳嗽无力,气短而喘,动则尤甚,吐痰清稀,声低,或有自汗,畏风,舌淡,脉弱等,为肺气亏虚证者。

治法:益气温阳。

推荐方药:保元汤(出自《博爱心鉴》)(推荐强度:有选择性的推荐;证据级别:Ⅴ)加减。

常用药:人参、黄芪、甘草、肉桂、酌加五味子。

B. 危象期

肌无力危象:临床表现为心动过速,肌肉无力,瞳孔正常或变大,吞咽困难,皮肤苍白可伴发凉。并且根据临床症状、胆碱酯酶抑制剂用药史、腾喜龙或新斯的明试验而排除胆碱能危象和反拗性危象。应确保呼吸道通畅,当经早期处理病情无好转时,应立即进行气管插管或气管切开,应用人工呼吸器辅助呼吸,具体参照《中国重症肌无力诊断和治疗指南》(2015 年版)[2]。

肌无力危象属于中医元气虚脱证范畴。

病机:脾肾衰微,元气虚脱。

治法:益气回阳固脱。

推荐方药:补中益气汤(出自《内外伤辨惑论》)合升陷汤(出自《医学衷中参西录》)加减(推荐强度:有选择性的推荐,证据级别:Ⅳ)加减。

常用药:黄芪、党参、白术、炙甘草、当归、陈皮、升麻、柴胡、生姜、大枣、知母、桔梗。

推荐中成药:黄芪注射液,每次 10~20ml,加入 5% 葡萄糖注射液 250ml,1 日1 次,静脉滴注[4-5](推荐强度:有选择性的推荐;证据级别:Ⅳ)。使用范围:重症肌无力危象期。适应证:重症肌无力危象出现面色苍白,口唇青紫,汗出肢冷,呼吸微弱,舌淡脉细数表现者。使用疗程:2~3 周。

2)其他疗法

体针:主穴中脘、血海、气海、脾俞、肾俞、足三里、三阴交、太渊。眼肌型,加攒竹、鱼腰、太阳、四白;单纯上睑下垂者,加阳辅、申脉;延髓型,加风池、哑门、天突、廉泉;咀嚼乏力者,加合谷、下关;全身型,加肩髃、曲池、外关、合谷、环跳、风市、阳陵泉、太冲;抬头无力者,加风池、天柱、列缺[6]。实证针用泻法,虚证针用补法[3]。(推荐强度:有选择性的推荐;证据级别:Ⅳ)

(5)预防与调护

痿病的发生常与久居湿地、感受湿邪、热邪有关。因此,避居湿地,防御外邪侵袭,有助于痿病的预防和康复。

病情稳定期或慢性期,注意生活调摄,避免疲劳;适寒温,避免外感;调畅情志,避免精神刺激;饮食清淡,营养均衡,提高机体免疫力。

根据疾病的临床类型,加强护理。双下肢乏力,行走困难者,应注意避免发生意外;吞咽困难者,注意饮食护理,避免误吸,必要时给予留置胃管;勤拍背,帮助排痰,或吸痰,预防肺部感染;瘫痪不能随意活动的病人,应勤翻身以防褥疮,被动活动肢体以预防肌肉废用性萎缩。

本病是慢性疾病,病情迁延,病人长期不能坚持正常的工作、学习和生活。因此,对病人和家属应进行健康教育,给予耐心、细致的心理治疗,要关心、体贴病人,帮助病人和家属树立战胜疾病的信念,争取病人积极配合是治疗疾病的关键。

参考文献

[1] 李广文.重症肌无力中医实践录[M].北京:人民卫生出版社,2010:1.

[2] 中华医学会神经病学分会神经免疫学组,中国免疫学会神经免疫学分会.中国重症肌无力诊断和治疗指南 2015[J].中华神经科杂志,2015,48(11):939.

[3] 中华中医药学会.中医内科常见疾病诊疗指南·中医病证部分[M].北京:中国中医药出版社,2008:141.

[4] 刘小斌,刘友章.邓铁涛教授救治重症肌无力危象的方法与思路[J].河南中医,2004,24(1):18-19.

[5] 董秀娟,刘小斌,刘凤斌,等.中西医结合诊治重症肌无力危象临床经验介绍[J].中华中医药杂志(原中国医药学报),2013,28(2):426-430.

[6] 中华中医药学会.中医内科常见疾病诊疗指南·西医疾病部分[M].北京:中国中医药出版社,2008.282-285.

2. 鉴别诊断

(1)先天性眼肌麻痹:本病应与单纯眼肌型重症肌无力相鉴别,本病上睑下垂终日不能提举,其症状固定、无波动,与活动、休息无关,疲劳试验与新斯的明试验阴性,胆碱酯酶抑制剂药物治疗无效。

(2)进行性肌营养不良症:本病眼咽肌型应与单纯眼肌型重症肌无力相鉴别,本病常起病隐匿,青年男性多见,病情无波动,逐渐加重,疲劳试验与新斯的明试验阴性,胆碱酯酶抑制剂药物治疗无效。另外,本病肢带型应与全身肌型重症肌无力相鉴别,本病常有家族史,四肢近端肌无力,肩胛带、骨盆带肌无力与肌肉萎缩,血清肌酶谱增高,肌肉活检特征性改变。

(3)多发性肌炎:本病常伴肌肉压痛,病情无明显波动,近端肌力减退明显以及血清肌酶谱尤其肌酸激酶增高,鉴别不难。但需注意排外联合重症肌无力发病。

(4)进行性延髓麻痹:本病系运动神经元病的一种临床类型,应与延髓肌型重症肌无力相鉴别,本病以舌肌萎缩、肌束颤动、强哭、强笑,症状无波动,病情进行性加重,疲劳试验与新斯的明试验阴性,胆碱酯酶抑制剂药物治疗无效等予以鉴别。

(5)兰伯特-伊顿(Lambert-Eaton)综合征:又称肌无力危象,是累及神经-肌肉接头处突触前膜乙酰胆碱释放部位和钙离子通道的自身免疫性疾病。该病男性多见,多伴发癌肿,尤其是小细胞肺癌;也可伴发于其他自身免疫性疾病,临床表现为下肢为主的肢体近端肌群无力和易疲劳性,但短暂收缩后肌力反而增强,很少累及脑神经,半数患者伴自主神经症状。新斯的明试验可呈阳性,但不敏感。神经低频重复电刺激波幅变化不大,神经高频重复电刺激可见相应肌肉复合动作电位波幅递增,可高达200%以上。

(6)吉兰-巴雷综合征:本病应与脊髓肌型重症肌无力相鉴别,本病多以四肢软瘫为主要表现,即对称性的下运动神经元性表现,肌肉无力以近端为重,疲劳试验与新斯的明试验阴性,胆碱酯酶抑制剂药物治疗无效。

(7)低钾型周期性瘫痪:本病应与脊髓肌型重症肌无力相鉴别,本病表现为四肢迟缓性瘫痪伴血清钾降低,补钾后症状常可恢复,疲劳试验与新斯的明试验阴性,胆碱酯酶抑制剂药物治疗无效。

鉴别诊断重症肌无力实践体会:

笔者经验,除 Lambert-Eaton 综合征外,简便易行的鉴别方法系采用新斯的明试验,阳性者即为重症肌无力;阴性者即可排除重症肌无力的可能。至于是何种疾病,可再根据相关疾病的性质特征予以鉴别。

四、重症肌无力的西医治疗

（一）药物治疗

治疗原则：本病为慢性疾病，治疗的同时，应重视让患者与家人了解疾病性质与常识，避免过度劳累、创伤、感染、精神情感等危险因素；避免不规律服用胆碱酯酶抑制剂药物，忌用妨碍神经 - 肌肉传递药物以及各种肌肉松弛剂；做到劳逸结合、规律治疗、定期随访。

1. 胆碱酯酶抑制剂

（1）药理作用：通过抑制胆碱酯酶活性，减少 ACh 降解，增加 ACh 浓度，与 ACh 受体抗体（AChRAb）竞争结合 AChR，提高神经 - 肌肉接头传导效应，从而改善神经 - 肌肉接头处传递功能，缓解肌无力症状。常用药物有新斯的明（包括溴新斯的明片、甲硫酸新斯的明注射液）、溴吡斯的明等。药物用量和服药间隔时间要依据药代动力学特点、病情程度、合并用药及个体差异而定。

适用于除胆碱能危象以外的所有重症肌无力患者。

（2）常用药物

1）新斯的明

A. 溴新斯的明（prostigmine）：常用量 1 次 15mg（1 片），1 日 3 次，重症肌无力的患者用量视病情而定；极量 1 次 30mg（2 片），1 日 90mg（6 片）。

B. 甲硫酸新斯的明注射液（neostigmine methylsulfate injection）：用于诊断和治疗重症肌无力及其危象。新斯的明试验：本品 0.5~1.0mg 和阿托品 0.5~1.0mg 肌内注射，观察症状改变，以明确诊断；治疗重症肌无力：肌内注射 0.25~1.0mg/ 次，1~3 次 /d；治疗重症肌无力危象：肌内注射 1.0mg，然后根据病情重复肌内注射 1.0mg，极量 5mg/d。好转后改为口服。

2）溴吡斯的明（pyridostigmine bromide）：60~120mg/ 次，每日 3~4 次，口服。

3)安贝氯铵(酶抑宁、美斯的明)(ambenonium，mytelase)：5mg/ 次，口服，3~4 次 /d，或视病情而定。作用较新斯的明强而持久。

上述药物可致药疹，大剂量时可引起恶心、呕吐、腹痛、腹泻、流泪、流涎等，严重时可出现共济失调、惊厥、昏迷、语言不清、焦虑不安、恐惧，甚至心脏停搏等。药物过量可用阿托品对抗。心绞痛、支气管哮喘、机械性肠梗阻、尿路梗阻者禁用。

> 治疗重症肌无力实践体会：
> 溴吡斯的明是治疗重症肌无力的首选胆碱酯酶抑制剂类药物；甲硫酸新斯的明注射液是诊断和鉴别诊断重症肌无力的首选胆碱酯酶抑制剂类药物；肌无力危象抢救首选甲硫酸新斯的明注射液。

2. 免疫抑制剂

(1)药理作用：可抑制 AChRAb 合成，使神经 - 肌肉接头处突触后膜上的 AChR 免受破坏；能促使突触前膜释放 ACh；能使终板再生，增加突触后膜 AChR 数目。

宜采取个体化治疗原则。

(2)常用药物

1)糖皮质激素：既抑制细胞免疫又抑制体液免疫。给药方法分为递增法、递减法。

A. 递增法：常用于轻度全身肌无力型患者门诊治疗。清晨顿服泼尼松 10~20mg 开始，1~2 周递增 10mg，达到目标剂量 0.75~1mg/(kg·d) 或 60~100mg 隔日 1 次后，巩固 8~12 周，然后逐步缓慢减量至隔日 10~30mg，维持 2~4 年。过快减量常导致病情波动，减量过程中如出现病情加重可恢复至原来剂量。

B. 递减法：常用于重症肌无力重症全身型或危象患者，在大剂量甲泼尼龙静脉冲击治疗后，序贯口服治疗，并按一定梯度递减至目标维持治疗。初期冲击治疗时建议在具有机械通气措施的重症监护病房实施。甲泼尼龙按体重计算或 1 000mg/d (或地塞米松 10~20mg/d)，连续静脉滴注 3~5 天后减半，直至改为序贯泼尼松目标剂量 0.75~1mg/(kg·d) 或 60~100mg 隔日 1 次口服治疗。以后根据病情逐步减量。

糖皮质激素长期使用应注意其副作用如"库欣综合征",股骨头坏死,消化道出血,高血压,糖、脂、钙代谢异常,继发感染等并发症发生。

不管何种给药方式,凡激素治疗见效后,胆碱酯酶抑制剂药物逐步减量或停用。激素治疗的疗程意见不一,一般主张在持续大剂量 2~3 个月后逐步减量,减量过快或骤停激素均有复发或危象发生的可能。成年重症肌无力,特别是在 40 岁之后发病的患者,若能及时、规律地接受激素治疗,多数病例可望症状缓解。不管何种给药方式,凡病情好转稳定 1 周后开始减量,直至 7.5~10mg/d 维持量。

治疗重症肌无力实践体会:
泼尼松是治疗重症肌无力的常用激素类药物。

2)硫唑嘌呤:抑制细胞免疫反应,常与糖皮质激素合用。50mg/ 次,2 次 /d,口服。治疗中要注意监测血常规与肝、肾功能。

治疗重症肌无力实践体会:
硫唑嘌呤是治疗重症肌无力的常用免疫抑制剂药物。

3)环磷酰胺:体液免疫抑制剂,为二线用药,200mg,每周 2 次,静脉滴注;或静脉推注,0.5~1g,每月 1 次,总量 6~8g 为 1 个疗程。治疗中要监测血常规与肝、肾功能,注意皮疹发生。

治疗重症肌无力实践体会:
环磷酰胺常用于类固醇皮质激素治疗不佳或禁忌时。

4)环孢霉素:为三线用药,50~100mg/ 次,2 次 /d。

治疗重症肌无力实践体会:
环孢霉素可与硫唑嘌呤交替使用。

5）他克莫司：为三线用药，建议剂量 3mg/d。

治疗重症肌无力实践体会：

硫唑嘌呤疗效不明显时可用他克莫司替代。

（3）免疫球蛋白：400mg/（kg·d）隔日或每日 1 次，5 次为 1 个疗程。

治疗重症肌无力实践体会：

重症患者尤其是肌无力危象患者可以选用免疫球蛋白。多数患者没有明显的不良反应，可迅速改善患者症状，但长期疗效仍需激素或免疫抑制剂联合使用。

据文献记载，近年来已使用吗替麦考酚酯（骁悉）、甲氨蝶呤等药进行临床观察治疗。

（二）胸腺切除术

本法适用于：①全身肌无力型，无手术禁忌证者；②对胆碱酯酶抑制剂药物反应差，多方治疗无效的其他类型患者；③伴发胸腺瘤或胸腺增生者。

胸腺瘤（或胸腺）切除后好转及完全缓解率在 56%~87% 之间。60 岁以上的老年患者，病程在 10 年以上者其胸腺切除术的效果则远不如年轻女性。对于单纯眼肌型，年龄在 20 岁以下，特别是女性，胸腺切除术的效果较好。对于病程较长、眼肌麻痹作为全身肌无力型的部分症状，手术后还可能残存眼的症状。部分有明确的胸腺肿瘤阴影的患者，在长期给予少量糖皮质激素后，经 CT 或 MRI 扫描检查胸腺阴影消失，且多年持续这种状态，因此不能一概而论。合并胸腺瘤者或是单纯眼肌型，若胸腺瘤是浸润型则应考虑为恶性胸腺瘤，若早期发现最好劝其进行胸腺瘤摘除术，当然恶性胸腺瘤切除后也能再发，所以从开始对其预后就要有所估计。胸腺瘤是恶性还是良性，术前进行判断的方法还有待于探索。

治疗重症肌无力实践体会:

正确把握重症肌无力胸腺切除术的适应证,既是对患者高度负责,也是一种科学、客观、严谨、求实的工作作风。术前患者尚可采用中西医结合药物治疗,做好基础准备工作;术后患者更应及时采取中西医结合药物治疗,以更大程度地提高手术疗效。

(三) 胸腺放疗

此疗法适用于:①药物疗效不明显,最好在发病2~3年内进行此疗法治疗;②巨大或多个胸腺瘤,无法手术或作为术前准备;③恶性肿瘤术后追加放疗。

治疗重症肌无力实践体会:

既要严格掌握重症肌无力胸腺放疗的适应证,也要及时配以中西医结合药物治疗,以提高综合治疗的效果。

(四) 血浆置换疗法

换出带有抗AChR抗体的血浆,输入正常人新鲜血浆,每周1~2次,每次2 000ml,5~7次为1个疗程。血浆置换治疗中必须加用免疫抑制剂。此疗法最适用于:重症肌无力危象、肌无力急性加重、难治性重症肌无力、胸腺切除术或激素治疗疗效不满意患者。

治疗重症肌无力实践体会:

血浆置换疗法,需要在有经验的单位进行,也可配以中医药治疗,以达到减毒增效的目的。

据文献记载,近年来临床上还开展了免疫吸附疗法、造血干细胞移植疗法等方法。

（五）危象的处理

迅速改善通气功能是救治的首要任务。紧急情况下,应立即进行气管插管或气管切开,应用人工呼吸器或机械辅助通气,同时,监护生命体征,保持气道通畅,防治感染,水盐电解质平衡,营养支持治疗。病情稳定后逐步撤机,拔管。抗感染时应注意避免使用氨基糖苷类,如链霉素、卡那霉素、新霉素、多黏菌素等抑制神经兴奋传递的药物。多数危象患者需暂时停用胆碱酯酶抑制剂药物。

（1）肌无力危象:由于重症肌无力本身病情加重,导致呼吸肌无力所致的呼吸困难,可使用甲硫酸新斯的明注射液 0.5~1.5mg,肌内注射,30~120 分钟后改为口服药。或先给甲硫酸新斯的明注射液 1mg,然后在依酚氯铵（腾喜龙）试验监护下,每隔半小时注射 0.5mg,好转后逐渐改给口服适当剂量。

（2）胆碱能危象:立即停用一切胆碱酯酶抑制剂药物。用阿托品注射液 0.5~2mg,肌内注射或静脉注射,每 15~30 分钟重复 1 次,待毒蕈碱样中毒症状减轻后,再逐渐延长间隔时间和减量,直至症状消除。

（3）反拗性危象:停用胆碱酯酶抑制剂药物至少 3 天,再以原药量的半量开始给药,并加用糖皮质激素。

> 治疗重症肌无力实践体会:
> 正确、快速鉴别诊断出危象究竟属重症肌无力危象的肌无力危象、胆碱能危象还是反拗性危象,可及时制定出施救措施从而积极开展急救工作。

（六）共病与合并症的治疗

重症肌无力除常合并胸腺瘤外,还常合并甲状腺功能异常,如桥本甲状腺炎、甲状腺功能亢进等。部分患者可合并系统性红斑狼疮、类风湿关节炎、乙型肝炎、特发性血小板减少性紫癜等其他自身免疫性疾病,治疗这些伴发疾病时,糖皮质激素冲击疗法和血浆置换疗法常可奏效。

对于重症肌无力本身的进一步治疗,特别是长期应用胆碱酯酶抑制剂药物、糖皮质激素治疗而伴有肌萎缩、糖尿病、高血压、白内障、青光眼、胃溃疡、骨质疏松症、颈椎病等并发症者,除根据原发病的病情选择和调节药物之外,对于合并症也要进行确切的治疗。

治疗重症肌无力实践体会:

若重症肌无力合并其他自身免疫性疾病,可使用糖皮质激素,以口服泼尼松为主对本病及其合并症进行治疗。但长期或大量使用激素后常导致类肾上腺皮质激素功能亢进症、肾上腺皮质功能萎缩或功能不全、骨质疏松、诱发和加重溃疡等不良反应,所以治疗过程中,要极其重视中、小剂量的激素使用法,同时辅以氯化钾、钙片、硫糖铝等;若重症肌无力合并高血压、乙型肝炎、糖尿病等疾病,则要在治疗本病的同时,针对合并的各种疾病,加用相应疾病的治疗用药。不论合并何种疾病,均应及时配以中医药治疗,走中西医结合的道路。这样,既可提高临床疗效,又可降低西药的毒副作用。

五、重症肌无力护理

护理原则:注意休息、预防感染、保持呼吸道通畅。

(一) 一般护理

1. 轻症者适当休息,单纯眼肌型者要少看书报、电视、电脑,以免加重上睑下垂及复视等症状;重症者要卧床休息,如全身肌无力型或病情进行性加重者,以免导致肌无力危象发生。

2. 避免剧烈运动或过度疲劳、受凉、感冒或各种感染、外伤、激动或发怒、情绪波动等。

3. 饮食上要保证充足的高热量、高蛋白、高维生素的摄入,宜清淡而避免油腻,慎食寒凉生冷刺激之品。对于吞咽困难或咀嚼无力者,应在服用胆碱酯酶抑制剂药物 30 分钟后进食,给予流质或半流质,必要时鼻饲,进食或喂食时一定要缓慢进行,以免发生呛咳加重吞咽困难而发生意外。

4. 做好口腔护理和皮肤护理,保持衣物清洁,讲究卫生,勤更换内衣裤。

5. 做好心理护理,与患者勤交流,掌握沟通技巧,鼓励患者战胜疾病。

治疗重症肌无力实践体会:

·种疾病治疗效果的好坏,治疗成果的巩固与否,同该疾病的护理密切相关。因此,研究重症肌无力的治疗,理应熟悉和掌握重症肌无力的一般护理,如此,可提高治疗效果和巩固治疗成果。

(二) 危象护理

1. 医生首先明确诊断是肌无力危象、胆碱能危象还是反拗性危象,严格遵医嘱迅速执行。

2. 嘱患者绝对卧床休息,并抬高床头。

3. 维持患者呼吸,保持呼吸道通畅,密切观察患者呼吸形态,遵医嘱给氧和呼吸兴奋剂等,必要时气管切开,应用呼吸机辅助呼吸进行抢救。

4. 吸痰前为患者翻身、拍背,定时雾化吸入。

5. 保持患者静脉通畅,采取不同措施解除不同危象。

6. 做好患者心理工作,必要时准备纸、笔、写字板等交流工具,了解患者思想活动。

治疗重症肌无力实践体会:

熟悉和掌握重症肌无力的危象护理且护理到位,可提高危象的抢救成功率。

(三) 术后护理

1. 体位。患者胸腺切除术后运回 ICU 室,应去枕平卧,头可偏向一侧,及时给予气管插管处加压氧气吸入,同时运用呼吸机辅助呼吸;麻醉清醒后,可抬高床头 30°,取半卧位,这样既可使膈肌下降利于呼吸,又利于胸腔引流。

2. 监测指标。密切监测患者体温、脉搏、呼吸、血压、经皮动脉血氧饱和度(SpO_2)及氧分压(PO_2)等情况的变化。

3. 肺部护理。对患者进行翻身拍背,每 2 小时 1 次,震动肺部痰液,使痰液松脱,易于痰液的吸出,预防坠积性肺炎及肺部感染。

4. 吸痰。术后因吞咽肌无力、吞咽困难、气管插管刺激均可使患者喉部分泌物增多,所以要彻底清理呼吸道分泌物,保持气道通畅,避免误吸、堵塞造成窒息。

5. 心理护理。对于处于清醒状态的术后患者,所有的护理操作都会给他们带来疼痛、恐惧和焦虑,因此操作时动作要轻缓细心,语言要轻柔关切。特别要主动及时地与患者沟通、交流,让他们树立战胜疾病的信心。

治疗重症肌无力实践体会:

重症肌无力的术后护理,关乎患者术后的效果,并对避免肌无力危象等的发生具有积极作用。

(四) 健康指导

1. 患者出院后病情尚未平稳时,应随身携带好胆碱酯酶抑制剂类等药物,同时还可建议其随身携带注明有姓名、年龄、住址、诊断证明、目前所用药物名称和剂量、病情情况等的卡片,以便肌无力危象发生而抢救时参考和应用。

2. 患者要遵医嘱合理使用好胆碱酯酶抑制剂、糖皮质激素等药物,增减药物时应在主管医师指导下执行。

3. 患者要避免过劳、外伤、精神创伤及受凉感冒、各种感染,同时,在呼吸道疾病流行季节,尽量少到公共场所活动。

4. 保持心态平和,情绪稳定,正视现实,积极树立战胜疾病的信心,按时服药,动静结合,增强体质,提高机体免疫力。

5. 妇女月经期要做好情绪调节工作,平稳过渡;育龄期的已婚妇女要适当做好避孕工作,避免多次妊娠及人工流产等;孕妇分娩时应到有条件的医院进行,以防产妇肌无力危象发生及新生儿肌无力发生。

6. 患者病情平稳半年后,应积极鼓励他们郊游或旅行等,以便陶冶情操。

7. 患者应遵守药物禁忌和饮食宜忌,并戒烟酒。

8. 患者病情稳定一段时间后,应积极鼓励他们参加力所能及的工作及适当的活动,以达到心理转移治疗的目的。

治疗重症肌无力实践体会：

重症肌无力的健康指导，可融合于中医养生方法中授予患者，对提高治疗效果、巩固治疗成果以及避免诱发和加重该病都具有积极的作用。

六、重症肌无力患者的养生方法

(一)"治未病"养生

"治未病"是两千年前提出的一个中医养生预防观点,发展至今,已成为一个新的健康关注热点。"治未病"思想养生的核心在于预防疾病发生,防止病情恶化,防止旧病复发;养生预防的主要措施在于保养身体,培育正气,不断提高机体的抗邪能力。"治未病"思想,经过历代医家的发挥,形成了"未病先防""既病防变""病愈防复"等内容的医学理论体系。

1. 未病先防

未病先防,顾名思义就是在尚未发生疾病时,就要采取一定的预防措施,"圣人不治已病治未病",说明了"未病先防"的重要意义。重症肌无力是一种自身免疫性疾病,因此,从西医学的角度出发,预防该病发生,就必须增强免疫力,具体方法如下。

(1)顺应自然:作为一个自然人,身体健康与否,首先要顺应自然。"人以天地之气生,四时之法成。"说明了人之生来自天地之元气,按春生、夏长、秋收、冬藏之大法而成。养生之道就是要与天地相应,与自然界阴阳四时、生长收藏的变化节律保持同步,包括起居、饮食、精神、动静、劳逸等。自然环境中,气候变化、昼夜更替、环境变迁等都会影响人体健康,故要把人与自然界密切联系起来,把变化运动密切联系起来。如果不能适应自然界的变化,就会引起疾病的发生,甚至危及生命。在顺应自然的同时,还要做到合理晒太阳,就可增强免疫力。有研究表明,日光中的紫外线光束能刺激人体皮肤中的 7- 脱氢胆固醇转化成维生素 D_3,因为每天只需 0.009mg 就可使免疫力增加 1 倍。

(2)调节情志:情志活动是脏腑功能活动的体现。突然强烈的精神刺激或反复、持续的刺激,会使人体气机逆乱、气血阴阳失调而发生疾病。因此,调节情志就成为养生的又一重要因素。要身心健康,就必须做到"怒、喜、思、悲、恐"节宣有度,保持在一定范围内波动;必须做到虚怀若谷,淡泊名利,以中医道德观而言,就是"恬淡虚无";必须保持乐观向上,对人生充满信心,珍惜生命,热爱本职工作,胜不骄,败不馁,达到"形者,神之质;神者,形之用"这一"形神合一"的学说境界,形即形体,神即精神,形与神彼此依存,互相促进。现实生活告诉我们,身体越健康,精力就越充沛,性格也就越开朗;而欢乐的情绪,活泼的性格,旺盛的精力更会有利于身体健康。同时,在日常生活和工作中要戒怒而常笑。现代研究证明,人在发怒时,情绪急剧变化,交感神经极度兴奋,肾上腺素分泌增加,心跳加快,呼吸急促,容易削弱机体的防御功能,破坏免疫监视系统的"正常工作",而笑则能激发人体的许多与免疫有关的化学物质,从而增强免疫力。

(3)运动健身:运动是通过锻炼身体,增强体质,提高抗病能力,保持健康,达到延年益寿的目的。中医认为,运动与五脏、六腑、气血、经络、精神、形体等方面均有密切的关系,人体通过运动,可使气机调畅,气血流通,关节疏利,增强正气的抗邪能力。正如著名医家华佗所言:"动摇则谷气得消,血脉流通,病不得生,譬犹户枢,终不朽也。"现代研究证实,锻炼身体可使血中的白细胞介素增多,进而增强自然杀伤细胞的活性,消灭病毒与癌细胞,增强免疫力。

(4)合理饮食:中医十分重视饮食养生,如"食饮有节,起居有常,不妄作劳,故能形与神俱,而尽终其天年,度百岁乃去。"说明饮食与人体健康长寿有着密切的关系。"食能以时,身必无灾",要求饮食要定时、定量;"毒药攻邪,五谷为养,五果为助,五畜为益,五菜为充,气味合而服之,以补精益气",强调饮食搭配要合理的重要性。日常生活中要达到平衡饮食,宜清淡,多食蔬菜、水果、细嚼慢咽,而且要做到副食6主食4,粗粮6细粮4,植物6动物4。营养免疫专家观察研究表明,草本植物有三大功能:一是调节内分泌功能,从而稳定免疫系统;二是自然消除功效,可以清除潜入人体内的有害物质,保护免疫系统;三是提供维生素、矿物质以及其他特殊养分,增强免疫力。另外还发现,蔬菜中含有大量干扰素诱生剂,有防病抗癌之功效,但蔬菜的这种有益成分很娇嫩,不耐高温,在100℃时即呈不稳定状态,所以能生吃的蔬菜应尽量生吃;饭前1小时吃水果,可以避免熟食不断刺激、损害免疫系统,从而提高免疫力。

2. 既病防变

既病防变,顾名思义就是疾病已经发生,就要采取一定的措施进行积极的防治,阻止病情进一步发展或变生他病。针对重症肌无力而言,"既病防变",可以说是治疗该病的重要阶段,在此阶段的治疗中,辅以如下的养生方法,那么,其疗效将更加显著。

(1)及时正确诊治:一般而言,重症肌无力多以上睑下垂为首发症状,常被误诊。因此,一旦出现上睑下垂应到医院的相关科室就诊,早日确诊进行正确的中医、中西医结合治疗。切忌误诊误治,以免后患无穷。治疗过程中,期望在短期内治愈该病是不现实的,应打消此念头,而要面对现实,保持良好的情绪,以正常的心态积极配合医生的治疗才是上策。

(2)防止病情演变:重症肌无力的传统分型有单纯眼肌型、脊髓肌型、延髓肌型和全身肌无力型4种。病情发展时,一般而言,大多是由单纯眼肌型或脊髓肌型发展至延髓肌型或全身肌无力型,亦可由延髓肌型发展至全身肌无力型;再由全身肌无力型或延髓肌型发展为肌无力危象而危及生命。因此,防止病情演变,在整个治疗阶段显得十分重要。此时,除了积极配合好医生的治疗外,必须采取积极的养生方法,具体为:一是要明确该病是以病在肌肉、症在无力为特点。从疾病本身来说,不是不能用力,而是用力不持久,其无力表现为晨轻晚重;劳累后加重,休息后减轻。故要求患者多注意休息,避免剧烈运动。但只要该病未发展到肌无力危象必须绝对卧床休息外,则应适当活动,以免长期卧床导致肌肉萎缩,防止脾胃功能受碍,避免中医所言之"久卧伤气"。这段时期,患者可以采取一些医疗体操、太极拳或保健运动以及散步到公园去呼吸新鲜空气等,以增强体质,提高机体的免疫功能,防止病情发展、促使该病恢复具有积极的作用。二是要明确感冒和各种感染均会加重该病病情。因此,日常生活中要注意气候的变化,如感冒要及时治疗,正所谓"急则治其标";在流行性感冒流行的季节,要远离公共场所,以防传染;对日常穿衣、饮食、起居、劳逸等都应该有适当的安排,注意祛寒保暖;日常生活饮食中要保证充足的维生素和蛋白的摄入,饮食清淡避免油腻,慎食寒凉刺激之物,多食温补平缓之品,以达到补益之功,从而增强机体正气,祛除邪气或防止邪气再次入侵,以期从根本上消除该病发生的各种致病因素和诱发因素而保持机体的相对稳定。

3. 病愈防复

病愈防复,顾名思义就是疾病已经治愈,要采取一定的措施防止疾病复发。针对重症肌无力而言,"病愈防复"起到了使患者向健康人过渡的承上启下的作用,对整个治疗成果的巩固十分重要。

(1)树立信心:重症肌无力治愈后,一般而言,均要单纯服用中药巩固病情3个月至1年。停药防止病情复发期间,患者应当树立正确的信心,一定要珍惜治愈疾病的成果,保持平和的心态积极面对。工作中,不要认为自己曾经患病就拈轻怕重,而应该做到爱岗敬业,制定好奋斗目标,这样才能克服人生道路上的坎坷,因为美好的信念可产生自觉的意志行动和积极的情感。把热心、热情放到工作中去。在工作中寻找乐趣,创造价值;生活中,要面对现实,珍爱生命,注意调节七情,扶植正气,顺应自然。

(2)遵守禁忌:重症肌无力病愈后,为防止旧病复发,患者在日常生活中一定要遵照执行药物禁忌和饮食宜忌。详细内容,请参阅"重症肌无力的药物禁忌和饮食宜忌"内容。

(3)传统保健:重症肌无力康复后,仍然提倡注意休息,但注意休息并不意味着卧床不动,适当地动(如体育锻炼)同样是该病彻底康复不可缺少的,但一定要做到动静的有机结合。这段时期的运动,要根据自己的病情,自身的体质,选择适宜的传统保健方法,运动强体。除了太极拳外,还可选择张广德老师创编的"和胃健脾功"及"疏筋壮骨功"等两种导引养身功法,但必须掌握功法的技术要领。练习此功法还必须做到持之以恒,同时练功后以感到精神焕发健旺,身体松快舒适为度,特别是练功后不能加重重症肌无力病情。

(4)药食调养:在巩固治愈疾病成果阶段,药食调养十分重要。"药食同源",药食同性。患者应根据自己的体质及病情,将药与食科学地结合起来,达到以食代药,增强体质的目的。常用的药食调养方法如下。

1)山药:山药自古以来就被世人称为"补虚佳品",具有长肌肉和调整免疫功能的作用。它既为食,又为药。

A.可将干山药研粉,与大米、小米、玉米、大枣或龙眼肉一起煮成粥食用。

B. 可将鲜山药切片,与排骨、鸡、鸭或鱼炖服。

C. 可将鲜山药切丝,与调料品炒食。

D. 可将干山药研粉,取 30~60g,另取黄芪 30~60g 水煎取汁,两者混合煮成山药黄芪粥食用,1 日服 2~3 次。

E. 可将干山药研粉,取 30~60g,另取党参 30~60g 水煎取汁,两者混合煮成山药党参粥食用,1 日服 2~3 次。

2)人参:人参被誉为"中药之王",具有抗疲劳、增强耐力、抗衰老等作用,能使神经兴奋与抑制协调平衡,发挥其正常作用(注:人参可用党参代替,但剂量宜加倍使用)。

A. 可将干人参切片或研粉,取 15~20g,与排骨、鸡、鸭或鱼炖服。

B. 可将干人参切片,取 10g 水煎取汁,与大米煮成人参粥食用,1 日服 2~3 次。

C. 可将干人参切片,取 5~10g 水煎取汁,泡水代茶饮,1 日服 3~5 次。

D. 可将干人参研粉,取 1~2g,开水冲服,1 日服 2~3 次。

3)黄芪:黄芪为"补气要药",具有调节免疫反应及提高肌张力等作用。

A. 可将干黄芪切片,取 30~60g,取生三七粉 3g,与排骨、鸡、鸭或鱼炖服。

B. 可将干黄芪切片,取 30~60g 水煎取汁,取大枣 10 枚,与大米煮成黄芪大枣粥食用,1 日服 2~3 次。

C. 可将干黄芪切片,取 30~60g,泡水代茶饮,1 日服 3~5 次。

4)大枣:为滋补强壮药,有增强肌肉耐力的作用。既是药物,又是水果。

A. 每日可取新鲜大枣适量当水果嚼服。

B. 可将大枣适量与大米、小米或玉米煮成粥食用,1 日服 1~2 次。

C. 可将大枣 5 枚、人参 15g 与排骨、鸡、鸭或鱼炖服。

D. 可取大枣 5 枚、糯米 250g、白糖适量煮成大枣糯米粥食用。

E. 可取大枣 5 枚泡水代茶饮,1 日服 3~5 次。

5)龙眼肉:具有安神、健胃、强壮、抗衰老及抗肿瘤的作用。为性质平和的滋补良药,又系日常所见之可口水果。

A. 每日可取新鲜龙眼肉适量作水果嚼服。

B. 可取干龙眼肉 12g,与白糖适量混匀蒸熟,白开水冲服,1 日服 2~3 次。

C. 可取干龙眼肉 15g,干山药研粉取 50g,两者混合煮成龙眼山药粥食用,1日服2~3次。

  D. 可取干龙眼肉10g,取黄芪30g混合泡水代茶饮,1日服3~5次。

  E. 可取干龙眼肉15g泡水代茶饮,1日服3~5次。

  6)薏苡仁:有益胃健脾、除痹胜湿之功。暑湿者,可用此品与绿豆煮粥食用,1日服2次。

  7)小米:有健脾、安神之效。睡眠障碍者,可用该品煮粥,于睡前1~2小时食用。

治疗重症肌无力实践体会:

"治未病"思想包括未病先防、既病防变、病愈防复3个方面。掌握此方法且灵活应用于健康人群、不同发病阶段及病愈康复阶段的重症肌无力患者,对预防该病,尤其是提高该病治疗效果和巩固治疗成果起到重要作用。当然,此养生方法要因人、因时、因地制宜。

(二) 季节养生

  季节养生,又称四时养生或四时调养,是养生的主要内容之一。《素问·四气调神大论》有"所以圣人春夏养阳,秋冬养阴"及"故阴阳四时者,万物之终始也,死生之本也,逆之则灾害生,从之则苛疾不起,是谓得道"之说,因此,养生必须法于天地,调于四时,顺应四时阴阳变化来摄养生命,即所谓"智者之养生也,必顺四时而适寒暑,和喜怒而安居处,节阴阳而调刚柔",从而达到人与自然的和谐统一。

1. 春季养生

  春季养生,必须掌握春令之气生发舒畅的特点,做到防风、祛寒,注意保护体内阳气,使之不断充沛,逐渐旺盛,避免耗伤阳气和阻碍阳气的情况发生。

  (1)防风御寒:春天养阳,根据初春气候乍寒乍暖、气候多变的特点,衣物不可顿减,以顺应气候保暖防寒,不使阳气受遏。否则,极易受寒伤肺,引发呼吸系统疾患而加重重症肌无力病情,因此,春季一定要注意防风御寒,养阳敛阴。

（2）调节饮食：春季饮食应"省酸增甘，以养脾气"。春天是肝旺之时，多食酸性食物会使肝火偏亢，损伤脾胃；再者，春天新陈代谢旺盛，因此，以健脾扶阳为食养原则，饮食宜甘而温，富含营养，忌过于酸涩，忌油腻，尤不宜多进大辛大热之品，以免助热生火。重症肌无力患者春天宜多吃含蛋白质、糖类、矿物质、维生素等食物及瘦肉、豆制品、蛋类、牛奶、韭菜等，有利于散寒邪、扶阳气。忌食寒凉生冷等食品，以免伤胃败阳，耗伤正气。

（3）晚睡早起："春三月，此谓发陈，天地俱生，万物以荣，夜卧早起……此春气之应，养生之道也。"晚睡早起，顺应自然。清晨起床，穿着适宜，宽松得体，适当增加户外活动，使身体的冬藏状态适应春天的到来；呼吸新鲜空气，陶冶情操，使自己的精神情志与大自然相适应；为保证充足的睡眠，最好每日中午能够午休半小时，以调节"春困"，以使身心和谐，精力充沛。重症肌无力患者只要按照春季养"生"的原则，做到顺应自然，那么必将达到助阳气生发，改善机体的新陈代谢和血液循环，增强心肺功能，调节中枢神经系统，提高抗病能力等目的。

（4）精神愉快：春季重在养"肝"。中医认为，肝主疏泄，喜条达而恶抑郁。因此，养"肝"贵在调理情志。现代医学研究表明，不良的情绪易导致肝气郁滞不畅，使神经内分泌系统功能紊乱，免疫功能下降，容易引发重症肌无力病情的波动，所以，春天要保持乐观开朗的情绪，保持精神愉快，使体内的阳气得以疏发，保持与外界环境的协调和谐。在调节情志时还要做到心胸开阔，乐观向上，遇事戒怒，以促使肝气顺达，起到防病保健的作用。

（5）运动强体：春天养"阳"贵在锻炼。春天，万物复苏，空气清新，正是采纳自然之气养"阳"的大好时机，而"动"则为养"阳"的重要一环，因此，春天应加强锻炼，重症肌无力患者应根据自己的病情、自身的体质，选择适宜的锻炼项目，如散步、慢跑、做操、打太极拳等，或到近郊风景区去春游。这样不仅能畅达心胸、怡情养性，还能使气血通畅、郁滞疏散，提高心肺功能，增强身体素质，起到防病治病的作用。但锻炼时要注意运动适量，以运动后感到精神焕发健旺、身体松快舒适为度，特别是运动后不能加重重症肌无力病情。

2. 夏季养生

夏季养生，注意保护人体阳气，做到防暑热，又要防因避暑而过分贪凉，从而伤害体内阳气,正如"春夏养阳",调摄好人体精神气血与之相适应。

(1)防暑取凉:夏季盛热多雨,暑湿之气易乘虚而入,导致中暑,因此,采取适当的防暑降温措施是十分必要的。但是贪凉过度,又会引起血管收缩,造成体内产热和散热失去平衡;再者,夏季细菌繁殖迅速,是急性胃肠疾病发生和流行的高峰季节,因此,必须加强预防和及时治疗,否则将会损伤脾胃功能,造成正虚邪恋,降低机体免疫力,从而导致重症肌无力病情加重。

(2)清淡饮食:夏季饮食宜"省苦增辛,以养肺气"。夏季脾胃功能相应减弱,慎防过食肥甘厚味。饮食宜清淡、易于消化为主。再者,夏天食欲减退,消化吸收不良,均可导致机体营养代谢的紊乱而影响重症肌无力的治疗效果。为此,要补充足够的蛋白质、维生素、水和无机盐,以保证身体的需求。同时,要多吃一些健脾利湿的食品,如番茄、黄瓜、薏苡仁等,可以少量吃一些清热利湿的食品,如西瓜、苦瓜等,还可吃一些大蒜,既可杀菌又能帮助消化,增进食欲,调味解暑。中医学认为,"春夏养阳",所以要忌食冷饮,否则会伤阳。

(3)晚睡早起:"夏三月,此谓蕃秀。天地气交,万物华实,夜卧早起……此夏气之应,养长之道也。"晚睡早起,是顺应自然界阳盛阴衰的变化。早起,以顺应阳气的充盈与盛实;晚睡,以顺应阴气的不足。由于晚睡早起,故午睡应以1小时为宜,这样才能使机体得到充分休息,使神经功能恢复,体力增强,疲劳消除。重症肌无力患者只要按照夏季养"长"的原则,顺应自然,就会增强机体的防护功能。

(4)情绪清静:夏季重在养"心"。中医认为,心藏神,主神志。因此,养"心"贵在安其心,调其神,培养乐观豁达的精神。安其心,就是要调节心气,防止心火内生,使心静如水;调其神,就是要避免生气和苦恼,防躁戒怒,使思想平静下来,神清气和,清静养神。正所谓"心静自然凉"。只有神气充足,人体的功能才能旺盛而协调,使气机宣畅,通泄自如,使心神得到保养。这样才不会加重或诱发重症肌无力病情。

(5)运动调摄:夏天人体能量消耗较大,运动锻炼应动静结合,运动量一定要适度,不可过于疲劳,而且不宜在中午、烈日下或高温环境中进行,最好在清晨和傍晚天气凉爽时进行户外短时间运动。适当运动锻炼,以动生阳,使气血运行通畅,有助于增强体质,防止重症肌无力病情加重。

3. 秋季养生

秋季养生,必须注意保养内存阴气,做到防燥,正所谓"秋冬养阴"。以适应自然界阴气渐生而旺的规律,从而为次年阳气生发打下良好的基础。

(1)适当"秋冻":夏夫秋来,由热转凉至寒,处于"阳消阴长"的过渡阶段,人体的生理活动也随之相应改变,因此,应进行一些锻炼,逐渐增强体质,以适应气候的变化。"秋冻",即避免多穿衣物产生的身热汗出,汗液蒸发,阴津耗伤,阳气外泄,以顺应秋天阴精内蓄、阳气内养的养生需要。当然,进入深秋时,就应注意保暖,若气温骤降,一定要多加衣物。总之,秋季接受"秋冻"锻炼,能提高机体抗病能力,对重症肌无力的发生或病情加重起到积极的预防作用。

(2)饮食调养:秋季饮食宜"省辛增酸,以养肝气"。秋天燥气盛行,易伤津液,饮食宜多吃增液生津的食物,如梨、百合、莲子、蜂蜜、芝麻、新鲜蔬菜、猪肺、鸭肉,多饮开水、牛奶、豆浆等以滋阴润燥养肺,弥补损失的阴液,以顺应肺脏的清肃之性。其次,应少辛增酸,抑肺扬肝,有助于肝气疏泄。少辛即少食辛辣煎炸热性食物及禁烟戒酒,增酸即适当多食一些酸味的水果,如石榴、柚子、苹果、葡萄、山楂等以免助燥伤阴,加重秋燥。另外,秋季五谷初成味美,但重症肌无力患者脾胃气弱,应慎食,以防愈加损害脾胃功能,加重病情。

(3)早睡早起:"秋三月,此谓容平。天气以急,地气以明,早卧早起……此秋气之应,养收之道也。"早睡,以避晚凉,以顺应阴精的收藏;早起,以从清爽,以顺应阳气的舒张。早起晨练,既可以呼吸一些清新空气,促进新陈代谢,又有助于机体功能活动,有利于身体的健康。总之,只要按照秋季养"收"的原则,顺应自然,就能增强心肺功能,对预防秋季因呼吸道疾病而加重重症肌无力病情是十分有益的。

(4)心态平和:秋季重在养"肺"。中医认为,肺主宣发和肃降,因此,养"肺"贵在调节情志。秋之日,草木衰败,万物肃杀,人体内的肺气相对旺盛。人们身临草枯叶落的深秋,难免会产生凄凉、苦闷、消沉的心绪,所以,秋天要以平和的心态对待一切事物,以顺应秋季收敛之性。要培养乐观情绪,保持内心宁静。重症肌无力患者要结合自身病情、体质参加一些有益的户外活动。

(5)运动调养:秋天气候变化较大,早晚温差悬殊,因此应注意及时增减衣物,避免感冒。秋天是进行户外锻炼的大好时机,可根据各自的病情和体质,兴趣和爱好,选择相关运动项目适当进行,当然要避免运动量大的项目,以防汗液流失,阳气耗伤。随着天气逐渐转冷,运动量可适当增加,以便在严冬来临之前,增强体质,进而增强抗寒耐冻的能力。总之,重症肌无力患者秋季坚持适当运动,既可以调养肺气,提高肺功能,还有利于增强各组织器官的免疫功能。

4. 冬季养生

冬季养生,以"养藏"为原则,即"无扰乎阳",也就是不要损害人体的阳气。做到既防寒又防风,做到人与自然的协调统一。

(1)保暖防寒:冬天气候寒冷、干燥,自然界的生物都进入了藏匿、冬眠状态,以蓄养其生命的活力。此时,人体要顺应自然,重症肌无力患者一定要采取防寒保暖的措施,如"去寒就暖,无泄皮肤"。

(2)饮食进补:冬季饮食宜"省咸增苦,以养心气",以抑肾养心。冬季干燥,应少吃香燥煎炸之品,以免心烦少寐。冬季阳气收藏,阴寒较甚,因此,重症肌无力患者冬天宜适当进补温性食物如牛肉、狗肉、羊肉以及桂圆等,以增强体质,抵御寒邪,为次年春季旺盛的精力奠定良好的基础,同时要适当补充维生素和矿物质。

(3)早睡晚起:"冬三月,此谓闭藏。水冰地坼,无扰乎阳,早卧晚起……此冬气之应,养藏之道也。"冬天要保证足够的睡眠,做到早睡晚起,这是以自然相应,以整个冬季的"养藏"相应。这样做才能固守精气,养精蓄锐,也可以说,睡觉的过程就是收藏阳气的状态。现代研究表明,睡眠与人体免疫力密切相关,睡眠时人体内会产生一种被称为胞壁酸的睡眠因子,可促使白细胞增多,巨噬细胞活跃,肝脏解毒功能增强,从而将侵入的细菌或病毒消灭。因此,重症肌无力患者只要按照冬季养"藏"的原则,顺应自然,按质按量睡好觉,就可增强免疫力。

(4)情绪稳定:冬季重在养"肾"。中医认为肾主藏精,肾气又是机体生、长、壮、老、已之根本。加之,"肝肾同源",养"肾"贵在调节情绪,即心理活动方面。因此,重症肌无力患者要保持情绪稳定,不急不躁,心情愉快,乐观向上。乐观的态度可以维持人体处于一个最佳的状态,而巨大的心理压力则会导致对人体免疫系统有抑制作用的激素成分增多,容易受到感冒或其他疾病的侵袭。

(5)动静结合:冬天要进行适当锻炼。早晨太阳升起半小时后,重症肌无力患者宜选择适当的锻炼项目进行,至微微出汗即可休息,既可以增强体质,也可以改善体温功能,提高耐寒能力,还可以改善机体新陈代谢,对眼睛视觉、心肺功能的提高均有所裨益。

治疗重症肌无力实践体会:

季节养生包括春、夏、秋、冬四季的具体养生方法。将其授予重症肌无力患者,既可提高治疗效果,又可巩固治疗成果。当然,此养生方法尚须因人而异。

七、重症肌无力的药物禁忌和饮食宜忌

重症肌无力作为神经 - 肌肉接头传递障碍的获得性自身免疫性疾病,以受累骨骼肌疲劳无力为主要临床特征。有些药物会引起重症肌无力症状的加重,甚至恶化而引起危象;有些食物会影响重症肌无力的治疗和导致疾病治愈后的复发。因此,"药物禁忌"和"饮食宜忌"均起到重要的临床指导和养生指导作用。

(一) 药物禁忌

对于影响神经 - 肌肉接头传递功能、降低肌细胞膜兴奋性或抑制呼吸的药物,一定要根据病情慎用或禁用。

抗生素:卡那霉素、庆大霉素、链霉素、新霉素、四环素、土霉素、林可霉素、妥布霉素、氨苄西林、万古霉素、多黏菌素 B 和多黏菌素 E、环丙沙星、莫西沙星、左氧氟沙星、红霉素、阿奇霉素、克拉霉素、泰利霉素等。

治疗心血管病药:利多卡因、普鲁卡因胺、普萘洛尔、维拉帕米、美托洛尔、阿替洛尔等。

麻醉药:吗啡、哌替啶(杜冷丁)、氯仿、乙醚、箭毒、肉毒杆菌毒素。若因手术需要,可用麻醉药物包括氧化亚氮(笑气)、氟烷、环丙烷、琥珀胆碱等。

抗精神病药:碳酸锂、苯乙肼、氯丙嗪等。

抗癫痫药:苯妥英钠、乙琥胺、三甲双酮等。

镇静催眠药:巴比妥类如苯巴比妥、异戊巴比妥等。

调血脂药:阿托伐他汀、普伐他汀、瑞舒伐他汀、辛伐他汀等他汀类。

抗疟药:奎宁等。

其他:D- 青霉胺、镁剂、β 受体阻滞剂、去铁胺、碘造影剂等。

治疗重症肌无力实践体会：

医者必须熟悉和掌握对重症肌无力可能有影响的药物并授予患者；患者就诊时应主动告知医者既往病史。这些对医者针对病情合理选择用药具有很高的参考价值，从而有利于患者尽早康复。

（二）饮食宜忌

1. 多食温补

重症肌无力患者脾胃虚损，宜多食甘温补益之品，能起到补益、和中、缓急的作用。适宜多食温补类如下：

(1)肉类：羊肉、狗肉、牛肉、猪肉、鸡肉、鲢鱼、鳝鱼、海虾、海参等。

(2)谷类：粳米、糯米、粟米、玉米、高粱等。

(3)豆类：黄豆、扁豆、大豆、蚕豆等。

(4)瓜类：南瓜、冬瓜等。

(5)蔬菜类：菜心、韭菜、生姜、莲藕、番茄、青菜、芫荽、胡萝卜、马铃薯、木耳、香菇等。

(6)水果类：荔枝、杏子、杨梅、苹果、橙子、葡萄、石榴、桃子、柚子、山楂、大枣、黑枣、龙眼、桂圆等。

(7)果实类：栗子、核桃仁、花生等。

(8)调料类：胡椒、茴香、花椒、草果、辣椒、肉桂等。

(9)其他：鸡蛋、牛奶、羊奶等。

2. 少食苦寒

重症肌无力患者脾胃不足，苦能泻热、易伤胃肠，寒能败胃气、易致脾虚泄泻，终至阳气大伤，五脏虚损。应当少食苦寒类如下：

(1)肉类：兔肉、蛤蚧、蟹、马肉、龟肉等。

(2)谷类：大麦、荞麦等。

(3)豆类：绿豆、豆腐、豆浆等。

(4)瓜类：苦瓜、西瓜、菱瓜、丝瓜、黄瓜等。

(5)蔬菜类：芥菜、芹菜、荠菜、紫菜、西洋菜、黄花菜、剑花、鱼腥草、茄子、海带等。

(6)水果类:梨、香蕉、柿子、猕猴桃等。

(7)其他:凉拌菜及冷饮制品等。

治疗重症肌无力实践体会:

重症肌无力患者的饮食调养很重要,正确的饮食指导将有利于早日康复或防止复发。因此,临证需要叮嘱患者根据自身病情及体质状况参照执行饮食宜忌。

八、名家宏论

（一）邓铁涛——补脾益损治疗重症肌无力

邓老认为,中医历代医著对重症肌无力虽未见较完备而系统的记载,但从重症肌无力的病理机制和临床表现来看,应属中医的虚损证。根据中医学的虚损理论,结合脾胃学说脾主肌肉的理论认识和临床运用,重症肌无力的中医病名诊断是脾胃虚损。根据重症肌无力的临床表现及西医分型,结合中医病位、病性、病机,又可分为"睑废""痿证""大气下陷"。一般而言,成人眼肌型及少年型多属"睑废"范畴;成人重症肌无力轻度、中度全身型、迟发重症型、伴肌萎缩型多属"痿证"范畴;成人重症激进型多属"大气下陷"范畴。

重症肌无力的病因为先天禀赋不足,后天失调,或情志刺激,或外邪所伤,或疾病失治、误治,或病后失养,均可导致脾胃气虚,渐而积虚成损。因此,主要病机为脾胃虚损,五脏相关。以补脾益损、升阳举陷为治疗大法。辨证论治:①脾胃虚损,治宜补脾益损,以自拟方强肌健力饮治之,药物组成有黄芪30g,五爪龙15g,党参15g,白术15g,当归10g,升麻10g,柴胡6g,陈皮10g,甘草5g;②脾胃虚损之兼证,肝血不足加枸杞、首乌、黄精、鸡血藤,肾虚加菟丝子、桑椹子,阳虚明显加巴戟天、肉苁蓉、淫羊藿,阴虚明显加山萸肉或加服六味地黄丸,心血不足加熟酸枣仁、夜交藤,胃阴虚党参易太子参,加石斛、金钗,痰湿壅肺加橘络、百部、紫菀,兼湿加薏苡仁、茯苓,兼痰加浙贝母,兼瘀加丹参,兼外邪一般用轻剂之补中益气汤,酌加豨莶草、桑叶、浙贝母等;③大气下陷(即肌无力危象),应及时采取抢救措施,加强吸氧、吸痰、插胃管、鼻饲中药,辨证使用苏合香丸或安宫牛黄丸点舌以及其他中成药除痰、保留灌肠等。感染严重时用抗生素。

邓老自拟方强肌健力饮治疗重症肌无力,旨在抓住脾胃虚损这个主要矛盾,顾及五脏兼证,以一方统治,随证加减。并强调重症肌无力因先后天同病,虚损难复,故缠绵难愈,容易反复,亦易再发,在中医分型上不宜过细与过杂,在治疗上不要随便改弦易辙,凡临床治愈后,仍需继续服药1~2年,方能根治。

(二) 张澄庵——健脾和胃治疗重症肌无力

张老认为,重症肌无力类似中医学"痿证"中之"肉痿"一证。《素问·痿论》对"痿证"曾作较为详细论述,有"五脏使人痿"之说,将痿证分为痿躄、脉痿、筋痿、肉痿和骨痿5种。认为本病均由于热,而又以肺热叶焦为其主因。治疗上取"治痿独取阳明"之意,独取阳明是指采用补益后天为治疗原则。脾胃为后天之本,是气血营卫的源泉,方剂中以人参、茯苓、白术、甘草、黄芪甘温益气,健脾益胃,助以怀山药、莲子、芡实甘平,加强补脾之功;砂仁、白蔻温中化湿;薤白、瓜蒌通阳化痰,从而取得了满意的临床疗效。

(三) 祝谌予——温补脾肾,实卫固表治疗重症肌无力

祝老认为,重症肌无力的根本病机是脾肾亏损,卫阳不足,每易于风邪外干而加重病情。盖脾主四肢肌肉,为气血生化之源;肾藏精主骨,为作强之官。脾肾不足,先后天俱虚,精气无以充养肌肉筋骨则动作乏力,痿软似瘫;不能上注于目,目胞失约则眼睑下垂;卫阳不足,风邪外干则汗出,易患外感。故治疗时大量投以黄芪、党参、白术、茯苓、菟丝子、女贞子、巴戟天、淫羊藿、肉苁蓉、楮实子等温补脾肾、强筋壮骨之品以培其本,合桂枝汤调和营卫、祛风解肌以固其表。但治疗过程中一定要辨证立法精当,坚持守方治疗,取效着实令人满意。

(四) 周仲瑛——益气升清,培补肝肾治疗重症肌无力

周老认为,中医古籍中与重症肌无力相似的证名记载有"痿证""睑废""脾倦""大气下陷"等。对病机和治疗的阐述,着重脾胃的较多。中医学认为,脾为后天之本,主运化,为气血生化之源,主四肢、肌肉,五脏六腑之精气皆赖其供养,四肢肌肉均为其主持。脾虚则运化失常,气血生化乏源,四肢肌肉失于濡养,故痿而不用。关于治疗,《素问·痿论》曰"治痿独取阳

明",后世医家亦颇多论述。所谓治痿独取阳明,即补益后天之法。《素问·痿论》说:"阳明者,五脏六腑之海,主润宗筋,宗筋主束骨而利机关也。"脾与胃相连,行津液上输于肺,布散全身,以润筋脉肌肉。故脾胃得健,则肺津有源,肝肾精血得充,宗筋得润,机关可利,不易致痿或痿易恢复。故治疗常以益气健脾升清为主要大法,方用补中益气汤之类。临床上患者不仅脾虚,且常有兼证,其中最常见为肾虚,即《脾胃论》中指出的"脾病则下流乘肾,土克水,则骨乏无力"。治疗当在健脾益气升清的基础上加鹿角胶、巴戟肉、锁阳、菟丝子、杜仲、桑寄生等补肾温肾之品。总之,重症肌无力多虚,以脾为主,或脾肾两虚,故当宗"治痿独取阳明"之训,同时针对相关脏腑,审查其病理因素的兼夹情况,兼顾并治。

(五) 刘弼臣——益气为主,佐以补肝肾、通络治疗重症肌无力

刘老认为,重症肌无力具有"病在肌肉,症在无力"的特点,因脾主肌肉,为后天之本,气血生化之源,脾旺则诸脏得养,功能自强,肌肉受益,从而健壮有力。故病机主要应责之于脾虚,以升陷汤(黄芪、知母、柴胡、桔梗、升麻)加减为主方益气升提,运脾通络为治。通过临床实践充分证明了中医中药不仅对眼肌型有效,对延髓型、全身型、肌无力危象,只要处方加减得当,亦常奏效神速。一般而言,眼肌型:治宜健脾益气,佐以通络;延髓型:治宜补脾益肾;全身型:治宜补脾益气,佐以壮肾;肌无力危象:治宜温阳益气,固脱救逆。无论何型,方剂中均加入制马钱子(冲)0.2~0.8g,意在通络生肌。《医学衷中参西录》称马钱子"开通经络,透达关节之力,实远胜于他药也",而《本草纲目》言其味苦性寒,可用于"伤寒热病,咽喉痹病",因此,马钱子除有通络生肌作用外,尚有清热疏邪功能,用之可防重症肌无力危象的发生。唯本品有大毒,必须炮制后方可入药,并要注意用量,小儿不可超过0.15~0.3g,分次冲服,收效较好,故亦有单味马钱子治疗重症肌无力的报道。刘老个人体会,马钱子毒副作用很大,不仅患儿难于耐受,且疗效不巩固,必须与大剂补益药同伍,才可以补偏救弊,相得益彰。因为单用补益中气药物疗效不如加入马钱子快捷;而单用马钱子,效果亦不如两类药物同伍为优。可见,补脾益气与疏通经络相结合,是治疗重症肌无力较为有效的方法。另外,其疗效往往随疗程的延长而提高,1个疗程不应少于3个月,如果疗程太短则不易

巩固,更不可间断用药而影响疗效。因此想治愈重症肌无力,必须做到两个坚持、一个加强——坚持治疗和坚持服药,加强护理。

（六）欧阳锜——柔肝润筋治疗重症肌无力

欧阳老认为,重症肌无力病机除脾虚气陷外,肝不主筋亦是重要病机。肝主藏血,"主身之筋膜",筋膜附于骨而聚于关节,直接联结关节、肌肉,影响着肌肉的收缩弛张、关节的屈伸转侧,故称之为"诸筋者,皆属于节"。因此肝之血液充盈,筋得其养,则筋强而能主其用,肌健而运动有力;如果肝之气血衰少,筋膜失于濡养,则筋软失用而肌痿无力矣。正因为肝与肢体的运动关系密切,因此《素问·六节藏象论》称肝为"罢极之本",而《素问·上古天真论》也谓之"肝气衰,筋不能动",因之认为肝不主筋是重症肌无力的重要病机。同时,肝主疏泄,具有主升、主动的生理特点,直接调节气机的升降出入,对脾胃之升清降浊也起着协调平衡的作用,如果肝之疏泄功能正常,则脾气得以升举而肌肉亦有所主;若肝之疏泄功能异常,则可使脾之升清功能受到影响,从而出现胞睑下垂等现象。因而要重视柔肝润筋。自拟柔肝润筋汤(白芍 15g,蝉蜕 3g,葛根 12g,丝瓜络 10g)加味治疗。若阴亏明显者加制首乌、桑椹子,阳亢明显者加石决明、天麻、钩藤,目疾加菊花、谷精草,盗汗加煅牡蛎,便结加草决明,关节僵硬疼痛加木瓜、薏苡仁。

（七）陈贯一——以脾肾学说为基础分型论治重症肌无力

陈老认为,重症肌无力与中医痿证并不相似,以脾肾学说为基础,进行辨证分型施治。①肝肾阴虚型(主要为肾阴虚),六味地黄汤加减:生地 15g(或生熟地各 10g 或 15g),怀山药 10g,山萸肉 6g(或女贞子 10g),泽泻 6g,丹皮 6g,炒党参 10g,麦冬 10g,菟丝子 10g,枸杞子 10g,炒白芍 10g,当归 10g;②脾胃气虚型,补中益气汤加减:炒党参 10g,焦白术 10g,茯苓 10g,炙甘草 3g,陈皮 6g,炙黄芪 12g,怀山药 10g,当归 10g,红枣 5 枚;③气血亏虚型,八珍汤加减:炒党参 10g,焦白术 10g,茯苓 10g,炙甘草 3g,当归 10g,川芎 3g,炒白芍 10g,生地 15g(或生熟地各 10~15g)。以上为成人量,7 岁以下儿童减半。服药时间一般半年以上,眼肌型、躯干型(笔者按:躯干型即脊髓型)病例近 2/3 可愈,延髓肌型、全身型等约半数可愈。

（八）李庚和——培补脾肾治疗重症肌无力

李老认为,重症肌无力是在脾肾两虚的基础上发生的,将该病辨为 3 型施治:①脾虚气弱型,多见于单纯眼肌型,治以补中益气升举法;②肝肾气阴两虚型,多见于全身型、球型(即延髓型)及眼肌型伴复视者,治以益气补肾养阴法;③脾肾阳虚型,可见于全身型或球型,治以益气温肾法。同时还创制了强力方,药物组成有:黄芪 30~60g,党参 15g,白术 15g,葛根 15g,升麻10g,柴胡 5g,当归 15g,熟地黄 15g,山萸肉 10g,制首乌 10g,锁阳 10g,巴戟天 10g,甘草 10g。该组方突出了补脾三宜观点,即宜甘温滋养、宜升举调畅、宜健脾运中。

（九）郑陶万——补益脾肾治疗重症肌无力

郑老认为,重症肌无力属中医学"痿证"范畴。其病变尤以脾肾关系至为密切。脾胃亏损,化源不足,内无以调和脏腑,外无以洒陈筋脉、肌肉,可致痿证。滋补肾水,可养肝营筋;补命门之火,生土健脾。故健脾益肾法对治疗重症肌无力有积极意义。

（十）尚尔寿——从肝从风论治重症肌无力

尚老认为,重症肌无力不属痿证范畴。该病中的上睑下垂主要是"风邪客于胞睑引起",隋·巢元方《诸病源候论·目病诸候》曰:"目是脏腑血气之精华,肝之外候,然则五脏六腑之血气皆上荣于目也。若血气虚,则肤腠开而受风,风客于睑肤之间,所以其皮缓纵,垂覆于目,则不能开,世呼为睡目,亦名侵风。"又曰:"目是五脏六腑之精华,凡人腑脏不足,精虚而邪气乘之则精散,故视一物为两也。"根据重症肌无力眼肌型的发病机制及临床表现应属于"睡目"范畴。临床重点从肝从风论治,兼以健脾补肾等法。选方用药时,一是用镇肝息风、化痰通络的自拟方复肌汤,药物组成有胆南星、麦冬、石菖蒲、佛手、伸筋草、桃仁、党参、黄芪、珍珠母、牡蛎、白僵蚕、钩藤、枸杞子、杜仲炭、焦白术、焦三仙、陈皮、姜半夏、甘草;二是配合搜风通络、补肝肾的自拟方复肌宁片,药物组成有明天麻、全虫、蜈蚣(去头足)、地龙、牛膝、杜仲炭、黄芪,临床治疗效果比较好。

(十一) 王俊民——健脾益气,温化水湿治疗重症肌无力

王老认为,重症肌无力属中医"痿证"范围。痿证病因虽多,但归根到底,脾为后天之本,脾主肌肉、四肢,眼睑属脾,重症肌无力的症状常见于肌肉、四肢及眼睑,或先出现于这些部位,因此,脾脏虚弱、寒湿困脾而发为痿证,治宜补脾行气、温化寒湿为主,这是此病的主要病因和治疗基础。一般可按此病因病机进行施治,同时又需结合患者具体特点进行论治。方选补中益气汤加桂枝、茯苓、泽泻、制马钱子或苓桂术甘汤合甘麦大枣汤加减,或黄芪建中汤加减等治之。桂枝是治疗重症肌无力的主要药物,能温通经脉,通达四末,祛散阻闭于经络的寒邪,如与马钱子同用,以健脾利湿,加强舒筋活络,其效更佳。值得一提的是,重症肌无力用药有马钱子,但多服或过量可致四肢抽搐强直、牙关紧闭、直视,适与肌肉松弛相反。马钱子苦、寒,入肝、脾二经,功能通经络、消结肿、治瘫痪,有强壮及兴奋作用,治疗肌无力有一定效果。由于此药有毒性,须经炮制,且用量宜慎。量过少,无济于事;量过多,又易致中毒。临床须在医生指导下使用此药。一般患者每天服 3 次,每次服一分,似较恰当。

(十二) 阎卓如——温补命门,益气健脾治疗重症肌无力

阎老认为,重症肌无力的发生是由于命门火衰不能温煦脏腑,脏腑功能受影响而发病。"脾主肌肉",脾虚则肌肉失其温煦而无力;"肺主治节",肺气虚则影响呼吸,排痰不利可引起窒息;肝主筋为罢极之本,肝不得温煦则疲倦无力,亦有"久病无不损其命门"之说。因此,重症肌无力由温补命门而收功。以自拟方治之,药物组成有百合 31g,生地 15g,麦冬 12g,石斛 15g,牛膝 12g,黑附子 18g,山萸肉 10g,白术 10g,党参 25g,粳米 31g,炒知母 10g。方中百合配生地,益心肺之阴;麦冬、石斛滋阴以养肝;石斛配牛膝为健足之剂;山萸肉平补肝肾;党参、白术健脾益气;黑附子补命门真阳;炒知母苦寒,以济附子之大热;粳米益胃生津而保胃气。共奏补肾之真阴真阳、补中益气健脾之功。可见方药中取填补命门真阴真阳培本立法,以平调阴阳,避免有所偏衰之弊,因纯补津液,必耗伤阳气;纯补阳气,必耗伤津液,故采取平调之法。在疗程上,眼肌型者需用 1~2 个月,全身型者往往经年方能收效。如

何提高治愈率和缩短疗程,以及用动物性的温补命门之品是否可以提高疗效,还有待于今后在实践中总结和提高。

(十三) 张志慧——以补脾为主,兼予补肾治疗重症肌无力

张老认为,重症肌无力的主要临床表现之一眼睑下垂乃缘于脾虚气陷,脾阳不足,清气不升,故提睑无力。治疗宜大补脾气,使脾阳健运,清阳上升,则眼睑活动可复常。要升发脾阳,首选李东垣之“补中益气汤”,但使用此方时必须重用黄芪、升麻和柴胡。重症肌无力的形成除与脾有关外,尚与肝肾相关,因除眼睑下垂外,尚有眼球运动障碍、复视、斜视以及全身无力等症状,并多有肾虚或阴虚的舌象、脉象。所以治疗上除大补脾气外,还应根据肝肾同源、肝虚补肾之原则,同时补肾,即既补脾又补肾,使先天(肾)与后天(脾)同补,以图根治。具体临证中,可采用 6 天补脾阳、1 天补肾阴之法,补脾时兼予补肾,养肾时兼予补脾,一法到底,直至痊愈。

(十四) 朱德贵——温补脾肾,补益气血治疗重症肌无力

朱老认为,重症肌无力属中医“痿证”范畴,病因多与先天禀赋有一定关系,临床上以肺热津伤,湿热浸淫,脾胃虚弱,肝肾亏虚多见。故临床上以辨证论治为主,方取事半功倍之效。

(十五) 姚树棠——辨虚实论治重症肌无力

姚老认为,西医的重症肌无力,可按中医的“痿证”来辨证施治。其有由脾胃虚弱或肝肾亏损所致者,属虚;有由肺热伤津或湿热浸淫所致者,属实。故治痿,当先分虚实。

(十六) 杨兰水——宽胸散结,益气健脾治疗重症肌无力

杨老认为,重症肌无力根据其“病在肌肉,症在无力”之特点,属中医“痿证”范畴。脾主肌肉四肢,主运化水谷精微,化生气血。故李中梓云:“足阳明胃主受纳水谷,变化气血以充一身,故为五脏六腑之海而下润宗筋,宗筋主束骨而利机关也。”若脾虚气弱,水谷不化精微,气血亏虚,则肌肉筋脉失养,肢体无力、痿废不用。眼与五脏相关,眼睑内属于脾,脾主肌肉,故称“肉

轮"。脾虚则可有眼睑无力、下垂,开合失常。脾为后天之本,其病久可损及肝肾,影响风水二轮,出现复视、斜视、全身乏力、腰膝酸软等症状。而脾为肺之母,脾气亏虚,游溢精气,上归于肺,肺脏失养,肺气不宣,则有气短、语声低微等表现。同时,肺为高清之脏,肺虚则高源化绝,化绝则水涸,水涸不能濡润筋骨,从而导致肾水不足,加重痿软无力之表现。故当治以补脾益气,养阴血,柔筋脉,除痿软。另也有先天禀赋不足,后天失于温养,则见肝、脾、肾三脏亏损,治宜补肝肾、健脾胃、通经络、益气血而收效。

(十七) 张星斗——健脾益胃,豁痰理气治疗重症肌无力

张老治疗重症肌无力,抓住脾虚失运、聚湿生痰与禀赋不足、元气衰弱来认识。《素问·太阴阳明论》曰:"脾病而四肢不用,何也? 岐伯曰,四肢皆禀气于胃,而不得至经,必因于脾,乃得禀也。"说明手足赖以活动的清阳之气,虽然源于胃,但必经脾之转输乃得散布到四肢。即是说,肌肉和四肢的功能必须得到脾气之濡养始能发挥其作用。今脾病不能尽其灌溉之职,因而出现上睑下垂、手软下垂不能握举、口软唇弛、咀嚼无力等症。肾精不足,则视物如蒙,肾为声之根,声音低微而清,亦系肾气不足之故;面色萎黄、精神不振、小溲清长、大便溏薄,为脾阳不振之征。在治疗原则上,以《素问·痿论》"治痿独取阳明"为指导,所谓独取阳明,是指采用补益后天为治则。而补脾必及胃,养胃必及脾,脾胃实有不可分割之关系。

(十八) 林沛湘——补肾健脾益气治疗重症肌无力

林老根据《素问·痿论》认为,痿证的主要成因是五脏有热。因肺为五脏之长,有开发、灌溉津液,滋养五脏六腑的功能,故本病的发病机制是"五脏因肺热叶焦,发为痿躄",但临床上并非完全由五脏有热使然。张景岳指出:"血虚不能营养者,亦不少矣。"如患者过食生冷之品损伤三焦阳气,肺脾肾阳气受损,在下则肾失温煦,在中则运化失司,在上则敷布无力,以致肾精衰少,气血生化无源,不能润脏腑百骸,肌肉筋脉失养,逐渐致痿废不用。若投补中益气汤不愈者,以其缺少温养肾气一着之故也。《素问·痿论》强调"治痿独取阳明",因阳明胃主纳水谷,水谷之精气充身,下润宗筋,宗筋主束骨而利机关,故热痿宜益胃养阴。但若并非热痿,且病已伤及肾,所以用补中益

气汤偏重补脾阳而不能奏效。此时可改用玉屏风散健脾益胃补肺气、实肌肉之阳,合右归饮加减温补肾阳,肾气旺盛又复助脾阳,脾肾气旺则肺气自复。如此治疗,可饮食复,精血生,肺气温复,而痿证也渐愈矣。

(十九) 陈苏生——清热利湿通络治疗重症肌无力

病案记载,陈老治疗 1 例湿热留注、肌肉痿废之重症肌无力案效如桴鼓。该例患者发病前曾出差于南疆,陈老认为南疆之地,湿热偏盛,感而为患,留注肌肉,使之痿废不用,即《内经》所谓"湿热不攘,大筋緛短,小筋弛长"之意。故先以葛根芩连汤为主加清热除湿通络之品,独治阳明,待湿热尽除,阴伤明显时改以养阴为主加以调养,病愈如常人。

(二十) 郭士魁——补益肝肾治疗重症肌无力

病案有载,郭老治疗 1 例重症肌无力,辨为肝肾不足证。郭老认为,肝藏血主筋,肾藏精主骨,精血充盛则筋骨强健,活动正常。肝开窍于目,"肝受血而能视",人之视物有赖于肝之疏泄及肝血之营养。肝血虚,则见视物模糊、斜视、复视,眼球不能转动;肾阳虚,则见腰酸、肢冷。阳虚累及后天,无以运化精微,四肢肌肉失去濡养而见酸痛。肾为气之根,虚不纳气,则见气喘、心悸、全身无力,故当补益肝肾,滋阴生血,温阳健运。

(二十一) 王季儒——补益脾肾治疗重症肌无力

王老治疗的一重症肌无力患者,系农村女性,26 岁。初诊日期:1977年 6 月 16 日。该患者 1974 年感双下肢发凉无力,1975 年结婚后,逐渐加重。1977 年生产后周身无力不能行动,逐渐不能站立,吃饭时左手无力端碗,右手无力用筷,两手合谷及手掌肌肉萎缩,由家人搀扶可以勉强站立片刻,唯不能行动。脉弦滑。治以补脾肾,强筋骨。唯病延既久,拟丸药缓调(用药见下文)。1978 年 1 月周身渐觉有力,能纳鞋底。小孩已 1 周岁,能够举起。1979 年 5 月 24 日,两下肢已不觉凉,唯力量尚未恢复到未病时情况。原方化裁再进。1979 年 12 月,患者身体已恢复如前,嘱其原方配服,巩固疗效。

王老认为,本例农村妇女,推其致病之源,不外为劳役伤脾,寒湿伤骨。

脾伤则肌肉萎缩无力,肾伤则骨痿,两足痿弱。治痿虽有独取阳明之说,而用血肉有情之品,以强壮筋骨更为重要。方药中所用:鱼鳔珠、牛板筋、鹿筋、虎骨(现已禁用)皆为血肉有情之品壮筋骨而利机关;何首乌、续断、枸杞子、菟丝子、熟地补肝肾以强筋骨;四物汤养血以营养皮肉脉筋骨;党参、白术健脾胃以充实肌肉;桑寄生、独活、桂枝、细辛通经络以促进血循环,且能胜湿。后又加入龟甲、鹿角以通督任两经,且能增加钙质。黄芪补气以生血,气血旺则皮肉筋骨得养而体力自增。或加附子,或加川草乌祛寒湿以振奋神经。数年之病,丸药缓调,服药半年即明显见效,又服1年方始痊愈。静斋公尝言:"重病不宜轻弃,必须耐心治疗。若朝秦暮楚,急于求成,恐未见其能愈也。"

(二十二) 孔令昭——温补脾肾治疗重症肌无力

孔老于2001年9月5日治一女患者,48岁。以四肢乏力,伴眼睑开合不利半年,渐进加重为主来诊。西医诊断:重症肌无力。中医诊断:痿证(属脾胃虚弱型)。治以补脾胃方,方用香砂六君子汤治之。1个月后效果不显。考虑脾虚不化,肥胖多湿,必有阴邪盘踞周身,单纯补中欠佳。改用经验方,脾肾同治,效果立见,7天后,乏力明显减轻,且眼睑开合自如。用药3个月,症状悉除。停药3个月随访未见复发。

孔老认为,阳虚痿证皆有阳微阴乘之患和灶冷火衰之苦。所谓阳微阴乘是指:无论脾肾虚与脾胃虚者,正气不足,一身上下总有阴邪盘踞,形成经脉瘀阻之势,一经不通,则六经不通,故而治疗上应当首先振奋肾阳,使一身之阳气得复,阴邪能散,六经贯通,以除阳微阴乘之患。所谓灶冷火衰是指:无论脾肾虚与脾胃虚者,都从脾胃发病。脾胃正气不足,为阴邪所困最重。脾胃阳气衰微,日后必然生化无力。治疗上要在前期振奋肾阳、解除阴乘基础上,温运脾胃,温化最重之阴邪;并且升火暖灶,开启化源,以解灶冷火衰之苦。这样肾脾同治,二患共除,才能重塑人身鼎炉,恢复脏腑功能。

(二十三) 刘炳凡——调理脾胃,滋养肝肾治疗眼肌型重症肌无力

刘老认为,眼肌型重症肌无力的特征是上睑下垂,有发生于单侧者,亦

有发生于双侧者。其病机为肾气虚,肤腠松疏,筋脉弛缓,邪气乘虚而入,或因视力疲劳,眼肌松弛无力。"邪之所凑,其气必虚",久之,眼肌缓纵或垂覆于目,或面肌无力,咀嚼困难。目为肝窍,眼胞属脾,"五脏六腑之精华皆上注于目"。治疗上注重先后天的相互关联,从整体出发,予以健脾渗湿、补肾益气,使五脏调和而达阴平阳秘。其主方即补中益气汤以桔梗易柴胡,一则免耗肝阴,再则升提肺气,启皮毛。眼睑下垂多伴有微肿,加茯苓、薏苡仁、蚕沙以渗湿;补肾益精加枸杞子、菟丝子。对本病之预防,刘老认为,首先应注意脾胃健运,因饥、饱、劳、逸均能伤脾;其次防止视力过于疲劳,更不宜在光线昏暗的环境中勉强使用目力,因本病常见于勤奋伏案作业之后;第三,若出现本病的预兆——视疲劳,即可以黄芪60g、苍术6g煎汤代茶,至疲劳消失为度,可以收到预防之效果。

(二十四)王永炎——祛风胜湿醒脾治疗眼肌型重症肌无力

王老于1990年5月治疗一女性患儿王某,7岁。在北京某医院被诊断为"重症肌无力眼肌型"住院8个月,两眼睑交替下垂,未见好转。来诊时见:左眼肉胞明显下垂,遮掩黑睛,晨轻暮重,纳呆食少,舌质淡红,舌苔薄白腻,脉濡数。治以祛风胜湿醒脾。给药15剂诸症缓解,随访未再发。

重症肌无力眼肌型,属于中医"睑废""上胞下垂"范畴,临床大都宗"治痿独取阳明"以健脾益气升提。王老辨证求因,不落俗套。该患儿虚象不显,肉轮下垂,纳呆食少,舌苔薄白腻,为湿邪碍脾,经气不营。患儿病发突然,两眼交替而作,有风邪善行而数变的特点,所以病位在脾,病机为湿阻经气,风邪浸淫。治疗祛风胜湿醒脾而愈。经云"审察病机,无失气宜",此之谓也。

(二十五)李声岳——健脾益肾,升阳举陷治疗眼肌型重症肌无力

李老认为,中医学将眼肌型重症肌无力归属于中医"睑废"范畴。多因先天禀赋不足或后天失养,气血亏虚,脉络瘀阻,致胞睑肌肉筋脉失养而废。《诸病源候论·目病诸候》中指出本病因"血气虚,则肤腠开而受风,风客于睑肤之间,所以其皮缓纵,垂覆于目,则不能开",主要病机是气虚下陷,独创

葛根举陷汤主之。药物组成有葛根 40g,黄芪 30g,党参 20g,白术 15g,当归 15g,柴胡 10g,升麻 3g,桔梗 10g,炙甘草 15g。方中葛根为君药,其味甘、辛、平,入脾、胃经,具有升阳生津、解肌退热的作用。方中重用葛根 40g,其意有二:一是君药宜重;二是重用则力宏,善于升阳举陷。葛根甘平无毒,重用不会有明显毒副作用。配黄芪、党参、白术、当归补益气血、濡养肌肉,发挥升举上睑作用,为臣药。佐以柴胡、升麻、桔梗助葛根之升举阳气;使以甘草益气养血,调和诸药。对肾虚精亏者,加熟地黄、菟丝子、桑椹子、枸杞子等;肾阳不足者,加肉桂、附子等;脾虚泄泻者,加山药、莲子、白扁豆、薏苡仁等;表虚外感者去党参、当归,减黄芪为 15g,加入防风、荆芥、金银花、连翘、桑叶等;气阴两虚者,加沙参、知母、麦冬、女贞子、黄精等;兼夹痰湿者加茯苓、法半夏、陈皮、浙贝母、藿香等。但在具体的临床运用中,要注意药量的变化。如本方中君药葛根性凉味甘辛平,用于治疗眼部顽疾,故当重用;而升麻辛燥,为辅药,大剂量应用会出现头痛、震颤、四肢强直性收缩等毒副作用,《神农本草经疏》认为升麻"凡吐血鼻衄,咳嗽多痰,阴虚火动,肾经不足,及气逆呕吐,惊悸怔忡,癫狂病,法应忌之",故升麻用量不宜大。由于重症肌无力主要病机为气虚下陷,对气虚卫表不足者应慎用破气、辛热之品,而宜用敛补益气实表的甘酸药物等。

(二十六) 黄调钧——益气升提治疗眼肌型重症肌无力

黄老认为,《医学心悟》曰:"目有五轮,合乎五脏,眼眶属脾,为肉轮。"脾主肌肉,脾气健运,输布精微,营养充足,则眼睑肌肉得养而开合正常。如果脾虚下陷,不能正常输布水谷精微以化生气血,胞睑失养,经络阻滞,故胞睑肌肉疲软无力而下垂,眼睛难以睁大。肝开窍于目,肝气通于目,肝风内动则视物重影、斜视。本病的治疗重点当责之于脾,益气升提是根本。拟补中益气汤加减治疗。方中黄芪、党参、白术、炙甘草补气健脾,诸药合用,具有补中益气、升阳举陷之功;脾气健运,使水谷精微输布上荣,胞睑得养而上举有力。出现重影、斜视,加牵正散平肝息风。

(二十七) 袁学山——健脾益肾治疗眼肌型重症肌无力

袁老认为,此病当属中医"痿证"范畴。根据脾主肌肉及五轮学说,眼睑为脾所主,其不能上举为脾虚下陷,病久及肾,故属脾肾两虚。遵《内经》"治痿独取阳明"之旨,治以健脾益气,兼以温肾壮阳。所用方药中重用黄芪(60~120g)以补脾气,配白术、党参、炙甘草以增黄芪补脾气之力;葛根、升麻、柴胡、枳壳鼓舞脾胃以升举阳气;附子、巴戟天温肾壮命门之火以助脾胃生化之源。

(二十八) 范中林——六经辨治眼肌型重症肌无力

范老认为,眼肌型重症肌无力相当于中医之"上胞下垂",因其难治难愈,又名"睑废"。目为五官之一,五脏六腑之精气皆上注于目。十二经脉,亦均与眼部密切关联。眼病虽为局部疾患,多由内脏病变引起,内服药则重于整体考虑。大体说来,此证可分为先天与后天两大类:先天性患者,往往因发育不全而形成,常发于双眼;后天性多由于脾弱气虚、脉络失和等所致,常发于一目。故治疗上以六经辨证施治,辨证与辨病结合,则效如桴鼓。

(二十九) 李济仁——中医分型治疗重症肌无力

李老根据重症肌无力的临床表现将之分为4个常见证型,即脾胃虚弱、气血两虚、肝肾亏虚和脾肾两虚,遵"虚则补之,损者益之"的治疗原则,以健脾益气、补益气血、滋补肝肾、温阳补肾为基本治疗方法,并辅以祛瘀活血、舒筋活络等疗法,选用黄芪、人参、白术、当归、柴胡、升麻、枸杞子、附子、淫羊藿、仙茅等通过内服外用以及循经药浴、按摩、针灸等综合疗法治疗。固定方药:①参苓白术散,用于脾胃虚弱型;②知柏地黄丸,用于阴虚火旺型;③右归丸,用于肾阳不足型。针灸治疗:眼肌型,主穴取攒竹、阳白、鱼腰,配穴取足三里、三阴交、太白、四白;复视,配睛明、风池;或配合循经取穴。

治疗重症肌无力实践体会:

有计划、分步骤地收集、整理中医名家治疗重症肌无力的医案医话、经验总结,对自己在研究重症肌无力治疗的整个学习提高过程中显得十分重要,甚为关键。名家们处于不同的历史时期,站在不同的学术角度,对重症肌无力进行了大量、长期、深入的研究,并有十分宝贵的理论见解和实践精粹,造就了独具特色的学术思想。博览、研究之,可间接获取各具特色的经验知识,达到博采众方的目的,为自己在深入研究重症肌无力治疗方面,提供了更为宽阔的知识空间、更为活跃的思维思路,对迅速提升治疗水平是十分有益的。

第二篇

实践感悟篇

一、重症肌无力中医证治策略

重症肌无力属中医"痿证"范畴。但根据本病的临床表现和疾病的不同阶段并结合西医传统分型,可属于中医的不同病证,单纯眼肌型中的单纯上睑下垂,属中医"睑废""睢目"或"上胞下垂";单纯眼肌型中出现复视者,属中医"视歧";全身肌无力型、脊髓肌型或延髓肌型中出现颈软、抬头无力者,属中医"头倾";西医各型中出现呼吸困难至呼吸肌麻痹者属中医"大气下陷"等病证。

重症肌无力的关键病机为脾胃气虚。脾胃为后天之本,气血生化之源,居中焦,为气机升降出入之枢机。脾主升主运,脾虚气陷,则升举无力,上睑属脾,故提睑无力而下垂;脾主肌肉、主四肢,脾虚则生化濡养不足,故四肢痿软不能随用;胃主降、主纳,与脾相表里,脾虚则胃亦弱,致升降之枢机不利,受纳无权,故纳呆溏泄,吞咽困难;脾气主升,上充于肺,积于胸中而为宗气(大气),司呼吸,贯百脉,中气下陷,胸中之大气难以接续,肺之包举无力,故气短不足以息,若胸中大气亦下陷,则气息将停,危在顷刻。

本病的关键病机虽然是脾胃气虚,然而与他脏关系亦密切。脾病可以影响他脏,而他脏有病也可影响脾脏,从而形成多脏同病的局面,即五脏相关。但矛盾的主要方面,仍然在于脾胃气虚。脾胃气虚,则气血生化乏源。肝藏血,开窍于目,肝受血而能视;肾藏精,精为人体生命之物质基础,化阴则可生血、精髓、津液,以营养脏腑四肢百骸,化阳则生气生阳,以行温养与气化之功,肾虚则精气匮乏,无以充实形体。肝血不足,肝窍失养,肾精不足,精明失濡,"精散则视歧,视歧见两物",故见复视、斜视或视物模糊,易倦。脾胃为气机升降之枢,气出于肺而根于肾,需脾于中间斡旋转运,使宗气充足以司呼吸。脾胃气虚则枢机不利,聚湿生痰,壅阻于肺,故见胸闷、疼痛、气促等。脾胃气虚日久,气血生化乏源,气虚不足以运血,血行不畅，瘀阻经络，致肌肉、四末失于濡养，故见心悸、失眠、四肢麻木等症。脾病及肾，肾不纳气，气难归根，甚或大气下陷（即重症肌无力之肌无力危象发生）。

辨证论治：本病关键病机为"脾胃气虚"，故拟定"健脾益气"为治疗大法。但因脾胃气虚必致肝肾不足，而久病必虚，又可兼夹痰、夹瘀或痰瘀，故健脾益气中尚须考虑滋补肝肾、化痰、祛瘀等法，灵活遣方用药方可收到事半功倍之效。所以"益气法"贯穿于本病各证型治疗之中，诸如益气升阳、益气养阴、益气补血、益气温阳、益气化痰、益气活血等，临证总以补益剂为主治疗；本病病位或先或多于脾，中气不足、气虚下陷是病变的核心，进而累及肺、肾、肝、心，最终导致多脏同病，诸如脾肺两虚、脾肾阳虚、心脾两虚或脾肺肾肝诸虚等证，遣方用药时应紧扣病机关键；本病本虚标实，脾虚不运则津凝为痰、湿痰上输于肺，即"脾为生痰之源""肺为贮痰之器"，气虚则推动无力而血瘀，故其气虚为本、痰与瘀为标，治当益气健脾化痰、益气健脾祛瘀等以扶正祛邪。

诚然，本病之治，既遵《素问·痿论》"治痿独取阳明"之旨，又不仅以"独取阳明"之法，尚须审证求因，辨证遣方用药。

（一）辨证分型

1. 脾虚气陷证

证候表现：以上睑下垂或伴斜视、复视，目睛转动不灵或上下睑闭合不全为主症。伴见四肢倦怠，少气懒言，气短胸闷，纳呆食少，思睡，大便稀溏。舌质淡、苔薄白，脉沉。多见于单纯眼肌型者。

证候分析：脾与胃相表里，为后天之本，处中焦，为气血生化之源；职司运化，为气机升降之枢机。脾主肌肉、四肢，上下睑属脾，主升清；胃主受纳，主通降。若脾失健运，脾虚气陷则胃气亦弱，故运化失职，气机升降不利，胃受纳失权，则见肌肉、四肢无力，上睑下垂，四肢倦怠，少气懒言，纳呆食少，大便稀溏，脉沉；脾胃气虚，气血生化乏源，肝藏血，开窍于目；肾藏精，主骨生髓。肝血不足，肝窍失养，肾精不足，精明失濡，"精脱则视歧，视歧见两物"，故见斜视、复视，目睛转动不灵或上下睑闭合不全。

2. 气阴两虚证

证候表现：以吞咽困难，咀嚼无力，饮水自鼻孔流出，五心烦热，腰膝酸软为主症。伴见神疲肢软，气短懒言，咽干口燥，心悸少寐，盗汗，纳呆食少。舌质红、少苔，脉沉细微数。多见于延髓肌型或各型长期服用激素者。

证候分析：肾为先天之本，脾为后天之本。脾胃气虚则气血生化乏源，肾藏精，主骨生髓，肾精不足，则见腰膝酸软；若致肾不纳气，则见吞咽困难、咀嚼无力、饮水自鼻孔流出；脾虚日久太过，暗耗心阴，或因失治误治或因温热火邪，灼伤心阴故见心悸；心神失养，虚火扰神，神不守舍，则见少寐；阴虚失润，不能制阳，故口燥咽干、盗汗；舌质红、少苔，脉细微数，均为阴虚内热之象；脉沉，为气虚之征。

3. 气血亏虚证

证候表现：以全身无力，呼吸困难，面色无华为主症。伴见声音嘶哑，气短懒言，心悸少寐，食少便溏。舌质淡、苔薄白，脉细弱。多见于全身肌无力型者，也可见于延髓肌型、脊髓肌型或胸腺术后者。

证候分析：脾胃气虚，运化无权，推动无力，可致全身无力，气短懒言，食少便溏；脾病及肾，肾不纳气，可见呼吸困难，声音嘶哑；脾胃气虚，气血生化乏源，血液亏虚，不能濡养脏腑、四肢、颜面等而出现面色无华，心悸少寐，脉细弱。

4. 脾肾阳虚证

证候表现：以呼吸困难，全身软弱无力，喘息气短，形寒肢冷为主症。伴见吞咽发呛，胸闷气短，食少便溏，或五更泄泻，小便清长，面色㿠白。舌质淡、边有齿印、苔薄白，脉沉弱。多见于全身肌无力型或肌无力危象者。

证候分析：脾主肌肉、四肢，脾虚则生化濡养不足，故全身软弱无力；脾病日久及肾，肾居下焦，肾阳失于温煦，故形寒肢冷；肾阳不足，火不暖土，脾失健运，则五更泄泻；肾阳虚，气化失职，肾气不固，故小便清长；肾不纳气，则见喘息气短，吞咽发呛；气不归根则见呼吸困难至呼吸肌麻痹而发生肌无力危象。

5. 气虚痰阻证

证候表现：以声音嘶哑，咀嚼、吞咽困难或呼吸困难，胸闷痰多为主症。伴见头昏重，神疲肢软，全身酸困，纳呆食少，大便稀溏。舌淡胖嫩、舌苔厚腻，脉濡或滑。多见于延髓肌型者。

证候分析：脾病病程日久，更加气弱血虚，血虚失濡，气机逆乱，气不化津，津凝滞成痰；或阳气衰微，无力蒸化敷布津液，炼液为痰，从而阻滞咽喉、脉络、头身、肢节而见声音嘶哑，咀嚼、吞咽困难，头昏重，神疲肢软，全身酸困；脾胃气虚，则枢机不利，聚湿生痰，壅阻于肺，故见胸闷痰多；脾主升清，胃主受纳，脾虚则升降枢机不利，受纳无权，故见纳呆食少，大便稀溏；舌苔厚腻，脉濡或滑均为痰阻之征。

6. 气虚血瘀证

证候表现：以四肢痿软无力，吞咽困难，饮水呛咳，目睛转动不灵、复视严重，口唇青紫为主症。伴见头昏闷痛，语言謇涩，纳呆食少，大便稀溏。舌质微紫黯，脉细涩。多见于单纯眼肌型久病者，延髓肌型或全身肌无力型者。

证候分析：脾胃气虚日久，气亏血虚，气血生化乏源，因"血为气之母""气为血之帅"，血虚则气易衰，气衰则运血无力，血行不畅，瘀阻经络，致肌肉、四末失于濡养，故见四肢痿软无力，口唇青紫，头昏闷痛，语言謇涩；舌质微紫黯，脉涩为血瘀征象；脾虚则受纳无权，故纳呆食少，吞咽困难；脾虚则气血生化乏源，肝血不足，肝窍失养，肾精不足，精明失濡，"精脱则视歧，视歧见两物"，故见目睛转动不灵、复视严重；肾不纳气，则饮水呛咳；脉细，主脾虚。

7. 肝肾阴虚证

证候表现：以四肢、腰膝酸软无力，口干思饮，烘热盗汗为主症。伴见满月脸、水牛背、向心性肥胖、痤疮，纳可，大便干结，小便短赤。舌质红、少苔，脉细数。多见于脊髓肌型或长期依赖糖皮质激素治疗而出现"库欣综合征"的各型患者。

证候分析：脾病日久，耗伤肾阴，肾阴亏虚，腰膝失养，则腰膝酸软无力；肾阴不足，失于滋润，则口干思饮；虚火内扰，则烘热盗汗，大便干结，小便短赤；舌质红、少苔，脉细数，为阴虚内热之象；长期服用糖皮质激素治疗的患者出现"库欣综合征"，乃为激素"药毒"所致之阴虚阳亢、水亏火旺、水湿滞留之表现矣。

8. 大气下陷证

证候表现：以呼吸困难，痰或涎壅盛，气息将停，危在顷刻为主症。伴见抬头无力、四肢痿软，汗出淋漓，纳呆便溏。舌质淡胖、边有齿印，苔厚腻，脉细弱或大而无力。主要见于肌无力危象者。

证候分析：脾胃为气机升降之枢机，气出于肺而根于肾。脾主升、主清，上充于肺，积于胸中而为宗气（大气），司呼吸，贯百脉，中气下陷，枢机不利，聚湿生痰，壅阻于肺。胸中大气难以接续，肺之包举无力，故气短不足以息，而见呼吸困难，痰或涎壅盛，抬头无力，四肢痿软，纳呆便溏；若胸中大气亦下陷，则见汗出淋漓，气息将停，危在顷刻；舌质淡胖、边有齿印，脉细弱或大而无力均为大气下陷之征；舌苔厚腻则为痰涎壅盛之象。

治疗重症肌无力实践体会：

从中医整体观念出发，结合重症肌无力的中医病因病机及临床所见，笔者将该病辨为脾虚气陷证、气阴两虚证、气血亏虚证、脾肾阳虚证、气虚痰阻证、气虚血瘀证、肝肾阴虚证、大气下陷证等 8 型进行分析，既抓住了"虚"，尤其"气虚"贯穿于该病发生发展过程的始终，又体现了该病的中医辨证分型与该病的西医传统分型即单纯眼肌型、延髓肌型、脊髓肌型、全身肌无力型的有机结合。这对深入研究该病的中西医结合治疗具有宏观指导性，对中医临证时的具体遣方用药具有重要意义。该病分为 8 型，均为临证所见，但脾虚气陷证最为常见，临证时，不可不记。

（二）方对治疗

1. 脾虚气陷证

治则：益气健脾，升阳举陷。

方对：补中益气汤合四君子汤合方。

药量：黄芪 30~90g，党参 15~60g，白术 15g，茯苓 25g，炙升麻 12g，柴胡

12g,当归 15g,陈皮 12g,炙甘草 5g。酌加山药、大枣、灵芝、制首乌、炙黄精、枸杞子、桑椹、桔梗、葛根等。

方对分析:针对脾虚气陷证,取补中益气汤合四君子汤合方治之。两方合用,属相须伍用,前者具有补中益气、升阳举陷之功,后者具有益气健脾之效,故共同增强了益气、举陷之力。使用此方治疗此型,最切合病机。

2. 气阴两虚证

治则:益气养阴,滋补肝肾。

方对:黄芪生脉二至丸合四君子汤合方。

药量:黄芪 30~60g,苏条参 15~30g,麦冬 15g,五味子 10g,女贞子 12~15g,墨旱莲 12~15g,白术 15g,茯苓 25g,炙甘草 5g。酌加山茱萸、枸杞子、桑椹、地骨皮、银柴胡、青蒿、山药、大枣、玄参、葛根等。

方对分析:本气阴两虚证,拟定生脉二至丸合四君子汤合方治之。此合方系用具有益气生津、敛阴止汗的生脉散,补肾养肝的二至丸,益气健脾的四君子汤共同组成。它们之间的配伍,属相使伍用,即各取所长,共奏益气养阴、滋补肝肾之用。

3. 气血亏虚证

治则:益气健脾,补血调血。

方对(剂):黄芪八珍汤(或十全大补汤)。

药量:黄芪 30~60g,党参 30~60g,白术 15g,茯苓 30g,熟地黄 15g,当归 15g,白芍 15g,川芎 12g,炙甘草 5g。酌加肉桂、灵芝、山药、阿胶、大枣、制首乌、桑椹、龙眼肉、炙黄精等。

方对分析:针对气血亏虚证,以气血双补之八珍汤治之。八珍汤,乃四君子汤合四物汤组成,前者具有益气健脾之功,后者具有补血调血之效。两方合用,属相使配伍,各展其长,增强补益气血的作用。

4. 脾肾阳虚证

治则:益气健脾,温阳补肾。

方对:黄芪理中汤合右归丸合方。

药量:黄芪 15~60g,党参 30~60g,干姜 12g,白术 15g,熟地黄 15g,山药 30g,山茱萸 12g,枸杞子 10g,鹿角胶 30g,菟丝子 30g,杜仲 12g,当归 15g,肉

桂 15g,制附子(另包,开水先煎 3 小时)30g。酌加肉苁蓉、细辛、大枣、淫羊藿、巴戟天、补骨脂、桑寄生、续断、炙黄精等。

方对分析:脾肾阳虚证,治宜益气温阳。取温中祛寒、补气健脾之理中汤及温补肾阳、填精补血之右归丸配伍治之。此属相须伍用,增强了温补脾肾的作用。

5. 气虚痰阻证

治则:益气健脾,化痰和胃。

方对:黄芪六君子汤合温胆汤合方。

药量:黄芪 30g,党参 30g,白术 15g,茯苓 25g,陈皮 12g,法半夏 15g,竹茹 5g,枳实 12g,甘草 3g。酌加山药、薏苡仁、炙紫菀、炙款冬花、桔梗、鱼腥草等。

方对分析:气虚痰阻证,采用六君子汤合温胆汤合方治之。六君子汤具有健脾止呕之功,温胆汤具有理气化痰、清胆和胃之效。两方伍用,属相使合用,即制约了两方的副作用而展其健脾渗湿、理气化痰之力。同时,为避化痰过重而致阳气大伤之嫌,化痰方选择性质较平和的温胆汤。

6. 气虚血瘀证

治则:益气活血,祛瘀通络。

方对:四君子汤合补阳还五汤合方。

药量:黄芪 120g,党参 20g,白术 15g,茯苓 25g,当归尾 15g,赤芍 15g,地龙 12g,川芎 12g,桃仁 12g,红花 10g,炙甘草 5g。酌加山药、大枣、丹参、三七、益母草、制首乌、蒲黄等。

方对分析:气虚血瘀证,方拟四君子汤合补阳还五汤合方治之。四君子汤具有益气养胃、健脾祛湿之效;补阳还五汤具有补气活血、祛瘀通络之功。二方伍用,属相使共用,两方各展其长,增强了益气祛瘀之力。同时,为避祛瘀太过而致耗气伤阴之嫌,故合方加祛瘀药时,尽量选择性质较平和者,避免选择虫类峻猛药。

7. 肝肾阴虚证

治则:滋肾益肝养阴,填精补髓壮骨。

方对:黄芪六味地黄丸合二至丸合方。

药量:黄芪 30g,生地黄 15g,茯苓 30g,泽泻 30g,牡丹皮 10g,山药

30g,山茱萸 12g,女贞子 12g,墨旱莲 12g,甘草 3g。酌加知母、黄柏、鳖甲、龟板、炙黄精、桑椹、制首乌、黑芝麻、桑寄生、续断、淫羊藿、巴戟天等。

方对分析:此肝肾阴虚证,治宜滋补肝肾。选六味地黄丸合二至丸合方治之。前者具有滋补肝肾之功,后者具有补肾养肝之效,两方伍用,属相须伍用,能增强滋补肝肾的功效。

8. 大气下陷证

治则:回阳救逆,益气举陷。

方对:补中益气汤合附桂理中汤合方。

药量:黄芪 60~100g,人参 15g,白术 15g,茯苓 25g,当归 15g,柴胡 12g,炙升麻 12g,陈皮 12g,制附子(另包,开水先煎 3 小时)30~60g,肉桂 15g,干姜 15g,炙甘草 5g。酌加鲜竹沥、炙紫菀、炙款冬花、桔梗、丹参、大枣、灵芝、细辛、山药等。

方对分析:大气下陷证主要见于肌无力危象,治宜回阳救逆。拟定补中益气汤合附桂理中汤合方治之。补中益气汤具有补中益气、升阳举陷之功,附桂理中汤具有温阳祛寒、益气健脾之效。两方配伍,属相使配用,各展其长,增强了回阳救逆的功效。

治疗重症肌无力实践体会:

方对,系将两个或两个以上方剂(经方或时方,或经方与时方)配伍组成新方剂,使方证对应达到治疗疾病的目的。方对的配伍分为两种:一种是相须伍用,即把具有相同功效作用的方剂组合成方对以期相互协助增强方剂功效者;另一种是相使伍用,即把具有不同功效作用的方剂组合成方对以期相互制约,消其副作用而展其长者。方对有相互促进、相互制约、相互依赖、相互转化的重要意义。总之,方对超越了单一方剂的单纯作用,产生出更为全面的显著功效,用于疑难病的治疗,尤其是重症肌无力时显示出重要的临证价值。因本病在整个发生发展过程中的并发病症或兼证极多而致病机异常复杂,若仅用单一方剂治疗则显得势单力薄。方对的使用离不开整体观念和辨证论治原则,正如明代医家张景岳所云："药不执方，合宜而用，此方之不必有也。方以立法，法以制宜，此方之不可无也。夫方之善者，得其宜也。得其宜者，可为法也。方之不善者，失其宜也。失其宜者，可为鉴也。"方对对证，据证选方对即"有是证用是方"。方对的组合及其运用，是恩师学术思想不可或缺的重要组成部分。临证时方对的组合及其运用之灵活变通寓于"有是证用是方"，且积极吸收、充分利用西医学对方剂的研究成果，从而形成了独特的一整套系统性、规范化集理、法、方、药为一体的证治体系。吾遵恩师教诲，宗恩师之法，遣方用药时亦充分展现了这一大特色，就如何使方对与证相符、与证相应，据证选方对，并就与西医学对传统方剂的研究进展、研究成果如何结合等，做了长期的大量的临床观察研究，感悟极深。

具体临证时，形成了方对特色：①脾虚气陷证为本病的最常见证型，故补中益气汤合四君子汤合方亦为最常用方对，且方对中黄芪需大量用之方能收效。②长期依赖糖皮质激素治疗而出现"库欣综合征"的该病患者常被辨为肝肾阴虚证，使用六味地黄丸合二至丸合方治疗，不但切合病机，而且能安全顺利地递减激素。这既是现代研究所表明，也为临床所验证。③本病患者出现声音嘶哑、咀嚼无力、吞咽困难等延髓肌型表现时，极易因呼吸道感染等原因诱发肌无力危象。此型治疗成功，将控制住病情，不再发展至肌无力危象，而此型多辨为气虚痰阻证，此时，六君子汤合温胆汤合方的使用既发挥出中医药"急救"之效，又体现出中医"治未病"思想。同时，本方对的使用频率颇高，取决于遵循"方证对应"原则。

"气虚"贯穿于本病的发生、发展和康复过程中，"益气法"作为一条主线贯穿丁治病始终。因此，补气要药黄芪即成为君药或不可缺少的主药被广泛用于本病各证型各方对中。

(三) 药对选配

1. 上睑下垂

提睑四味(柴胡12g,炙升麻12g,桔梗12g,葛根30g);芪葛二味(黄芪60g,葛根30g)等。

2. 斜视复视

乌精二味(制首乌30g,炙黄精30g);椹芝二味(桑椹30g,黑芝麻30g);杞菊二味(枸杞子15g,菊花10g);菟椹二味(菟丝子15g,桑椹15g)等。

3. 抬颈无力

颈臂四味(葛根30g,羌活12g,姜黄12g,桑枝30g);羌葛二味(羌活12g,葛根30g)等。

4. 腰膝酸软

腰臀四味(菟丝子15g,续断15g,骨碎补15g,露蜂房15g);寄续二味(桑寄生30g,续断15g);杜续二味(杜仲15g,续断15g)等。

5. 延髓麻痹

头面四味(葛根30g,川芎12g,蔓荆子15g,刺蒺藜12g);芪鸡二味(黄芪30g,鸡血藤30g);菟葛二味(菟丝子15g,葛根30g)等。

6. 递减激素

地藿二味(生地黄15g,淫羊藿15g);藿巴二味(淫羊藿15g,巴戟天15g)等。

治疗重症肌无力实践体会:

药对,系将两味或两味以上药物(中药或草药,或中药与草药)配伍组合而成,依证、症候群或症加入方剂达到治疗疾病的目的。药对的配伍分为两种:一种是相须伍用,即把具有相同功效作用的药物组合成药对以期相互协助增强药物功效者;另一种是相使伍用,即把具有不同功效作用的药物组合成药对以期相互制约,消其副作用而展其长者。药对有相互促进、相互制约、相互依赖、相互转化的重要意义。总之,药对超越了单一药物的单纯作用,产生出更为全面的显著功效。药对对证(与症候群或证相符、与症候群或证相应即药证对应),对证用药对即"有是证用是药"。

具体临证时,药对特色:①提睑四味,本病除了脊髓肌型外,其余各型几乎都以上睑下垂为首发、主要症状。此症状的治疗结果影响着该病的整体疗效。此时,依"证"施方对代表着"整体观"(如"补中四君方"为"脾虚气陷证"而设),而据"症"加药对(如"提睑四味"乃因"上睑下垂"症而设)则体现了"局部观"。②椹芝二味,斜视、复视,乃本病各型中几乎都出现的又一主症。此症状或伴随着上睑下垂而至或本病发作初现,大都责之于肝肾不足。此时,依证确立了代表"整体观"的方对后,选配体现"局部观"的药对必将形成一个"方对加药对"的完美组合。诚然,选配本药对是既据"症"(斜视、复视),又依"证"(肝肾不足)的综合结果。③地藿二味,本病患者在递减或停用激素过程中,不论辨为肾阴虚与肾阳虚或肾阴阳两虚,几乎都在方对中加入本药对而起到替代激素的作用;另外,除以上证型外的其他证型,可于方对中加入单味淫羊藿,亦可收到较好疗效。

(四) 中成药治疗

1. 脾虚气陷证

治则:健脾益气。

成药甲:黄芪注射液。

用法:10~20ml/ 次,1 次 /d,静脉滴注。7~10 天为 1 个疗程。

成药乙:补中益气丸。

用法:1 丸 / 次,3 次 /d,口服。

2. 气阴两虚证

治则:益气养阴。

成药甲:生脉注射液。

用法:10~60ml/ 次,1 次 /d,静脉滴注。7~10 天为 1 个疗程。

成药乙:参麦注射液。

用法:20~100ml/ 次,1 次 /d,静脉滴注。7~10 天为 1 个疗程。

成药丙:黄芪生脉饮或生脉饮。

用法:1支/次,3次/d,口服。

3. 气血亏虚证

治则:补益气血。

成药:十全大补丸或八珍丸。

用法:1丸/次,3次/d,口服。

4. 脾肾阳虚证

治则:益气温阳。

成药:桂附理中丸、金匮肾气丸、右归丸或金刚丸。

用法:1丸/次,3次/d,口服;或金刚丸9g/次,3次/d,口服。

5. 气虚痰阻证

治则:益气化痰。

成药:补中益气丸合复方鲜竹沥口服液。

用法:补中益气丸1丸/次,3次/d,口服;复方鲜竹沥口服液20ml/次,3次/d,口服。

6. 气虚血瘀证

治则:益气活血。

成药:十全大补丸合复方丹参片。

用法:十全大补丸1丸/次,3次/d,口服;复方丹参片4片/次,3次/d,口服。

7. 肝肾阴虚证

治则:滋补肝肾。

成药:六味地黄丸、知柏地黄丸或左归丸。

用法:1丸/次,3次/d,口服。

治疗重症肌无力实践体会:

中成药治疗的时机,一般是重症肌无力患者病情比较平稳,用于停服一切中西治疗药物后一段时期内的巩固治疗。但仍需辨证论治,方可提高疗效,达到预期目的。

（五）针灸治疗

1. 脾虚气陷证

治则：益气举陷。取手足阳明、足太阴经、任脉、督脉经穴及背俞穴为主。补法：温针或艾灸。

处方：曲池，合谷，足三里，脾俞，胃俞，膻中，气海，百会。

方义：任脉之膻中为气之会穴，配艾灸任脉之气海、督脉之百会，有益气举陷之功；再配手足阳明之曲池、合谷、足三里，背俞穴之脾俞及胃俞，补后天之元气，健脾胃生化之源。

2. 气阴两虚证

治则：益气养阴。取足阳明、手厥阴心包、足太阴、任脉经穴及背俞穴为主。补法：温针或艾灸。

处方：足三里，气海，内关，三阴交，膻中，心俞。

方义：胃经之足三里，健运中焦，以资生血之源，灸任脉之气海补脾益气；心包经之内关安神定悸，配脾经之三阴交调三阴之经气；任脉之膻中为心包之募穴，配心俞为俞募配穴法，可滋阴调心气。诸穴共用而奏益气养阴之功。

3. 气血亏虚证

治则：补益气血。取手足阳明、足太阴、任脉、督脉经穴及背俞穴为主。补法：温针或艾灸。

处方：合谷，足三里，三阴交，血海，气海，百会。

方义：手足阳明为多气多血之经，取手足阳明之合谷、足三里以补益气血生化之源，配脾经之三阴交、血海有益气养血的作用；艾灸督脉之百会可升提阳气，配任脉之气海有温养气血的作用。诸穴合用，共奏补益气血之功。

4. 脾肾阳虚证

治则：益气温阳。取足少阴、足阳明、足太阴、任脉、督脉经穴及背俞穴为主。补法：温针或艾灸。

处方：肾俞，关元，然谷，足三里，百会。

方义：肾主骨生髓，肾气旺盛，精血充足，故取背俞穴肾俞、任脉之关元、肾经之然谷补益肾气；胃经之足三里健脾胃以益气升阳；艾灸督脉之百会，则升阳温肾。诸穴配伍,增强了益气温阳的作用。

5. 气虚痰阻证

治则:益气化痰。取手足阳明、足太阴、任脉经穴及背俞穴为主。针灸共用,补泻兼施。

处方:合谷,足三里,脾俞,胃俞,丰隆,中脘。

方义:脾胃为后天之本,气血生化之源,故取手足阳明之合谷、足三里及背俞穴脾俞、胃俞,共奏健脾益气的作用(补法:温针);任脉之中脘为胃之募穴,有健脾和胃的作用,配化痰要穴胃之络穴丰隆可健脾而化痰除湿(泻法)。诸穴伍用,收到益气化痰之效。

6. 气虚血瘀证

治则:益气祛瘀。取手足阳明、足太阴、任脉经穴及背俞穴为主。针灸共用,补泻兼施。

处方:合谷,足三里,气海,血海,膈俞。

方义:艾灸任脉之气海可强壮一身之阳气,配手足阳明之合谷、足三里可增强健脾和胃益气之功;取脾经之血海配血之会穴膈俞能加强活血祛瘀之力。诸穴合用,具有益气祛瘀的作用。

7. 肝肾阴虚证

治则:滋补肝肾。取足太阴、足少阴、足少阳经穴及背俞穴为主。补法:温针或艾灸。

处方:三阴交,太溪,照海,阳陵泉,肝俞,肾俞。

方义:脾经之三阴交为足三阴之会穴,配肾经之太溪、照海,有滋养肝肾之功;胆经之阳陵泉为筋之会穴,用以补益筋髓;艾灸背俞穴肝俞、肾俞,补先天肝肾不足。

8. 大气下陷证

治则:回阳救逆。取任脉、督脉、足阳明、足太阴、足少阴、手厥阴心包经穴为主。补法:温针或艾灸。

处方:人中,内关,关元,气海,涌泉,足三里,丰隆,百会。

方义:此证来势急骤,病情危笃,故急选督脉之人中以醒脑开窍,苏厥而救逆,配心包经之内关宁心安神,振奋心阳;取任脉之关元、气海以补命门真阳,回阳固脱;取肾经井穴涌泉,乃滋阴以敛阳,有防其外脱之意;配胃经合穴足三里、化痰要穴丰隆温养脾胃,化痰通络,助阳固表;艾灸督脉之百会升阳举陷,增强回阳救逆之功。

配穴方法,以上 8 型均可酌情选配以下腧穴进行治疗。

(1)上睑下垂:攒竹,丝竹空,阳白,风池,养老。

(2)斜视、复视、目睛转动不灵:四白,风池,支正。

(3)吞咽困难:哑门,风府,天突,廉泉。

(4)呼吸困难:膻中,肺俞,天突,列缺。

治疗重症肌无力实践体会:

针灸治疗重症肌无力,可具有促进肢体血液循环与代谢功能,增加血管神经的营养供应,从而提高肌张力等作用。若配合好其他中西医疗法,可显著提高临床疗效。

(六) 穴位注射治疗

1. 方法 1

取穴:阳白,头临泣,鱼腰,攒竹,丝竹空。

药物:维生素 B_{12} 注射液 0.5mg(1ml)1 支。

治疗:穴位常规消毒,快速进针,得气后回抽无回血(此为穴位注射操作方法,下同),每穴注入 0.2ml,隔日 1 次,7 次为 1 个疗程。若双眼为患,则双侧穴位同时进行;若单眼为患,则以患侧穴位为主进行。适用于重症肌无力早期及单纯眼肌型者。

2. 方法 2

取穴:曲池,外关,合谷,风市,血海,足三里,阴陵泉,三阴交。

药物:维生素 B_{12} 注射液 0.5mg(1ml)3 支。

治疗:按穴位注射操作方法,每穴注入 0.5ml,隔日 1 次,7 次为 1 个疗程。可选择双侧穴位同时或交替进行。

3. 方法 3

取穴:膈俞,脾俞,足三里。

药物:黄芪注射液(2ml)2 支,当归注射液(2ml)2 支或甲硫酸新斯的明注射液 1mg(2ml)1 支。

治疗:按穴位注射操作方法,每穴注入上药任一种 0.5~1ml,隔日 1 次,7 次为 1 个疗程。足三里可选择双侧同时进行。

4. 方法 4

取穴:合谷,曲池,太冲,足三里。

药物:加兰他敏注射液 5mg(1ml)1 支。

治疗:按穴位注射操作方法,取上药平均注入每穴,隔日 1 次,7 次为 1 个疗程。可选择双侧穴位同时或交替进行。

5. 方法 5

取穴:曲池,血海,足三里。

药物:黄芪注射液(2ml)1 支及复方丹参注射液(2ml)1 支混合。

治疗:按穴位注射操作方法,每穴注入 1ml,隔日 1 次,7 次为 1 个疗程。可选择双侧穴位同时或交替进行。适用于全身肌无力型。

治疗重症肌无力实践体会:

①以上 5 种治疗重症肌无力的穴位注射疗法集针灸的腧穴治疗及中西药物治疗为一体,可使药物通过腧穴、经络直达病所,缓慢发挥作用,起到了针刺与药物对机体的双重治疗作用。同时,因为这种疗法刺激机体的作用时间较长,所以使机体获得了持续稳定的疗效。②穴位注射疗法往往会导致局部(尤其是面部)疼痛的产生,而疼痛又会不同程度地加剧本病病情,因此采用该疗法治疗时,不能拘泥于一方一法,而应因人、因病、因证、因症灵活变通,才能达到理想效果。

(七) 推拿治疗

治则:健脾益气,强筋壮骨,活血通络。

取穴:百会,太阳,印堂,攒竹,鱼腰,丝竹空,四白,头维,中脘,关元,气海,风池,肩井,曲池,外关,内关,合谷,风市,血海,环跳,阳陵泉,足三里,承山,三阴交,太溪,太冲,肺俞,脾俞,胃俞,肝俞,肾俞,命门等。

手法：一指禅推法、点法、拿法、揉法、抹法、拍法、抖法、㨰法、搓法等。

操作：①患者取俯卧位，医者对百会、太阳等头面穴及肺俞、脾俞、肾俞等背俞穴施以点法、揉法约 10 分钟；对风池、肩井施以拿法约 2 分钟。②患者取仰卧位，医者对曲池、足三里等四肢穴施以揉法、一指禅推法约 5 分钟，对中脘、关元等腹部穴施以抹法、揉法约 3 分钟。③患者取俯卧位，医者以一指禅推法、㨰法、揉法沿着头部—颈部—背部—臀部自上而下反复进行约 5 分钟。④患者取坐位或仰卧位，医者以㨰法、拿法、揉法、搓法、拍法、抖法对四肢部位反复进行约 5 分钟。

治疗重症肌无力实践体会：

①疼痛往往会加剧本病病情，故推拿手法要柔和而深透，治疗后以患者感到精神焕发健旺，身体松快舒适为度。②本病系综合性治疗，故采用推拿治疗仅为配合疗法或对并发病症的治疗。③肌萎缩在本病中虽非主症，但临证中尚可见，以推拿与穴位注射等疗法进行综合治疗，而此时推拿疗法之用不可小觑。

二、重症肌无力中西医结合诊疗策略

治疗原则:衷中参西,扬长避短,提高疗效。

重症肌无力仅用单一的中医或西医疗法,难于取得满意疗效。临床上,根据疾病的轻重缓急、分型、中医辨证进行客观判断,灵活运用中西医结合诊疗方法,有益于增强中西协同作用,提高临床疗效,改善患者生活质量。

(一) 治疗步骤

对于确诊的重症肌无力,先行胸部 MRI 或 CT 检查,明确是否伴有胸腺瘤或胸腺异常增生,是者若具备手术指征的,宜先行胸腺切除术,再进行中西医结合治疗。应根据临床类型决定或更改治疗方案;改善神经 - 肌肉接头的传递和抑制自身免疫反应是主要治疗手段;避免使用降低神经 - 肌肉接头传导安全系数和诱发危象的药物。同时,无论采用以下哪种治疗方案,医者均应与患者及其家属进行沟通,使其明确该病必须经过长期治疗方可达到预期疗效。

治疗重症肌无力实践体会:
确定治疗步骤是整个中西医结合治疗重症肌无力过程中的第一个环节,起到统领、驾驭的关键作用;在整个治疗方案的实施过程中体现出思路清晰、轻重缓急、先后有序的特点。

(二) 能中不西方案

即未使用溴吡斯的明及泼尼松或甲泼尼龙、或其中之一治疗的纯中医方案。

　　来诊前,未使用溴吡斯的明及泼尼松或甲泼尼龙、或其中之一治疗,来诊后及时予以中药辨证治疗的单纯眼肌型病程在半年内以及其他尚未出现呼吸、吞咽困难即呼吸肌麻痹的各型病程在 3 个月内的患者;或胸腺术前和术后均未使用溴吡斯的明及泼尼松或甲泼尼龙、或其中之一治疗的患者,宜首先辨证采用单纯中药治疗 1 个疗程(30 天),效显后,继续仅用中药进行治疗至痊愈。

　　治疗重症肌无力实践体会:
　　此方案为采用单纯中药治疗重症肌无力的适应证,即视患者病情轻重、病程长短及体质强弱等情况辨证处方遣药。

(三) 先中后西方案

　　即先采用中药治疗,效微后,再合用西药(溴吡斯的明及泼尼松或甲泼尼龙、或其中之一)治疗的中西医结合方案。

　　按"能中不西方案"采用单纯中药治疗 1 个疗程(30 天)后收效不佳的患者,可加用溴吡斯的明甚至泼尼松或甲泼尼龙治疗;或来诊前,未使用泼尼松或甲泼尼龙、仅使用溴吡斯的明治疗的患者,一般先保持溴吡斯的明的剂量不变,若中药辨证治疗起效且病情稳定 1 个月后至停服,改用中药治疗。对中药治疗 3 个月后病情仍未改善者,可考虑一是增加溴吡斯的明的剂量和次数;二是加用泼尼松或甲泼尼龙。待病情稳定 1 个月至 3 个月后,再逐渐递减溴吡斯的明及泼尼松或甲泼尼龙至改用中药治疗。

　　治疗重症肌无力实践体会:
　　此方案,视患者来诊前使用西药的具体情况、患者接受中药治疗后具体病情而定。同时,还针对病情改善情况制定了是否增减溴吡斯的明或是否加用泼尼松或甲泼尼龙治疗的措施,尽量达到用中药取代西药治疗的目的。

(四) 先西后中方案

即先使用西药(溴吡斯的明及泼尼松或甲泼尼龙,或其中之一)治疗,再合用中药治疗的中西医结合方案。

来诊前,已使用西药(溴吡斯的明及泼尼松或甲泼尼龙、或其中之一)治疗的患者,来诊后不论效否,均及时配以中药治疗。一般先保持来诊前的西药种类、剂量及次数,待中药辨证治疗起效且病情稳定1个月至3个月后可考虑逐渐递减西药,改用中药治疗。

治疗重症肌无力实践体会:

此方案,视患者及时予以中药参与的中西结合治疗后的具体病情而定。同时,针对病情改善情况制定了递减西药、最终以中药替代西药治疗的措施。

(五) 中西并进方案

即同时采用中药与西药(溴吡斯的明及泼尼松或甲泼尼龙、或其中之一)治疗的中西医结合方案。

来诊前,未使用西药(溴吡斯的明及泼尼松或甲泼尼龙、或其中之一)及中药治疗的较重患者,来诊后及时给予溴吡斯的明及泼尼松或甲泼尼龙、或其中之一和中药同时治疗。待中西药结合治疗起效且病情稳定3个月至半年后可考虑逐渐递减西药,改用中药维持治疗。对部分病情缠绵难愈的患者,视病情在中药辨证治疗的同时保持西药治疗的维持量。

治疗重症肌无力实践体会:

此方案,视患者来诊前未使用中、西药治疗的具体情况及病情严重程度而定。同时,针对病情缠绵难愈的患者,科学、客观地提出了保持西药维持量治疗的观点。

备注:①能中不西方案即纯中医治疗方案,纯中医治疗重症肌无力的目的是最大限度地体现中医的特色和优势,补充、丰富和完善相关内容,形成安全的、有效的理论体系。②先中后西方案、先西后中方案及中西并进方案均为中西医结合治疗方案,中西医结合治疗重症肌无力的目的是最大程度地提高中西医结合的临床疗效,最大程度地降低激素的毒副反应,最大程度地用中药替代激素治疗。

(六)中西药服法

中药日 1 剂,日服 3~4 次,每次 150~200ml,饭后服。西药糖皮质激素以泼尼松为主,晨起 8 时左右早餐后一次性顿服,辅以氯化钾、钙片、硫糖铝等;胆碱酯酶抑制剂类药物以溴吡斯的明为主,若患者出现咀嚼困难,影响吃饭时,宜饭前半小时服用,否则均于饭后服用,并且根据病情需要,日服 1~4 次,每次 60mg。中药与西药间隔 10~15 分钟即可服用,先服中药或西药均可。

治疗重症肌无力实践体会:
为提高治疗重症肌无力的中西药协同作用的临床疗效,又降低西药的毒副作用及中药伐伤胃气的不良反应,特制定此"中西药服法",嘱患者长期遵守。

(七)激素递减法

运用中西医结合治疗的患者,病情稳定时可递减激素,以泼尼松为例,按如下规律进行:从大剂量 50~75mg/d 开始,每个月递减 10mg 直到减至 20mg/d;每个月递减 5mg 直到减至 10mg/d,维持 1 个月;每个月递减 2.5mg 直到减至 5mg/d,维持 2 个月;每个月递减 1.25mg 直到减至 2.5mg/d,维持 3 个月;每个月递减 1.25mg 直到减至完全停服。

治疗重症肌无力实践体会:
递减激素过程中,虽有中药作保障治疗,尚须注意中、小剂量激素的递减法,几乎中医各证型方剂中均可加入药对——地礞二味(生地黄 15g、淫羊藿 15g)，此意寓育阴潜阳，既能预防病情反弹现象发生，又能提高治病疗效。本药对能安全、顺利、成功地帮助患者递减激素，已被现代药理研究证实并经临床实践验证。笔者蒙恩师指导，在长期的诊疗中做了大量的深入研究，归纳和总结出此"激素递减法"。

如何使中西医有机结合，安全、顺利地逐渐递减激素至停服，临床中至关重要。当然，临证时，尚须具体问题具体分析。

二、治疗重症肌无力的中药及方剂的实践体会

治疗重症肌无力,根据西医辨病、中医辨证、病证结合、药理探微的原则,在中医理、法、方、药传统思路上重视选择应用经现代药理研究证实具有调节免疫作用的中药及方剂,才能获得显著的临床疗效。

(一) 常用中药

1. 益气药

黄芪

性微温,味甘,归脾、肺经。主要化学成分有黄酮类、皂苷类和多糖等。其中黄酮类化合物有黄酮、异黄酮、异黄烷和紫檀烷 4 大类;皂苷类化合物有黄芪皂苷及大豆皂苷。另外尚含单糖、氨基酸、蛋白质、核黄素、叶酸、尼古酸、维生素 D、亚油酸、亚麻酸、微量元素、香草酸、阿魏酸、异阿魏酸、对羟苯基丙烯酸、咖啡酸、绿原酸、棕榈酸、β - 谷甾醇、胡萝卜苷、羽扇豆醇、正十六醇等。主要功效为补气升阳,益气固表,托毒生肌,利水消肿。为补气要药。

治疗重症肌无力实践体会:
《珍珠囊》曰:"黄芪甘温纯阳,其用有五:补诸虚不足,一也;益元气,二也;壮脾胃,三也;去肌热,四也;排脓止痛,活血生血,内托阴疽,为疮家圣药,五也。"虽然炙黄芪较生黄芪补气力强,但长期重用炙黄芪,更易助火生热;而生黄芪还具有退虚热、托疮疡的作用,故在益气复方中长期重用生黄芪,必然效果更佳。《日华子本草》谓其"助气,壮筋骨,长肉,补血"。现代药理研究证明,黄芪除了有调节免疫反应等作用外,还有提高肌张力的作用。因此,中医辨证

论治时,几乎都在各证型复方中加用不同剂量的黄芪,且作为君药或不可缺少的主药使用。剂量一般为 15g 以上。

人参

性微温,味甘、微苦,归脾、肺、心经。主要化学成分有多种人参皂苷,多种糖类、维生素、生物碱、氨基酸以及微量元素锌、铜、铁、硒等。主要功效为大补元气,补脾益肺,生津止渴,安神增智。

治疗重症肌无力实践体会:

人参,能大补元气,有滋补强壮作用。《神农本草经疏》曰人参"能回阳气于垂绝,却虚邪于俄顷……其主治也,则补五脏。盖脏虽有五,以言乎生气之流通则一也,益真气,则五脏皆补矣。"肌无力危象类似中医大气下陷。危象发生时,方中应用大剂量人参,以大补元气,配合方中其他药回阳救逆,可提高患者抗病能力,缓解病情,帮助患者渡过危重状态,为西医抢救赢得时间。但使用人参时须注意,除救治休克、虚脱时必须使用外,一般用党参等代替,因"人参性温,积温也能成热,有助火恋邪之弊"。若使用不当或长期大量使用,会产生不良反应,如出现脘腹胀满、烦躁失眠、口干鼻衄等症。另外,人参价格昂贵,而重症肌无力非朝夕能愈之疾,长期用之,势必增加患者经济负担,恐患者难以承受。剂量一般为10~20g。

党参

性平,味甘,归脾、肺经。主要化学成分有挥发性成分类、多糖类、党参苷类、内酯类、香豆素类、生物碱类、无机元素等。主要功效为补中益气,生津养血。

治疗重症肌无力实践体会:

党参,《本草正义》云:"力能补脾养胃,润肺生津,健运中气,本与人参不甚相远。其尤可贵者:则健脾运而不燥;滋胃阴而不滞;润肺而不犯寒凉;养血而不偏滋腻;鼓舞清阳,振动中气而无刚燥之弊。"因党参比之人参的性能,除补气之力大不如人参外,其余基本一致,故除气脱阳亡之危候仍用人参外,几乎一般益气类方剂中凡用人参者均可用党参代替。现代药理研究证实,党参有提高免疫力、提高抗疲劳能力等作用,所以它是治疗重症肌无力的常用补气药之一。具体临证时,如以益气健脾、补益气血、益气化痰、益气祛瘀或益气温阳为主,复方中用人参者,均可改为党参。剂量一般为15~50g。

西洋参

性寒,味甘、微苦,归心、肺、肾经。主要化学成分有人参总皂苷,精氨酸、谷氨酸、天冬氨酸等18种氨基酸,以及少量挥发油、树脂、淀粉、糖类、无机元素等。主要功效为益气养阴,清火生津。

治疗重症肌无力实践体会:

《医学衷中参西录》说西洋参"性凉而补,凡欲用人参而不受人参之温补者,皆可以此代之。"虽然西洋参与人参的益气生津作用类似,但作用较人参弱。肌无力危象发生拟使用人参时,若患者不耐人参之温燥,即可用西洋参易之。气阴两虚证,使用生脉散治以益气养阴时,遵恩师之法,生脉散中之人参,常用北沙参(苏条参)代替;若为增强益气滋阴之功,再以西洋参代替北沙参(苏条参)。剂量一般为10~20g。

太子参

性平,味甘、微苦,归脾、肺经。主要化学成分有淀粉、皂苷、果糖、氨基酸、微量元素等。主要功效为健脾益气,润肺生津。

治疗重症肌无力实践体会:

太子参是补气药中的一味清补之品,《本草再新》谓其"治气虚肺燥,补脾土,消水肿,化痰,止渴"。其益气生津、补益脾肺之功近似人参,但药力逊于人参。临证治疗重症肌无力,多于气阴两虚证中,或他证为主、阴虚为辅时用太子参;15岁以下患儿使用参类时,亦常用之。剂量一般为15~30g。

白术

性温,味苦、甘,归脾、胃经。主要化学成分有挥发油、糖类、香豆素、氨基酸等。主要功效为补气健脾,燥湿利水,止汗安胎。

治疗重症肌无力实践体会:

《本草汇言》曰:"白术,乃扶植脾胃、散湿除痹、消食去痞之要药也。脾虚不健,术能补之;胃虚不纳,术能助之。"在治疗重症肌无力过程中,虽然补气健脾宜炒用白术,但为防白术燥湿伤阴,故宜选用生白术。若患者为孕妇,则在益气复方中加黄芩(即芩术汤)安胎。如益气法治疗中,患者出现脘腹痞满、不思饮食等症时,此为脾虚气滞,则在益气复方中加枳实(即枳术丸)健脾消痞。剂量一般为10~15g。

甘草

性平,味甘,归心、肺、脾、胃经。主要化学成分有黄酮类、三萜类、生物碱类、多糖类、香豆素及微量元素等。主要功效为补脾益气,润肺止咳,缓急止痛,缓和药性。

治疗重症肌无力实践体会:

《用药法象》曰:"甘草,阳不足者,补之以甘,甘温能除大热。"在治疗重症肌无力过程中,甘草是一味常见之品,能兼护脾胃之气;因其具有清火解毒之效,即《神农本草经》所谓"主五脏六腑寒热邪气,坚筋骨,长肌肉,倍力,金疮肿,解毒",故又能解除久服益气复方所致之温燥;《用药法象》称:"其性能缓急,而又协和诸药,使之不争,故热药得之缓其热,寒药得之缓其寒,寒热相杂者,用之得其平。"所以还能作全方之使药使用。一般而言,补中缓急,应炙用,剂量一般为5g左右;清火解毒宜生用,剂量一般为3g左右。

山药

性平,味甘,归脾、肺、肾经。主要化学成分有皂苷、蛋白质、糖、淀粉、酚性成分、维生素类、无机元素等。主要功效为益气养阴,补脾肺肾。

治疗重症肌无力实践体会:
山药,《神农本草经》曰:"补中,益气力,长肌肉。"现代药理研究证明,山药具有长肌肉和调整免疫功能的作用。《本草纲目》还谓其"益肾气,健脾胃,止泄痢,化痰涎,润皮毛"。在治疗重症肌无力时,若补阴,如在六味地黄丸中则用生山药,剂量一般为15~30g;若益气,如在补中益气汤中加山药,亦宜生用,意寓既益气、又养阴,还防久服益气复方所致之温燥。剂量一般为30g以上。

灵芝

性温,味甘、淡,归心、肺、肝、肾经。主要化学成分有糖类、氨基酸、蛋白质、多肽、甾类、三萜类、挥发油、香豆精苷、生物碱、树脂、油脂、多种酶类、微量元素等。主要功效为益气补血,养心安神。

治疗重症肌无力实践体会:
因灵芝具有与黄芪、党参等补气药类似的强壮作用,且现代药理研究及临床运用证实其为治疗肌病的有效药物,故常在重症肌无力脾虚气陷证和气血亏虚证中加用灵芝,在其他证型中也可加用,剂量一般为15~30g。

大枣

性温,味甘,归脾、胃经。主要化学成分有大枣皂苷、碳水化合物、蛋白质、维生素C、胡萝卜素、多种氨基酸、钙、磷、铁等。主要功效为补中益气,养血安神。

治疗重症肌无力实践体会:
大枣,《神农本草经》曰:"安中养脾,助十二经……补少气少津液,身中不足,大惊,四肢重,和百药。"脾虚气陷证中用大枣,系取其"补中益气"之功;气血亏虚证中用大枣,系取其"养血安神"之效。有报道,动物实验证实,大枣有增强肌肉耐力的作用,故临证中常与灵芝组成药对,以增强药效。剂量一般为15~100g。

2. 滋阴药

女贞子

性凉,味甘、苦,归脾、肾经。主要化学成分有有机酸、苷、萜、甾类、挥发油、磷脂、糖类、氨基酸、微量元素等。主要功效为补益肝肾,清热明目。

治疗重症肌无力实践体会:

女贞子,《本草备要》曰:"益肝肾,安五脏,强腰膝,明耳目,乌髭发,补风虚,除百病。"临证用之,常与墨旱莲合用,即二至丸。在治疗气阴两虚证重症肌无力时,与黄芪生脉四君子汤复方伍用,发挥了重要作用,剂量一般为12~15g。另外,女贞子既能滋补肝肾、清热明目,又能养血润燥、缓下通便,因此,对重症肌无力久病阴伤、血虚肠燥所致的便秘,重用女贞子30g,既滋阴益肾、调补气血,又达到了清热润燥、养血通便的目的。

墨旱莲

性寒,味甘、酸,归肝、肾经。主要化学成分有三萜皂苷类、黄酮类、噻吩类、甾醇类、挥发油等。主要功效为滋阴益肾,凉血止血。

治疗重症肌无力实践体会:

墨旱莲,《本草纲目》云"乌髭发,益肾阴"。多与女贞子伍用,即二至丸。患者在递减激素过程中出现烘热盗汗、五心烦热、腰膝酸软之肝肾阴虚征象者,则合六味地黄丸加淫羊藿等,可防止病情反弹。剂量一般为12~15g。

麦冬

性微寒,味甘、微苦,归肺、肾经,主要化学成分有挥发油、甾体皂苷、微量元素等。主要功效为清肺降火,滋阴润燥。

治疗重症肌无力实践体会:

麦冬,《名医别录》云"虚劳客热,口干烦渴……保神,定肺气,安五脏",《本草拾遗》谓其"去心热,止烦热"。在治疗重症肌无力时,麦冬的功效主治作用主要在生脉散中体现,其西医方面免疫双向调节作用及中医方面滋阴降火作用为顺利撤减激素起着举足轻重的作用。剂量一般为 12~30g。

黄精

性平,味甘,归脾、肺、肾经。主要化学成分有糖类、甾体皂苷、β-谷甾醇、胡萝卜苷、黄酮、氨基酸及微量元素等。主要功效为润肺滋阴,补脾益气。

治疗重症肌无力实践体会:

黄精,《名医别录》曰"补中益气……安五脏",《日华子本草》还谓之"益脾胃,润心肺"。重症肌无力脾虚气陷证中复视严重、肢软乏力伴喘促之肺虚者临床常见,故多在益气复方中加用黄精,宜炙用。剂量一般为 15~30g。

枸杞子

性平,味甘,归肝、肾、肺经。主要化学成分有胡萝卜素、生物碱类、香豆素类、微量元素、氨基酸等。主要功效为滋补肝肾,明目,润肺。

治疗重症肌无力实践体会:

重症肌无力各型出现复视严重及视物模糊者,大多兼肝血不足。肝血不足,肝窍失养,肾精不足,精明失濡,"精散则视歧,视歧见两物"。枸杞子,《本草纲目》谓其"滋肾、润肺、明目",《食疗本草》

称之"能益人,去虚劳"。故在各型复方中重用之,则效如桴鼓。重用剂量为 15~30g。

桑椹

性寒,味甘,归心、肝、肾经。主要化学成分有维生素类、氨基酸与蛋白质类、脂类及微量元素等。主要功效为滋阴补血,生津,润肠。

治疗重症肌无力实践体会:

重症肌无力各型出现顽固的斜视、复视,且中医辨为气阴两虚兼肾精不足者,复方中应加入桑椹,以增强滋阴、补血、固精的作用,正切合《随息居饮食谱》所谓"滋肝肾,充血液,祛风湿,健步履,息虚风,清虚火"及《滇南本草》"益肾脏而固精"之说。剂量一般为15~30g。

生地黄

性寒,味甘、苦,归心、肝、肾经。主要化学成分有甾醇类、苷类、多糖类等。主要功效为滋阴生津,清热凉血。

治疗重症肌无力实践体会:

《珍珠囊》称生地黄"凉血,生血,补肾水真阴",现代药理研究证实其具有免疫抑制作用。生地黄含甾体类成分,能对抗地塞米松引起的垂体-肾上腺皮质的抑制,保护束状带、网状带不使萎缩。能使受地塞米松抑制的血浆皮质醇浓度升高,起到防止由于长期服用皮质激素而引起的皮质萎缩;与皮质激素同用,能减少皮质激素的副作用。因此,对长期依赖糖皮质激素治疗的重症肌无力患者出现满月脸、水牛背、向心性肥胖、皮肤变薄、痤疮、多毛之"库欣综合征",且烘热盗汗辨为中医肝肾阴虚证者,六味地黄丸中熟地黄易生地黄,不但能改善糖皮质激素引起的亢奋和烘热的副作用,而且能逐渐将激素按规律安全递减。剂量一般为15~30g。

知母

性寒,味苦、甘,归肺、胃、肾经。主要化学成分有知母甾体皂苷和菝葜皂苷元,还含多糖、聚糖、芒果苷、β-谷甾醇、黏液质、尼古酸等。主要功效为滋阴润燥,清热泻火。

治疗重症肌无力实践体会:

知母,《用药法象》曰其"泻无根之肾火,疗有汗之骨蒸,止虚劳之热,滋化源之阴"。临证治疗重症肌无力,常用其与生地黄伍用,组成方对,能提高滋阴作用。同时,现代药理研究表明,知母能拮抗地塞米松引起的肾上腺皮质萎缩和功能抑制,能减轻地塞米松引起的兴奋失眠等副作用。故加入复方中,增强了重症肌无力肝肾阴虚证患者递减激素过程的安全性。剂量一般为10~15g。

北沙参

一说北沙参即苏条参(尤以产于江苏者为称)。性微寒,味甘、微苦,归肺、胃经。主要化学成分有生物碱、挥发油及淀粉等。主要功效为养阴益气,润肺止咳,益胃生津。

治疗重症肌无力实践体会:

北沙参,《本草汇言》引林仲先医案曰其"治一切阴虚火炎,似虚似实,逆气不降,清气不升……"取其养阴益气生津之功,遵恩师之验,临证治疗重症肌无力过程中,常用的方对如生脉散合四君子汤、生脉散合酸枣仁汤、生脉散合温胆汤、生脉散合苇茎汤等方对牵涉气阴两虚诸证的治疗,生脉散中人参皆可用北沙参(苏条参)代之,只要辨证正确,则效如桴鼓。剂量一般为15~30g。

黑芝麻

性平,味甘,归肝、肾、大肠经。主要化学成分有脂肪油,其中主要为油酸、亚油酸。芝麻油含芝麻素、维生素E。主要功效为补肝肾,益精血,润肠燥。

治疗重症肌无力实践体会:

重症肌无力辨为肝肾阴虚证出现复视者,多为肝肾两虚、精血不足所致,正如《灵枢·大惑论》所云:"邪其精,其精所中不相比也,则精散,精散则视歧,视歧见两物。"因此,应于复方中加入黑芝麻,剂量一般为15~30g;现代药理研究表明,其所含脂肪油有滑肠作用,血虚津亏便秘者亦应加入,剂量一般为20~30g。

3. 温阳药

淫羊藿

性温,味辛、甘,归肝、肾经。主要化学成分有黄酮类、木脂素、生物碱等。主要功效为补肾壮阳,祛风除湿。

治疗重症肌无力实践体会:

《本草备要》谓淫羊藿"补命门,益精气,坚筋骨"。《神农本草经》称其"益气力,强志"。故除重症肌无力脾肾阳虚证酌加淫羊藿外,在滋补肝肾之阴的六味地黄丸中加用之,与方中生地黄组成药对,且药量等量即各15g,意为育阴潜阳,正所谓"善补阳者,必于阴中求阳,则阳得阴助而生化无穷"。同时,在递减激素的过程中,几乎各证型复方中均可加入淫羊藿替代激素,意即取其现代药理"提高肾上腺皮质功能的作用",防止病情反弹,提高中医药的临床疗效。剂量一般为10~15g。

巴戟天

性微温,味辛、甘,归肾经。主要化学成分有糖类、甾体三萜、氨基酸、微量蒽醌和环烯醚萜苷等。主要功效为补肾助阳,祛风除湿。

治疗重症肌无力实践体会:

巴戟天,《本草备要》认为其"强阴益精",《神农本草经》还认为其"主大风邪气,阳痿不起,强筋骨,安五脏,补中,增志益气"。现代药理研究表明其具有促肾上腺皮质激素样作用,所以,经常用巴戟天与淫羊藿配伍来组成药对提高人体内肾上腺皮质激素水平。对长期依赖激素治疗的重症肌无力患者,可辅助激素递减,或激素撤除后一段时间内也用其加入复方来维持体内激素水平,控制病情,防止反弹。剂量一般为 10~15g。

菟丝子

性平,味辛、甘,归肝、肾经。主要化学成分有黄酮类、甾类、氨基酸及微量元素等。主要功效为补阳益阴,固精缩尿,明目止泻。

治疗重症肌无力实践体会:
《药性论》称菟丝子"治男女虚冷,添精益髓,去腰疼膝冷",而《神农本草经》又谓之"益气力,肥健"。故治疗重症肌无力时,中医各证型中兼有肾精不足或阴阳两虚出现复视、斜视、视物模糊且病情顽固者,宜在复方中加用菟丝子,且重用之。剂量一般为 15~30g。

补骨脂

性温,味辛、苦,归肾、脾经。主要化学成分有呋喃香豆素类、拟雌内酯类、黄酮类、单萜酚类、苯并呋喃类及脂肪类等。主要功效为补肾壮阳,固精缩尿,温脾止泻。

治疗重症肌无力实践体会:
补骨脂,《本草纲目》云"治肾泄,通命门,暖丹田",《本草备要》亦云"壮元阳,缩小便……治五劳七伤,腰膝冷痛……肾虚泄泻"。重症肌无力脾虚气陷证出现大便稀溏,宜加补骨脂,系取其中医"温脾止泻"之功;脾肾阳虚证出现泄泻,宜加补骨脂,系取其现代药理作用"能调节肠功能"。剂量一般为 12~15g。

杜仲

性温,味甘,归肝、肾经。主要化学成分有木质素类化合物、苯丙素类、环烯醚萜类、黄酮类化合物、杜仲胶、多糖类及杜仲抗真菌蛋白等。主要功效为补肝肾,强筋骨,安胎。

治疗重症肌无力实践体会:

杜仲,《本草汇言》曰:"凡下焦之虚,非杜仲不补;下焦之湿,非杜仲不利;腰膝之疼,非杜仲不除;足胫之酸,非杜仲不去……补肝益肾,诚为要剂。"故重症肌无力患者妊娠时,因杜仲具有"补肝肾,安胎"的作用,且现代药理研究证明其具有免疫双向调节作用,故对妊娠的患者进行治疗时,各证型复方中均可加入杜仲。剂量一般为 12~15g。

肉苁蓉

性温,味甘、咸,归肾、大肠经。主要化学成分有微量生物碱、结晶性中性物质、苷类、甘露醇、氨基酸等。主要功效为滋肾壮阳,补益精血,润肠通便。

治疗重症肌无力实践体会:

重症肌无力脾肾阳虚证,拟黄芪理中汤合右归丸以益气温阳,如《本草汇言》云:"养命门,滋肾气,补精血之药也。"既切合病机,又药证相符。但治之久后,有时会出现便秘,尤其老年患者多见,此时,方中应加入该药,既补益肝肾,又温阳润肠,便秘得除,剂量一般为 30g 左右。脾肾阳虚证患者伴有血压升高者,也可在方中加入该药,取现代药理研究证明其有"降低血压作用"之意,剂量一般为 15~30g。

续断

性微温,味苦、甘、辛,归肝、肾经。主要化学成分有龙胆碱、三萜皂苷、挥发油、维生素 E 等。主要功效为补肝肾,续筋骨,固胎元。

治疗重症肌无力实践体会:

《本草汇言》曰:"续断,补续血脉之药也……大抵所断之血脉非此不续;所伤之筋骨非此不养;所滞之关节非此不利;所损之胎孕非此不安。久服常服,能益气力,有补伤生血之效,补而不滞,行而不泄,故女科外科取用恒多也。"临证中,如重症肌无力肝肾不足所致之腰膝酸痛,可与桑寄生同用,组成药对,即桑寄生30g、续断15g,加入复方中以补肝肾止痛;此时,续断宜生用。若患者妊娠时,与杜仲同用,组成药对,即续断15g、杜仲12g,加入复方中以补肝肾安胎;此时,续断宜炒用。

4. 补血药

当归

性温,味甘、辛,归肝、心、脾经。主要化学成分有挥发性成分、水溶性成分、糖类、氨基酸、无机元素等。主要功效为补血活血,调经止痛,润肠通便。

治疗重症肌无力实践体会:

《景岳全书·本草正》曰:"当归,其味甘而重,故专能补血;其气轻而辛,故又能行血。补中有动,行中有补,诚血中之气药,亦血中之圣药也。"辨治重症肌无力时,遵"气为血帅,血为气母"及"气行则血行,气滞则血瘀"之理,在重症肌无力脾虚气陷证及气血亏虚证中,当归的作用尤为重要,剂量一般为12~15g。另外,患者出现血虚之便秘时,宜补血活血、润肠通便,则重用当归,剂量一般为20~45g。

熟地黄

性微温,味甘,归肝、肾经。主要化学成分有苷类、糖类等。主要功效为养血滋阴,补精益髓。

治疗重症肌无力实践体会:

熟地黄,《珍珠囊》有云:"主补血气,滋肾水,益真阴。"治疗重症肌无力时,熟地黄与生地黄常替用,但养血为主用熟地黄,滋阴为主用生地黄。有时,在促进肾上腺皮质激素功能方面,生地黄与熟地黄可同用。熟地黄滋腻碍胃,多配和胃理气药制之。剂量一般为 12~15g。

何首乌

性温,味苦、甘、涩,归肝、心、肾经。主要化学成分有蒽醌类、黄酮类、酰胺类、葡萄糖苷类等。主要功效为补肝肾,益精血,养心安神。

治疗重症肌无力实践体会:
《本草纲目》谓何首乌:"此物气温味苦涩,苦补肾,温补肝,涩能收敛精气,所以能养血益肝,固精益肾,健筋骨,乌髭发,为滋补良药,不寒不燥,功在地黄、天门冬诸药之上。"临证时,常用制首乌,多在治疗重症肌无力气血亏虚证兼肝肾两虚、精血不足而出现脱发、斜视、复视者之复方中加用。剂量一般为 15~30g。

白芍

性微寒,味苦、酸,归肝、脾经。主要化学成分有单萜及其苷类成分、三萜及其苷类化合物、黄酮及其苷类化合物、挥发油等。主要功效为养血敛阴,柔肝止痛,平抑肝阳。

治疗重症肌无力实践体会:
白芍,《本草备要》曰:"补血,泻肝,益脾,敛肝阴。"重症肌无力临证辨为气血亏虚者,在八珍汤中多用白芍,若兼有瘀者,则易赤芍;在该病合并乙型肝炎(或伴肝损伤)且证属气血亏虚者,复方中亦宜用白芍。剂量一般为 12~20g。

龙眼肉

性温,味甘,归心、脾经。主要化学成分有氨基酸、葡萄糖、蔗糖、腺嘌呤、鸟嘌呤、磷脂、栎精、栎素及维生素 A、维生素 B_1、维生素 B_2、维生素 C、维生素 D 等。主要功效为补益心脾,养血安神。

治疗重症肌无力实践体会：

龙眼肉，既不滋腻，又不壅气，因此是一味性质平和的滋补良药。鲜者，乃日常所见之可口水果；干者，可于重症肌无力患者兼心脾两虚证出现心悸、出汗、失眠、健忘等症时加入，正合《滇南本草》谓其"益血安神，长智敛汗，开胃益脾"之功。剂量一般为15~30g。

阿胶

性平、味甘，归肺、肝、肾经。主要化学成分有骨胶原，水解后产生赖氨酸、精氨酸、组氨酸和胱氨酸等，还含钙、硫等。主要功效为补血止血，滋阴润燥。

治疗重症肌无力实践体会：

重症肌无力气血亏虚证在临床上并不少见，方拟黄芪八珍汤以补益气血最为恰当，临床证候若以面色无华伴贫血者，在方中加入阿胶甚佳，既遵循了中医"气为血之帅""血为气之母""气行则血行""气滞则血瘀"的原则，又体现了西医药理研究证实阿胶"有保护骨髓造血功能的作用"。烊化兑服，剂量一般为15~30g。

5. 解表药

柴胡

性微寒，味苦，归肝、胆经。主要化学成分有挥发油、有机酸、甾醇类、三萜皂苷类、黄酮类化合物、多糖类化合物等。主要功效为和解退热，疏肝解郁，升阳举陷。

治疗重症肌无力实践体会：

重症肌无力辨为脾虚气陷证最多见，补中益气汤中取柴胡"升阳举陷"之功，正切合《本草正义》"柴胡主治，止有二层……一为正虚，则清气之陷于阴分者，举而升之，使返其宅，而中气自振"之言，对重症肌无力出现的上眼睑下垂者伍升麻组成药对共同升举上眼睑,疗效特别显著;另外,重症肌无力患者易外感,此时,中医药治疗中,取柴胡的和解退热之效,即《本草正义》所谓:"柴胡主治,止有二层,一为邪实,则外寒之在半表半里者,引而出之,使还于表而寒邪自散。"配入复方,临证验之确是一味不能缺少的要药。剂量一般为 10~12g。

升麻

性微寒,味辛、甘,归肺、脾、胃、大肠经。主要化学成分有升麻苦味素、升麻碱、水杨酸、脂肪酸等。主要功效为发表透疹,清热解毒,升举阳气。

治疗重症肌无力实践体会:
升麻,入脾、胃、大肠经,善引清阳之气上升,为升阳举陷之要药。在补中益气汤中与柴胡伍用,组成药对,实乃珠联璧合,治疗重症肌无力患者出现的上睑下垂彰显神功,宜炙用。剂量一般为10~12g。

葛根

性凉,味甘、辛,归脾、胃经。主要化学成分有黄酮类:葛根素、大豆素、葛根黄酮、大豆苷、葛根醇、黄酮苷等。主要功效为解肌退热,透发麻疹,生津止渴,升阳止泻。

治疗重症肌无力实践体会:
《用药法象》谓葛根,"其气轻浮,鼓舞胃气上行,生津液,又解肌热,治脾胃虚弱泄泻"。临证时,一是重症肌无力患者上眼睑下垂严重者,在补中益气汤中加入葛根,与柴胡、炙升麻伍用,取其"升阳"之功,共同抬举上睑;二是重症肌无力患者外感,辨证使用小柴胡汤时加入葛根,与柴胡配伍,达到解肌透邪的作用,意取"柴葛解肌汤"之意;三是重症肌无力患者西医分型无论何型,中医辨证不论寒、热、虚、实,出现头颈疼痛者,均可在各证型复方中加入葛根,笔者临证观察认为葛根有镇痛作用;四是重症肌无力患者泄泻时,多属脾虚而致,于复方中加入葛根,取其"止泻"之效。剂量一般为 15~30g。

菊花

性微寒,味辛、甘、苦,归肺、肝经。主要化学成分有挥发油、腺嘌呤、菊苷、维生素 A 样物质、维生素 B_1、维生素 E、胆碱、氨基酸及刺槐素等。主要功效为疏散风热,平肝明目,清热解毒。

治疗重症肌无力实践体会:

《本草便读》称菊花"平肝疏肺,清上焦之邪热,治目祛风,益阴滋肾"。重症肌无力患者风热感冒出现发热、头痛、咽痛、咳嗽时,常在银翘散中加入性质较平和的菊花,再配上桑叶,组成药对,共奏疏散风热之功。重症肌无力患者出现肝火上炎之目赤肿痛,于复方中加入菊花,配上夏枯草组成药对,共奏疏风清肝明目之效;肝肾不足之视物昏花,在复方中加用菊花,配上枸杞子,组成药对,共收滋补肝肾、益阴明目之功。剂量一般为 10~12g。

6. 清热药

石膏

性大寒,味辛、甘,归肺、胃经。主要化学成分有含水硫酸钙,少量有机物、硫化物及微量铁盐、镁盐等。主要功效为清热泻火,除烦止渴,收敛生肌。

治疗重症肌无力实践体会:

石膏,《名医别录》曰:"除时气头痛身热,三焦大热,皮肤热,肠胃中膈热,解肌发汗;止消渴烦逆,腹胀暴气喘息,咽热。"重症肌无力患者高热者,乃因本虚标实,又逢外邪入侵,卫外不固,热郁入里,导致寒战高热,烦躁不安矣。若高热迟迟难降,往往加重该病病情,甚至诱发肌无力危象。此时,复方中宜加用大剂量石膏以清热泻火、除烦止渴;同时,现代药理研究表明石膏具有解热、镇静作用。另外,为防石膏大寒伤胃、肠引发泄泻,方中宜酌情加入车前子以止泻。如何安全、有效、平稳地降热,石膏的使用在整个治疗过程中起到非常关键的作用,一定要做到胆大心细,除了定时测量体温外,还须密切观察患者的症状,如出汗、尿液、大便情况等。一般来说,治疗过程中,石膏剂量视高热程度宜从大剂量逐渐减至小剂量,且遵"中病即止"原则,即只要体温降至正常稳定 24 小时后,随即更法变方转治本病。剂量一般为 30g 以上。

夏枯草

性寒,味苦、辛,归肝、胆经。主要化学成分有夏枯草苷,水解后产生熊果酸,还含维生素 B、维生素 C、维生素 K 等。主要功效为清肝火,散郁结。

治疗重症肌无力实践体会:

现代药理研究表明,夏枯草有降压作用,重症肌无力合并高血压病属肝热、阳亢之证者,在复方中加用夏枯草,中医功效:清热平肝;西医作用:降压。剂量一般为 15~20g。重症肌无力视物模糊属肝火上炎者,在复方中加入夏枯草,再配上菊花,组成药对,共同增强清肝明目的功效。剂量一般为 12~15g。

连翘

性微寒、味苦,归肺、心、胆经。主要化学成分有连翘酚、三萜皂苷、生物碱、皂苷、齐墩果酸、香豆精类、丰富的维生素 P、少量挥发油等。主要功效为清热解毒,消痈散结,疏散风热。

治疗重症肌无力实践体会:

《珍珠囊》曰:"连翘之用有三:泻心经客热一也;去上焦诸热二也;为疮家圣药三也。"重症肌无力患者经糖皮质激素长期、大量治疗后往往颜面、胸背部痤疮,遵"诸痛痒疮,皆属于心"之旨,取能清心火、解疮毒之"疮家圣药"连翘于复方中治疗。再者,现代药理研究证实,该药具有广谱抗菌作用,故取效甚佳。另外,重症肌无力外感高热者,辨证使用小柴胡汤时,亦应加入连翘,系取其中医清热解毒、疏散风热之功,西医解热、抗炎、抗病毒之药理作用。剂量一般为 25~30g。

黄柏

性寒,味苦,归肾、膀胱、大肠经。主要化学成分有小檗碱、黄柏酮、黄柏内酯、白鲜交酯等。主要功效为清热燥湿,泻火解毒,退热除蒸。

治疗重症肌无力实践体会:

《珍珠囊》云:"黄柏之用有六:泻膀胱龙火,一也;利小便结,二也;除下焦湿肿,三也;痢疾先见血,四也;脐中痛,五也;补肾不足,壮骨髓,六也。"重症肌无力长期依赖糖皮质激素治疗而出现阴虚火旺、潮热骨蒸者,于六味地黄丸中加入黄柏,配上知母,组成药对,以泻肾火,即知柏地黄丸,效尤佳。但黄柏苦寒,易伐伤胃气,不能长期使用,临证中宜炒用,剂量一般为 10~12g。

鱼腥草

性微寒,味辛,归肺经。主要化学成分有挥发油、鱼腥草素、蕺菜碱、氯化钾、硫酸钾、槲皮苷等。主要功效为清热解毒,消痈排脓,利尿通淋。

治疗重症肌无力实践体会:

重症肌无力患者外感咳嗽证属痰热壅肺时,常于苇茎汤中加入,正如《神农本草经疏》所云:"治痰热壅肺,发为肺痈吐脓血之要药。"若痰稠色黄量多难咳时,常配伍桔梗,组成药对,以增强利咽祛痰作用。重症肌无力外感咽痛时,常于小柴胡汤中加入,常与山豆根配伍,组成药对,以增强解毒利咽作用。现代药理研究证明,鱼腥草有抗菌作用:对金黄色葡萄球菌有十分强烈的抑制作用;有抗病毒作用:其药液有抑制流行性感冒病毒致细胞病变作用。因此,易感冒且以咽痛、咳嗽为主的重症肌无力患者,遵恩师之法,常以新鲜鱼腥草与萝卜、排骨共同熬汤作饮食疗法服之,有清热解毒、扶正祛邪的作用(此为中医药功能);有抗菌、抗病毒的作用(此为西医药功效)。从而提高机体抗病能力,恢复机体的正常免疫功能。临证坚持用之,常获显效。干者剂量,一般为 15~30g;鲜者剂量,一般为 50~100g。

7. 化痰药

半夏

性温,味辛,归脾、胃、肺经。有毒。主要化学成分有 β-谷甾醇葡萄糖苷和游离的 β-谷甾醇、微量挥发油、辛辣性醇类、皂苷、植物甾醇、生物碱、氨基酸及少量脂肪、淀粉等。主要功效为燥湿化痰,降逆止呕,散结消肿。

治疗重症肌无力实践体会:
半夏,《主治秘要》曰:"燥胃湿,化痰,益脾胃气,消肿散结,除胸中痰涎。"临床所见,重症肌无力延髓肌型和肌无力危象痰涎壅盛者居多,而半夏既为化痰要药,又是止呕要药,临证时均可在复方中加入该药以增强化痰止呕之功。但因半夏有毒,故宜制过而用,且每次与其他药混合时均用开水煎沸 30 分钟方可服用,常以法半夏为主。剂量一般为 10~15g。

桔梗

性平,味苦、辛,归肺经。主要化学成分有桔梗皂苷、菊糖、植物甾醇等。主要功效为宣肺祛痰,利咽排脓。

治疗重症肌无力实践体会:
重症肌无力发展到发音、吞咽、呼吸困难阶段,往往出现痰涎壅盛、难以咳出之病证,此乃脾肾久虚,牵涉肺脏虚损的缘故,正切合"脾为生痰之源""肺为贮痰之器"之说。因此,复方中加用桔梗,以宣开肺气、祛痰利气,无论寒证或热证皆可用之。现代药理研究证明,该药具有促进气管分泌而祛痰的作用,效力与氯化铵相似。

临床用于祛除顽痰,屡试屡验。另外,《本草求真》曰:"桔梗系开肺气之药,可为诸药舟楫,载之上浮",故其性升散,凡重症肌无力脾虚气陷出现上眼睑下垂经久不愈者,可于补中益气汤中加入该药,配合方中柴胡、炙升麻,共同增强升提上眼睑之力的作用。剂量一般为 10~15g。

紫菀

性温,味辛、甘、苦,归肺经。主要化学成分有紫菀皂苷、紫菀酮、琥珀酸、槲皮素、紫乙素、紫丙素、无羁萜、挥发油等。主要功效为润肺化痰止咳。

治疗重症肌无力实践体会:

《本草正义》云:"紫菀……咳吐脓血,痰臭腥秽诸证,无不治之;而寒饮蟠踞,浊涎胶固,喉中如水鸡声者,尤为相宜。"现代实验证实,紫菀能显著增加呼吸道腺体的分泌,使痰液稀释,易于咳出,这可能与其所含的紫菀皂苷有关。临床治疗重症肌无力兼有顽痰者,无论新久、寒热、虚实,常在复方中加用该药,配上炙款冬花组成药对,有稀释顽痰的作用;若再配上桔梗,则有将顽痰稀释后祛除至体外之意。宜炙用,剂量一般为 10~12g。

前胡

性微寒,味苦、辛,归肺经。主要有白花前胡和紫花前胡两种,前者含挥发油及白花前胡内酯甲、乙、丙、丁;后者含挥发油,前胡苷、前胡素,伞花内酯、甘露醇等。主要功效为降气化痰,宣散风热。

治疗重症肌无力实践体会:

《本经逢原》谓前胡:"能治痰热喘嗽,痞膈诸疾……为痰气之要药……按二胡通为风药,但柴胡主升,前胡主降,有不同耳。"重症肌无力肺热咳嗽证属痰热阻肺、肺气失降,表现为痰稠气逆、胸闷烦热、舌苔黄腻者,可于复方中加用前胡以除之;重症肌无力外感风邪表现为寒热往来、咳嗽痰稠者,可于小柴胡汤中加前胡,配方中与柴胡组成药对,一升一降,调畅气机,驱逐风邪,清热化痰。剂量一般为 10~15g。

8. 祛瘀药

三七

性温,味甘、微苦,归肝、胃经。主要化学成分有皂苷及皂苷元、三七素与氨基酸、挥发性成分等。主要功效为化瘀止血,活血定痛。

治疗重症肌无力实践体会:
《医学衷中参西录》云:"三七,善化瘀血,又善止血妄行,为吐衄要药,病愈后不至瘀血留于经络……化瘀血而不伤新血,允为理血妙品。"在气虚血瘀证之治疗中,不能妄投活血化瘀药,禁用蜈蚣、水蛭、穿山甲、全蝎等虫类峻猛药。一般酌加性质较柔和之丹参,若瘀较重,丹参无功时,则慎用生三七粉,兑服,但量不宜过大。因重症肌无力之治疗,无论辨为何证时,均要紧扣病机关键,可谓"益气法"贯穿于治病始终。若活血化瘀过甚或不当,则势必造成耗气伤阴,导致"虚"者"更虚"的严重状态。故必须把握好生三七粉的剂量分寸,方能体现出"用药如用兵"之要旨。剂量一般为 2~5g。

丹参

性微寒,味苦,归心、肝经。主要化学成分有丹参酮Ⅰ,丹参酮ⅡA、ⅡB,隐丹参酮、异丹参酮Ⅰ、Ⅱ,丹参新酮及丹参醇Ⅰ、Ⅱ等。主要功效为活血调经,凉血止痛,安神养血。

治疗重症肌无力实践体会:
重症肌无力辨为气虚血瘀证的治疗,一定要谨守病机关键,即气虚为主、血瘀为辅,拟四君子汤合补阳还五汤,加祛瘀药时尽量首选药性较平和的活血化瘀要药丹参。其既活血、行血、凉血,又养血,正像《妇科明理论》所云:"一味丹参散,功同四物汤。"另外,重症肌无力患者夹瘀痛经时,也应选用丹参,以活血调经止痛。恰如《重庆堂随笔》所述:"丹参,降而行血,血热而滞者宜之,故为调经产后要药。"剂量一般为 15~30g。

蒲黄

性平,味甘,归肝、心经。主要化学成分有黄酮类、甾类、烷类化合物、酚类、氨基酸类、微量元素、多糖、挥发性成分等。主要功效为行血祛瘀,收敛止血。

治疗重症肌无力实践体会:

《本草汇言》曰:"蒲黄,性凉而利……至于治血之方,血之上者可清;血之下者可利;血之滞者可行;血之行者可止。凡生用则性凉,行血而兼消;炒用则味涩,调血而兼止也。"蒲黄常与五灵脂共用,组成药对,即失笑散,既增强了祛瘀止血之功,又显现出活血止痛之效。蒲黄为常用的祛瘀药和止血药。现代药理研究认为,它是一种收敛止血药,能缩短出血时间。生用,既止血,又行血祛瘀,且有止血不留瘀的特点;炒用,收涩止血。临证验之,以祛瘀为主,宜生用,如重症肌无力夹瘀者或患者闭经、痛经、月经后期、月经过少等证属血瘀者;以止血为主,宜炒用,如重症肌无力患者月经过多、崩漏等证属血瘀者。值得一提的是,现代药理研究证实,蒲黄有收缩子宫的作用,故孕妇忌用。无论生用还是炒用,剂量一般均为15~30g。

牛膝

性平,味苦、甘、酸,归肝、肾经。主要化学成分,怀牛膝含三萜皂苷,水解后生成齐墩果酸,并含昆虫变态甾体激素如蜕皮甾酮、牛膝甾酮、β-谷甾醇、β-香树脂醇、红苋甾酮、氨基酸、琥珀酸、黏液质等,葡糖醛酸样物质,钾盐;川牛膝含生物碱等。主要功效为散瘀止痛,活血通经,补益肝肾,引血下行。

治疗重症肌无力实践体会:

一是重症肌无力经治疗后已无上睑下垂的患者,无论寒、热、虚、实之闭经或月经后期,均可于复方中加入牛膝,且重用,剂量一般为15~30g;二是重症肌无力肝肾不足之双下肢痿软无力,可在辨证遣方中施用牛膝,或于金刚丸中加用或直接应用三妙丸或四妙丸,以补肝肾、起痿软,剂量一般为10~15g。值得注意的是气虚下陷贯穿于重症肌无力发生发展过程中,因牛膝性善下行,故治疗过程中应谨慎用之,且不宜长期、大量使用,以免适得其反,正如《本经逢原》所云:"丹溪言牛膝能引诸药下行,筋骨痛风在下者宜加用之。其性虽下行走筋,然滑利之品,精气不固者终非所宜……气虚下陷,大便易泻,梦泄遗精,妊娠崩漏俱禁。"

9. 理气药

陈皮

性温,味苦、辛,归肺、脾经。主要化学成分有挥发油、黄酮类等。主要功效为理气健脾,燥湿化痰。

治疗重症肌无力实践体会:

重症肌无力脾虚气陷者,宜补,但补脾胃切忌呆滞,用黄芪、党参、白术、炙甘草、大枣等健脾药时,必须佐以辛香理气药陈皮以运化,正如《本草纲目》所言:"其治百病,总是取其理气燥湿之功。同补药则补,同泻药则泻,同升药则升,同降药则降。"剂量一般为10~12g。

香附

性平,味辛、微苦、微甘,归肝、脾、三焦经。主要化学成分有挥发油,内含萜类化合物香附烯及香附醇、异香附醇、莎草醇、柠檬烯等,以及生物碱、强心苷、黄酮类、脂肪酸等。主要功效为疏肝理气,调经止痛。

治疗重症肌无力实践体会:

前人称香附为"气病之总司,女科之主帅",乃妇科常用之品,是疏肝解郁、行气止痛之要药。临床所见,重症肌无力患者身体各部位的疼痛均会加重该病病情。因此,患者行经期间尤其是痛经时更会加重重症肌无力病情,此时,复方中应加用香附以调经止痛。另外,重症肌无力伴肝郁气滞,表现为抑郁寡欢、闷闷不乐、悲观叹息者,严重影响治病效果。此时,复方中亦应加用香附,以疏肝、解郁、理气,同时,尚须与患者耐心细致地进行思想沟通,使其消除思想顾虑,解除思想包袱,树立起战胜疾病的信心。剂量一般为10~12g。

木香

性温,味辛、苦,归脾、胃、大肠、胆、三焦经。主要化学成分有挥发油、云木香碱、树脂、菊糖等。主要功效为行气止痛,健脾和胃。

治疗重症肌无力实践体会:

《本草纲目》曰"木香乃三焦气分之药,能升降诸气",其辛行苦泄温通,善通行脾胃之滞气,为行气止痛之要药。加用于重症肌无力见脘腹胀满、不思饮食、呕吐腹泻等脾胃气虚、运化无力等证的复方中治疗。因为,在大队补益剂中加用木香不仅能醒脾胃,而且有助于补益药的吸收,还能减轻补益药的腻滞。剂量一般为8~10g。

佛手

性温,味辛、苦,归肝、脾、胃、肺经。主要化学成分有香豆素类、黄酮类、挥发油类等。主要功效为疏肝解郁,理气和中,燥湿化痰。

治疗重症肌无力实践体会:

重症肌无力伴肝胃气滞证,表现为脘腹胀满者,多在复方中加用佛手,正如《本草便读》所云:"理气快膈,惟肝脾气滞者宜之。"剂量一般为 10~12g。

10. 安神药

酸枣仁

性平,味甘、酸,归心、肝、胆经。主要化学成分有三萜类、黄酮类、生物碱、有机酸等,而三萜类中含酸枣仁皂苷 A、B 等;还有脂肪油、β-谷甾醇、蛋白质、有机酸等。主要功效为养心安神,生津敛汗。

治疗重症肌无力实践体会:

重症肌无力阴虚者往往出现心悸、寐差、盗汗、乏力,常于复方中加用酸枣仁,亦可与柏子仁、首乌藤、合欢皮组成四味催眠汤。本品味酸,酸收涩,可收敛止汗;本药养心阴、益肝血而宁心安神,为滋养性安神药,是虚烦不眠之常用药。正如《名医别录》所说,"主烦心不得眠……虚汗,烦渴,补中,益肝气,坚筋骨,助阴气"。现代药理研究证实,酸枣仁的水溶性成分有催眠作用。剂量一般为15~30g。

柏子仁

性平,味甘,归心、肾、大肠经。主要化学成分有脂肪油、挥发油、皂苷等。主要功效为养心安神,润肠通便,滋阴止汗。

治疗重症肌无力实践体会:

《本草纲目》曰:"柏子仁性平而不寒不燥,味甘而补,辛而能润,其气清香,能透心肾,益脾胃。"临床多用于阴血不足,心神失养之心悸怔忡,虚烦不眠;又因其甘润,滑润大肠,有润肠通便之效,故临证又治疗虚人之肠燥便秘。重症肌无力阴虚、血虚而致心悸、不寐、便秘、自汗的患者,于复方中加用柏子仁最恰当不过。剂量一般为15~30g。

首乌藤

性平,味甘,归心、肝经。主要化学成分有蒽醌类,主要为大黄素、大黄酚或大黄素甲醚。主要功效为养心安神,养血通络。

治疗重症肌无力实践体会:

夜交藤,《本草正义》说其"治夜少安寐"。土治阴血虚少而致之失眠多梦,心神不宁等。重症肌无力伴贫血或神经衰弱而出现以上证候,尤其是寐中多梦易惊者,在复方中加用之,更加显现出奇效。一般而言,临证中夜交藤多与合欢皮配伍,组成药对,共同增强疗效。剂量一般为 20~30g。

合欢皮

性平,味甘,归心、肝经。主要化学成分有合欢苷、鞣质等。主要功效为安神解郁,活血消肿。

治疗重症肌无力实践体会:

合欢皮为疏肝解郁,悦心安神之品,正如《神农本草经》所云:"主安五脏,和心志,令人欢乐无忧。"用于重症肌无力患者因情志抑郁或愤怒引起的心烦失眠,常与郁金配伍,组成药对,增强安神解郁的作用。剂量一般为 15~30g。

11. 收涩药

五味子

性温,味酸、甘,归肺、心、肾经。主要化学成分有挥发性成分、木脂素类等。主要功效为收敛固涩,益气生津,补肾宁心。

治疗重症肌无力实践体会:

五味子,如《神农本草经》所言,"固精、敛汗"。重症肌无力气阴两虚证,治宜益气养阴,方拟黄芪生脉二至丸合四君子汤合方治之。患者的心悸、盗汗诸症,取五味子之"收敛固涩"功能,效如桴鼓,其在生脉散中的作用是其他收涩药无可替代的。剂量一般为 8~10g。

肉豆蔻

性温,味辛,归脾、胃、大肠经。主要化学成分有挥发油、脂肪油及多种双芳环丙烷类化合物等。主要功效为温中行气,涩肠止泻。

治疗重症肌无力实践体会:
《本草经疏》曰:"肉豆蔻辛味能散能消,温气能和中通畅,其气芬芳,香气先入脾,脾主消化,温和而辛香,故开胃,胃喜暖故也。"故对重症肌无力脾胃虚寒,食欲不振,腹痛肠鸣者,在辨证施方的同时加入肉豆蔻以温中行气。肉豆蔻,《本草纲目》又云其"暖脾胃,固大肠",对于重症肌无力脾胃虚寒久泻者,亦应在复方中加入肉豆蔻以涩肠止泻。剂量一般为 10~12g。

浮小麦

性凉,味甘,归心经。主要化学成分有淀粉、蛋白质、脂肪、钙、磷、铁及维生素等。主要功效为敛汗,益气,除热。

治疗重症肌无力实践体会:
浮小麦,《本草纲目》曰:"益气除热,止自汗盗汗,骨蒸劳热,妇人劳热。"本品甘能益气,凉可除热,凡阳虚自汗、阴虚盗汗均可应用。临证中,用胆碱酯酶抑制剂药物如溴吡斯的明治疗的重症肌无力患者均会出现肌肉跳动、唾液增多、腹痛、腹泻、肠鸣、出汗等副作用,针对出汗这一症状,可于复方中加入浮小麦以对抗;另外,重症肌无力患者不论何种因素导致的出汗,中医辨证无论属寒、属热、属虚、属实的自汗、盗汗等汗证皆可在复方中加入浮小麦以止汗。剂量一般为 15~30g。

山茱萸

性微温,味酸、涩,归肝、肾经。主要化学成分有山茱萸苷、莫罗忍冬苷、当药苷、番木鳖苷、没食子酸、酒石酸、熊果酸、苹果酸及维生素 A 等。主要功效为补益肝肾,涩精固脱。

治疗重症肌无力实践体会:

山茱萸,《汤液本草》云:"滑则气脱,涩剂所以收之……秘精气,取其味酸涩以收滑也。"山茱萸,酸微温质润,其性温而不燥,补而不峻,既能补阴,又能补阳;既能补肾益精,又能温肾助阳,为补益肝肾之要药。肝血不足,肝窍失养,肾精不足,精明失濡,"精散则视歧,视歧见两物",重症肌无力由肝肾不足导致的复视较顽固,迁延难愈,此时,应在复方中重用山茱萸,以补益肝肾、敛涩精血,剂量一般为 10~20g;另外,山茱萸虽补力较足,但药性平和,敛正气而不敛邪气,对亡阳汗出不止者,有较好的效果,肌无力危象发生时,若见患者亡阳汗出淋漓,亦应于复方中重用之,以敛汗固脱,剂量一般为 15~30g;再者,经现代药理研究证实,山茱萸具有升白细胞作用,对重症肌无力患者不论何种原因引起的白细胞数量下降,均可加用之,剂量一般为 10~12g。

芡实

性平,味甘、涩,归脾、肾经。主要化学成分有蛋白质、脂肪、糖类、核黄素、硫胺素、维生素 C、皂苷、尼古酸、抗坏血酸、钙、磷、铁等。主要功效为补脾止泻,益肾固经,祛湿止带。

治疗重症肌无力实践体会:

临床所见,脾虚泄泻是重症肌无力患者常见的一个特征性兼证,同时,泄泻又会加重重症肌无力病情。因此,预防和治疗泄泻就显得至关重要。芡实,《神农本草经》曰"补中,除暴疾,益精气",《本草求真》又曰"味甘补脾,故能利湿,而使泄泻腹痛可治"。因此,重症肌无力患者脾虚泄泻,应在复方中加入芡实以补脾止泻、收敛固涩。另外,重症肌无力女患者带下病因湿热所致的白带色黄、量多、臭气时,在复方中加用芡实,再配上莲须,组成药对,以除湿止带。剂量一般为 15~30g。

12. 利湿药

垂盆草

性凉,味甘、淡、微酸,归心、肝、胆、小肠经。主要化学成分有氰苷、生物碱类、氨基酸类、黄酮类、甾醇类、三萜类及甘露醇等。主要功效为利湿退黄,清热解毒。

治疗重症肌无力实践体会:

垂盆草,具有清热利湿之功。现代药理研究证明其能明显降低血清丙氨酸氨基转移酶,还可以降低血清胆红素。临床治疗重症肌无力伴肝损伤或乙型肝炎合并肝损伤属湿热证者,常于复方中加用垂盆草,配上田基黄,组成药对,降转氨酶效果特别显著。但因其性凉伐胃,故不宜长期使用,一般临床治疗1~2个月后,血生化检验结果显示转氨酶已降至正常或接近正常时即可停用该品。另外,临床中观察到,该病合并乙型肝炎时不论肝功能是否正常,均可于复方中加用药对垂盆草和田基黄,再配上白茅根,"两对半"阳性指标有时会出现不同程度的转阴。剂量一般为15~30g。

车前子

性寒,味甘,归肾、肝、肺经。主要化学成分有桃叶珊瑚苷、6-氨基嘌呤车前子酸、车前子聚糖、蛋白质、琥珀酸、熊果酸、胆碱、树脂及少量维生素A类物质等。主要功效为利水通淋,渗湿止泻,清肝明目,清肺化痰。

治疗重症肌无力实践体会:

车前子,《本草纲目》曰:"导小肠热,止暑湿泻痢。"本品能利水湿,分清浊而止泻,能治湿盛于大肠而小便不利之水泻,即利小便以实大便。重症肌无力暑湿泄泻者,可在复方中加入车前子以增强止泻之功。重症肌无力外感高热使用和解少阳之法,应用小柴胡汤治疗者,在该方中加清热药连翘及大剂量石膏时,唯恐寒凉太过伤及胃肠致泄泻发生,故亦应在方中加入车前子,再配上葛根,组成药对以利湿、升清、止泻。剂量一般为 15~30g。

薏苡仁

性微寒,味甘、淡,归脾、胃、肺经。主要化学成分有脂肪油、薏苡素、甾醇、氨基酸、维生素 B_1、薏苡内酯等。主要功效为益胃健脾,除痹胜湿,清热排脓。

治疗重症肌无力实践体会:
重症肌无力脾虚湿滞表现为舌苔黄腻,脘腹胀满,食欲不振等,复方中应加入薏苡仁以增强健脾、除湿之功,正如《本草纲目》所云:"薏苡仁,阳明药也,能健脾益胃。"剂量一般为 15~50g。

萆薢

性微寒,味苦,归肝、胃经。主要化学成分有薯蓣皂苷、萆薢皂苷、雅姆皂苷元、鞣质、淀粉、蛋白质等。主要功效为利湿祛浊,祛风除痹。

治疗重症肌无力实践体会:
《本草纲目》曰:"萆薢,足阳明、厥阴经药也。厥阴主筋属风,阳明主肉属湿。萆薢之功,长于去风湿,所以能治缓弱顽痹、遗浊、恶疮诸病之属风湿者。"萆薢,前人认为"治湿最长,治风次之,治寒则尤其次。"全身肌无力型重症肌无力出现的下肢痿软无力,腰膝疼痛证属肝肾不足、湿浊阻滞者,临证常用金刚丸合健脾益气方合方治疗。金刚丸中萆薢为利湿而分清去浊的主要药物,宜大剂量使用,方显神功,剂量一般为 15~30g。

茯苓

性平,味甘、淡,归心、脾、肾经。主要化学成分有 β-茯苓糖、茯苓酸、蛋白质、脂肪、卵磷脂、组氨酸、胆碱、麦角甾醇、钾盐等。主要功效为利水渗湿,健脾安神。

治疗重症肌无力实践体会:
《药品化义》云:"茯苓最为利水除湿要药,书曰健脾,即水去而脾自健之谓也。"茯苓有健脾补中的作用,利水而不伤气,为利水渗湿要药。临证中,治疗重症肌无力中最常见证型——脾虚气陷证的方对为补中益气汤合四君子汤,其实,该方对即补中益气汤加茯苓而成,意义有二:一是具有升阳举陷的补中益气汤加甘淡健脾渗湿的茯苓,茯苓再与方中的白术合用,其健脾利湿之功益彰,就使整个方对达到了升清而不留湿的目的;二是该方对由具有补中益气功效的补中益气汤和具有健脾益气功效的四君子汤组成,两方共用,属相须配伍,势必增强了益气之功。剂量一般为 15~30g。

13. 温里药

附子

性大热,味辛、甘,归心、肾、脾经。有毒。主要化学成分有乌头碱、次乌头碱、塔拉胺、川乌碱甲、川乌碱乙及消旋去甲基乌药碱、棍掌碱、准噶尔乌头碱、新乌宁碱、附子宁碱等。主要功效为回阳救逆,助阳补火,散寒除湿,通络止痛。

治疗重症肌无力实践体会:

《本草汇言》曰:"附子,回阳气,散阴寒,逐冷痰,通关节之猛药也……诸病真阳不足,虚火上升,咽喉不利,饮食不入,服寒药愈甚者,附子乃命门主药,能入其窟穴而招之,引火归原,则浮游之火自熄矣。凡属阳虚阴极之候,肺肾无热证者,服之有起死之殊功。"附子,上助心阳以通脉,中益脾阳以温中,下补肾阳以益火,为"回阳救逆第一品药"。重症肌无力脾肾阳虚尤其是大气下陷表现为畏寒肢冷、腰膝酸软、汗出淋漓、大便稀溏、小便清长、舌质淡、舌边有齿印、舌苔白腻、脉沉迟无力等阳虚阴盛者,宜于复方中重用附子,以温中散寒或回阳救逆。剂量一般为 30~45g。

肉桂

性热,味辛、甘,归脾、肾、心、肝经。主要化学成分有挥发油,其中主要成分为桂皮醛及少量醋酸桂皮酯、丁香酚、桂皮酸、苯丙酸乙酯等。主要功效为补火助阳，引火归原，散寒止痛，活血通脉。

治疗重症肌无力实践体会：

肉桂，甘热助阳补火，为治命门火衰之要药。重症肌无力脾肾阳虚见脘腹冷痛、虚喘心悸、畏寒肢冷、腰膝酸软者，于复方中加用之。正如《本草求真》所云："大补命门相火，益阳治阴。"重症肌无力气血亏虚证中，常以少量肉桂加入黄芪八珍汤中，有温运阳气，鼓舞气血生长之义。剂量一般为5~15g。

干姜

性热，味辛，归脾、胃、心、肺经。主要化学成分有挥发油、姜辣素、姜烯、姜酮、姜醇等。主要功效为温中散寒，回阳通脉，温肺化饮。

治疗重症肌无力实践体会：

《本草求真》曰："干姜，大热无毒，守而不走，凡胃中虚冷，元阳欲绝，合以附子同投，则能回阳立效，故书有附子无姜不热之句。"重症肌无力大气下陷所用方对补中益气汤合附桂理中汤合方中的理中汤之附子与干姜配伍即此意。另外，干姜主入脾胃而长于温中散寒，健运脾阳。临床治疗重症肌无力见脾胃虚寒之脘腹冷痛、呕吐泄泻等症时，皆可在复方中加用干姜。剂量一般为10~15g。

（二）主要方剂

1. 益气类

四君子汤

出处：《太平惠民和剂局方》。

组成：人参15g，白术15g，茯苓25g，炙甘草5g。

功能:益气健脾。

主治:面色萎白,语气低微,四肢无力,纳呆便溏,舌质淡、苔薄白或舌边齿痕,脉沉细缓或无力。

方义:方中人参补气益胃,白术健脾燥湿,茯苓渗湿益脾,甘草和中养胃。四药配合,既补气又健脾。《医方集解》曰:"气足脾运,饮食倍进,则余脏受荫,而色泽身强矣。"张璐说:"盖人之一生,以胃气为本,胃气旺,则五脏受荫;胃气伤,则百病丛生。故凡病久不愈,诸药不效者,惟有益胃补肾两途。故用四君子随证加减,无论寒热补泻,先培中土,使药气四达,则周身之机运流通,水谷之精微敷布,何患其药之不效哉? 是知四君、六君为司命之本也。"

治疗重症肌无力实践体会:

脾虚气陷、气阴两虚、气血亏虚、气虚痰阻、气虚血瘀、大气下陷等均为重症肌无力常见的"气虚证",故"益气法"贯穿于治病始终。在这些证型中,均投四君子汤与其他经方伍用,即组成方对加味为治。这种方对,是将两个经方配伍以达到提高疗效的目的,分为相须和相使两种。如补中益气汤合四君子汤配伍属相须伍用,因前者具有补中益气、升阳举陷之功,后者具有益气健脾之效。此相须伍用,增强了益气举陷之功,是治疗脾虚气陷证的最佳方对。六君子汤合温胆汤,前者具有健脾止呕之功,后者具有理气化痰、清胆和胃之效,两方合用,属相使伍用,即制约了两方的副作用又展其健脾渗湿、理气化痰之力,是治疗气虚痰阻型的最佳方对。总之,方对有其相互促进、相互制约、相互依赖、相互转化的重要作用及重要意义。治疗重症肌无力这一症状异常复杂、病程迁延难愈的慢性病时,仅使用单一经方治疗显得势单力薄,难以取得满意疗效。因此,辨证论治中,常选用方对加味治疗方能产生更全面、更理想的疗效。具体临证用四君子汤时,方中人参常用党参代替,且剂量加倍。

补中益气汤

出处:《脾胃论》。

组成:黄芪 45g,人参 15g,白术 15g,当归 15g,陈皮 12g,炙升麻 12g,柴胡 12g,炙甘草 5g。

功能:补中益气,升阳举陷。

主治:脾胃气虚。症见食少神疲,畏寒,自汗,口渴不欲饮,少气懒言,肢软体倦,大便稀溏,舌质淡,苔薄白,脉大而虚;中气下陷所致的脱肛、久泻、久痢、久疟、子宫下垂等,以及清阳下陷诸证。

方义:脾主四肢、肌肉,脾虚则四肢、肌肉承受水谷精微无由,故见肢软体倦,神疲少力。脾胃气虚则谷气不盛,阳气下陷阴中,故见发热自汗,脉大而按之虚软,舌质淡,苔薄白。脾胃虚则中气亦虚,摄纳不力,升举不能,故有脱肛、久泻、久痢、久疟、子宫下垂等,以及清阳下陷诸证。本方以黄芪益气为君药;人参、白术、炙甘草健脾益气为臣药,共收补气益气之功;陈皮理气,当归补血,均为佐药;升麻、柴胡升清举阳,共为使药。诸药协同,益气升阳,调补脾胃,益卫固表。本方配伍,遵《素问·至真要大论》"劳者温之""损者益之"之义,大忌苦寒之药,选用甘温之品,其升阳以行其春生之令也。正如清·柯琴所述:"补中之剂,得发表之品而中自安;益气之剂,赖清气之品而气益倍。此用药有相须之妙也。是方也,用以补脾,使地道卑而上行;亦可以补心肺,损其肺者益其气,损其心者调其营卫也;亦可以补肝,木郁则达之也;惟肾阴虚于下者不宜升,阳虚于下者更不宜升也。"

治疗重症肌无力实践体会:

重症肌无力,辨为脾虚气陷证最为常见,故多以该方化裁治之。为增强益气之力,遵恩师教诲,宗恩师之法,每逢此型,均用补中益气汤合四君子汤组成方对加味为治,两方合用,乃相须配伍,势必增强补中益气、升阳举陷之功。临证验之,屡获效验。方中用人参者,以党参代之,且剂量加倍。

生脉散

出处:《内外伤辨惑论》。

组成:人参10g,麦冬15g,五味子10g。

功能:益气生津,敛阴止汗。

主治:暑热汗多,耗气伤液出现的体倦气短,咽干口渴,脉虚细。或久咳肺虚,气阴两伤出现的呛咳少痰,气短自汗,口干舌燥,苔薄少津,脉虚数或虚细。

方义:人参补气益肺生津;麦冬养阴润肺,清心除烦,益胃生津;五味子敛汗生津润肺。三药相伍,一补一清一敛,而且都能生津,使气复津回,汗止而阴存。气阴充于脉道,其脉可复生,故云"生脉散"。清·费伯雄曰:"肺生气,心主血,生脉散养心肺之阴,使气血得以荣养一身,而又有酸敛之品,以收耗散之气,止汗定咳,虚人无外感者,暑月宜之。"

治疗重症肌无力实践体会:

生脉散常与二至丸伍用,前者具有益气生津、敛阴止汗之功,后者具有补肾养肝之效。两方合用,属相使伍用,各取所长,具有益气养阴、滋补肝肾之效,适宜治疗重症肌无力气阴两虚证。临证使用生脉散时,常以加倍量的苏条参代替人参,或同量的西洋参代替人参。

十全大补汤

出处:《太平惠民和剂局方》。

组成:黄芪45g,肉桂10g,人参10g,白术15g,茯苓25g,炙甘草5g,熟地黄15g,当归15g,白芍15g,川芎12g,生姜3片,大枣30g。

功能:温补气血。

主治:气血不足,虚劳咳嗽,食少,遗精,脚膝无力,疮疡不敛,妇女崩漏等,舌质淡,苔薄白,脉细虚或无力。

方义:本方系八珍汤加补气升阳之黄芪、温经散寒之肉桂而成。八珍汤中人参、白术、茯苓、炙甘草补脾益气;熟地黄、当归、白芍滋养心肝,加川芎入血分而理气,则当归、熟地黄补而不滞;加生姜、大枣助人参、白术入气分以调和脾胃。全方合用,共奏气血双补之效。八珍汤再加补气升阳、温经散寒之黄芪、肉桂,即达到温补气血之功。

治疗重症肌无力实践体会:
十全大补汤,内含八珍汤为主方,系四君子汤和四物汤合方而成。前者具有益气健脾之功,后者具有补血调血之效。两方合用,属相使伍用,各展其长,共奏补益气血之力,为治疗重症肌无力气血亏虚证的首选方剂。临证应用该方时人参常由党参代替,但剂量须加倍。

2. 滋阴类

六味地黄丸

出处:《小儿药证直诀》。
组成:熟地黄15g,山茱萸12g,山药30g,泽泻30g,茯苓30g,牡丹皮10g。
功能:滋补肝肾。
主治:肝肾阴虚所致的腰膝酸软,头目眩晕,耳鸣耳聋,盗汗遗精,以及小儿囟开不合之症。或虚火上炎而致骨蒸潮热,手足心热,或消渴,或虚火牙痛,口燥咽干,舌红少苔,脉细数。
方义:本方立法,以肾、肝、脾三阴并补而重在补肾阴为主。方中熟地黄滋肾阴、益精髓为君药。山茱萸酸温滋肾益肝,山药滋肾补脾,共成三阴并补以收补肾治本之功,正如王冰所云,"壮水之主以制阳光"。本方配伍的另一个特点是"补中有泻",即泽泻配熟地黄而泻肾降浊;牡丹皮配山茱萸以泻肝火;茯苓配山药而渗脾湿。此配伍,虽是补泻并用,但是"泻"是为防止滋补之品产生滞腻之弊,实则还是以补为主。

治疗重症肌无力实践体会:
长期依赖激素治疗而出现"库欣综合征"的重症肌无力患者常被辨证为肝肾阴虚证,多用六味地黄丸合二至丸组成方对加味治之。

此方对属相须配伍,旨在增强滋补肝肾之功,起到顺利递减激素而不致病情反弹的作用。

二至丸

出处:《医方集解》。

组成:女贞子 12g,墨旱莲 12g。

功能:补肾养肝。

主治:肝肾阴虚。口苦咽干,头昏眼花,失眠多梦,腰膝酸软,下肢痿软,遗精,早年发白等。

方义:方中女贞子甘苦凉,滋肾养肝;墨旱莲甘酸寒,养阴益精。全方药味少而性平和,能补肝肾养阴血却不滋腻,实为平补肝肾之良剂也。

治疗重症肌无力实践体会:

二至丸常与生脉散相使合用,组成方对,长于治疗重症肌无力气阴两虚证,以益气、滋阴、养肝、补肾;亦用以治疗长期依赖糖皮质激素治疗的患者出现"库欣综合征"属气阴两虚者,以解毒增效。使用时应注意,对久病阴伤所致的便秘,可重用女贞子至 30g,以达到滋阴润燥、缓下通便的目的。

青蒿鳖甲汤

出处:《温病条辨》。

组成:青蒿 30g,鳖甲 30g,生地黄 15g,知母 12g,牡丹皮 10g。

功能:养阴透热。

主治:温病后期,阴液耗伤,邪伏阴分。夜热早凉,热退无汗,舌红少苔,脉细数。

方义:《温病条辨》云:"以鳖甲蠕动之物,入肝经至阴之分,既能养阴,又能入络搜邪;以青蒿芳香透络,从少阳领邪外出;细生地清阴络之热;丹皮泻血中之伏火;知母者,知病之母也,佐鳖甲、青蒿而成搜剔之功焉。"综观全方,配伍精当,共奏养阴退热之功。

治疗重症肌无力实践体会：

重症肌无力肝肾阴虚证，乃阴液亏虚、虚热内扰所致也，久之，水越易亏，火越易旺，多阴虚火旺；另外，用糖皮质激素治疗的患者，因激素引起的亢奋，亦会加重内热火旺。此类患者，仅用六味地黄丸合二至丸治疗，虽能滋阴，恐难除热；若能配以青蒿鳖甲汤，则阴液得补，虚火可除矣。

3. 温阳类

右归丸

出处：《景岳全书》。

组成：熟地黄 15g，山药 30g，山茱萸 12g，枸杞子 10g，鹿角胶 15g，菟丝子 15g，杜仲 15g，当归 15g，肉桂 10g，制附子（另包，开水先煎 3 小时）30g。

功能：温补肾阳，填精补血。

主治：肾阳不足，命门火衰。久病气衰神疲，畏寒肢冷；或阳痿遗精，或阳衰无子；或大便不实，甚则完谷不化；或小便自遗；或腰膝软弱，下肢水肿等。食少便溏，舌质淡、苔薄白或边有齿印，脉沉弱。

方义：本方立法"宜益火之源，以培右肾之元阳"。培补肾中元阳，必须"阴中求阳"，即在培补肾阳中配伍滋阴填精之品，方可具有培补元阳之效。方中制附子、肉桂配合血肉有情之鹿角胶，均属温补肾阳、填精补髓之类；熟地黄、山茱萸、山药、菟丝子、枸杞子、杜仲都为滋阴益肾、养肝补脾而设；再加当归补血养肝。诸药合方，共具温阳益肾、填精补血以收培补肾中元阳之效。

治疗重症肌无力实践体会：

理中汤合右归丸伍用，前者具有温中祛寒、补气健脾之功，后者具有温补肾阳、填精补血之效。两方合用，属相须伍用，增强了温补肾阳的作用，以治疗重症肌无力脾肾阳虚证为长。

金匮肾气丸

出处:《金匮要略》。

组成:生地黄 15g,山药 30g,山茱萸 12g,泽泻 30g,茯苓 30g,牡丹皮 10g,桂枝 10g,制附子 10g。

功能:温补肾阳。

主治:肾阳不足。腰痛脚软,下半身常有冷感,少腹拘急,小便不利或小便反多,入夜尤甚,阳痿早泄。舌质淡胖,舌苔薄白不燥,脉虚弱,尺部沉细,以及痰饮,水肿,消渴,脚气,转胞等证。

方义:方中生地黄滋补肾阴;山茱萸、山药补肝脾,益精血;加以少量附子、桂枝助命门以温阳化气,意即微微生长少火以生肾气,其目的在于"益火之源,以消阴翳"。泽泻、茯苓、牡丹皮健脾利湿,通调水道,清泻肝火,此三味与温补肾阳之品相配,意在补中寓泻,以使补而不腻。诸药相合,正如张景岳所云:"善补阳者,必于阴中求阳,则阳得阴助而生化无穷。"

治疗重症肌无力实践体会:
重症肌无力脾肾阳虚轻证,尤其表现为腰痛脚软,身半以下冷感,小便不利,舌质淡胖、舌边有齿印、舌苔白,脉沉尺弱者,可选金匮肾气丸和附桂理中汤合方治之,以助阳之弱以化水,滋阴之虚以生气,使肾阳振奋,气化复常,则诸症自除矣。

金刚丸

出处:《素问病机气宜保命集》。

组成:萆薢 12~30g,杜仲 15g,肉苁蓉 15~30g,菟丝子 15g。

功能:补肾壮阳,利湿强筋。

主治:肾虚骨痿。腰膝冷痛,筋骨痿软或双下肢痿软无力等症。

方义:方中肉苁蓉补肾壮阳,润肠通便;杜仲补肝肾,强筋骨;菟丝子补阳益阴,固精缩尿;萆薢利湿浊,祛风湿。综合全方,药味精少,配伍精当,共奏补肾壮阳而滋阴益精、利湿祛风而强筋起痿之效。

治疗重症肌无力实践体会：

重症肌无力脾肾不足兼湿滞者,可用四君子汤及金刚丸相使为伍,组成方对,治以健脾补肾,除湿起痿;湿热下注所致痿证,选用四妙丸和金刚丸相须伍用,组成方对,治以清热利湿,补骨起痿。临证使用金刚丸时,若患者伴血尿酸升高出现双下肢红肿热痛证属湿甚者,方中萆薢可重用至 30g,以祛风除湿止痛;如患者出现肠燥津枯之便秘时,可重用方中肉苁蓉至 30g,以润肠通便。

4. 补血类

四物汤

出处:《太平惠民和剂局方》。

组成:熟地黄 15g,当归 15g,白芍 15g,川芎 12g。

功能:补血调血。

主治:面色㿠白,头晕眼花,心悸失眠,妇女经水愆期,量少色淡,舌质淡红,苔滑少津,脉细数或细涩。

方义:本方是补血活血的基础方,也是补血调经的主方。当归补血活血,养血之阳,善导诸经之血入当归之经;熟地黄大补肝肾,滋血之阴,使血有所藏而不致外溢;白芍敛阴和营,柔肝,防止肝气横逆;川芎为血中之气药,活血行血,行气开郁而止痛。四药相伍,补而不滞、滋而不腻、温而不燥、行而不溢、刚柔相济、阴阳调和。本方确是血虚能补、血燥能润、血溢能生、血瘀能行的调血要方。

治疗重症肌无力实践体会：

逢重症肌无力气血亏虚证,拟四君子汤合四物汤即八珍汤治以气血双补;遇重症肌无力伴贫血或患者月经不调,症见面色淡白或萎黄、口唇、爪甲淡白,头晕,心悸等属血虚者,复方中应加入四物汤,以增强补血、活血、调血之功;若重症肌无力合并荨麻疹等过敏性疾病者辨为营血虚滞证,复方中应加入四物汤及部分祛风止痒药,从而达到"治风先治血,血行风自灭"的目的。

当归补血汤

出处:《内外伤辨惑论》。

组成:黄芪 75g,当归 15g。

功能:补气生血。

主治:血虚发热证。劳倦内伤,气弱血虚,阳浮外越。肌热面赤,烦渴欲饮,脉洪大而虚,以及妇人经行、产后血虚发热头痛。或疮疡溃后,久不愈合者。

方义:本方为补气生血之剂。由于有形之血生于无形之气,故方中重用黄芪大补脾肺之气,以裕生血之源;更用当归益血和营,如此黄芪五倍于当归者,则使阳生阴长,气旺血生,诸症自除。

治疗重症肌无力实践体会:

《医方考》云:"血实则身凉,血虚则身热。"临证见重症肌无力患者血虚气弱所致发热者或伴贫血等属血虚气弱证者均可在复方中加入当归补血汤,以补气生血。应用此方时须辨证无误,否则将功亏一篑。

归脾汤

出处:《济生方》。

组成:黄芪 30g,党参 20g,白术 15g,茯神 25g,酸枣仁 30g,木香 10g,远志 12g,当归 15g,龙眼肉 12g,炙甘草 5g。

功能:益气补血,健脾养心,安神定志。

主治:心脾两虚证,心悸怔忡,健忘失眠,虚热盗汗,食少体倦,面色萎黄,舌质淡,苔薄白,脉细弱;脾不统血证,便血,皮下紫癜,以及妇女崩漏,月经超前,量多色淡,或淋漓不止,或带下,舌质淡,脉细。

方义:方中黄芪补脾益气;龙眼肉健脾养心;四君子汤(党参、茯神、白术、炙甘草)益气补中;当归补血汤(黄芪、当归)益气生血;远志、酸枣仁安神益智;木香理气醒脾,以防益气补血药滋腻滞气,有碍脾胃运化功能。《沈氏女科辑要笺正》谓"归脾汤方确为补益血液专剂"。

治疗重症肌无力实践体会:

重症肌无力伴睡眠障碍证属心脾两虚者,可用归脾汤化裁治之,以补益心脾、安神定志;患者月经出现脾不统血之崩漏、带下或月经超前等病证,亦用归脾汤加减以益气生血。

5. 解表类

荆防败毒散

出处:《摄生众妙方》。

组成:荆芥 12g,防风 12g,羌活 10g,独活 10g,柴胡 12g,前胡 15g,枳壳 15g,茯苓 25g,桔梗 12g,川芎 12g,甘草 3g。

功能:发汗解表,散风祛湿。

主治:外感风寒湿邪,以及时疫疟疾、痢疾、疮疡具有风寒湿表证者或红肿疼痛,恶寒发热,无汗不渴,舌苔薄白,脉浮数者。

方义:方中羌活、独活辛温发散,通治一身上下之风寒湿邪;川芎为血中之气药,行血祛风;柴胡疏散解肌,助羌活、独活祛外邪除痛;桔梗宣肺,枳壳降气;前胡祛痰,茯苓渗湿;荆芥、防风辛温解表,发散风邪止痛;甘草调和诸药。

治疗重症肌无力实践体会:

重症肌无力,多属本虚标实,最易外感,而外感又最易诱发和加重该病。因此,及时治愈外感至关重要。临证中,对于风寒感冒,常选用性质较平和、具有和解少阳之效的小柴胡汤和具有解表散风之效的荆防败毒散合方而治,立竿见影,屡治屡验。

银翘散

出处:《温病条辨》。

组成:金银花 30g,连翘 30g,桔梗 12g,薄荷 12g,竹叶 12g,荆芥 12g,淡豆豉 30g,牛蒡子 12g,甘草 3g。

功能:辛凉解表,清热解毒。

主治:温病初起。发热无汗或有汗不畅,微恶风寒,咳嗽咽痛,舌尖红,苔薄白或薄黄,脉浮数。

方义:《温病条辨》曰:"此方之妙,预护其虚,纯然清肃上焦,不犯中下,无开门揖盗之弊,有轻以去实之能,用之得法,自然奏效。"方中金银花、连翘既有辛凉透邪清热之功,又具芳香辟秽解毒之效;荆芥、淡豆豉、薄荷辛散表邪,透热外出;竹叶、牛蒡子、桔梗宣肺利咽,生津止咳;甘草清热解毒,调和诸药。本方配伍既芳香辟秽、清热解毒,又利于透邪,且不悖辛凉之旨。

治疗重症肌无力实践体会:

现代药理研究表明,银翘散具有较强的解热、抗炎和抗过敏的作用。临床治疗重症肌无力外感风热感冒,首选该方与小柴胡汤合方。另外,重症肌无力并发扁桃体炎、皮肤过敏等属风热证者皆可用该方加减为治,疗效颇佳。

桑菊饮

出处:《温病条辨》。

组成:桑叶12g,菊花10g,杏仁12g,连翘30g,薄荷12g,桔梗12g,芦根30g,甘草3g。

功能:疏风清热,宣肺止咳。

主治:风温初起。但咳,身热不甚,口微渴,脉浮数。

方义:方中桑叶、菊花为一对辛凉解表药,两药共用既能清肺中之热,又能清上焦之热;薄荷能助桑叶、菊花疏散风热;桔梗、杏仁,一升一降,两药合用能宣通和肃降肺气,以达到止咳的作用;连翘、芦根清热解毒,生津止咳;甘草清热止咳,调和诸药。吴瑭曰:"此辛甘化风,辛凉微苦之方也。盖肺为清虚之脏,微苦则降,辛凉则平,立此方所以避辛温也。"

治疗重症肌无力实践体会:

桑菊饮药轻力薄,适宜治疗重症肌无力风热咳嗽轻证以及轻证之风热感冒或流行性感冒、急性支气管炎、急性扁桃体炎等属风热犯肺之轻证者。值得一提的是,治疗以上病证时,务必结合重症肌无力本虚标实的特点,几乎都应与和解少阳的小柴胡汤共用,以达到祛邪而不伤正的目的。

6. 和解类

小柴胡汤

出处:《伤寒论》。

组成:柴胡 12g,黄芩 12g,人参 10g,半夏 15g,炙甘草 5g,生姜 3 片,大枣 15g。

功能:和解少阳。

主治:伤寒少阳证。往来寒热,胸胁苦满,嘿嘿不欲饮食,心烦喜呕,口苦,咽干,目眩,舌苔薄白,脉弦者或妇人伤寒,热入血室,以及疟疾、黄疸与内伤杂病而见少阳证者。

方义:方中柴胡清解少阳之邪,疏泄气机之滞,使半表之邪得以外宣;黄芩清少阳之郁热,使半里之邪得从内撤;人参益气调中,顾护正气,既能托邪外出,又可堵邪内入;半夏和胃止呕,开结痰,豁浊气;生姜、大枣和营卫,助少阳生发之气,使邪无内向;炙甘草调和诸药。此方共奏和解少阳,升清降浊,通调脏腑,和其表里,以转枢机,正如《伤寒贯珠集》说的"少阳机枢之剂,和解表里之总方"。

治疗重症肌无力实践体会:
重症肌无力因正虚邪恋,最易外感,若妄用苦寒之剂必致正气大伤。小柴胡汤性较平和,具有和解少阳之功,以清泻枢机之热为特点。故在患者并发感冒、咳嗽、高热时,以小柴胡汤合其他方药加减治之,但一定要遵"中病即止"之原则,再以治本善后调之。临证时,遵恩师之法,方中多加入连翘,以助黄芩清泻少阳之郁热;方中人参常以苏条参易之,以减弱人参之温燥而缓缓滋阴。如此,就更综合了全方和解少阳的平和性。

四逆散

出处:《伤寒论》。

组成:柴胡 12g,芍药 15g,枳实 12g,炙甘草 5g。

功能:透邪解郁,疏肝理脾。

主治:少阴病,四逆之证。或咳,或悸,或小便不利,或腹中痛,或泄利下重,脉弦。

方义:方中柴胡透邪升阳以疏郁;枳实下气破结,与柴胡为伍,一升一降,调畅气机,共奏升清降浊之功;芍药敛阴养血柔肝,与柴胡合而疏肝理脾;甘草益脾和中,调和诸药。清·费伯雄云:"四逆散乃表里并治之剂,热结于内,阳气不能外达,故里热而外寒,又不可攻下以碍厥,故但用枳实以散郁热,仍用柴胡以达阳邪,阳邪外泄,则手足自温矣。"

治疗重症肌无力实践体会:

四逆散原治少阴病,后世亦多用作疏肝解郁理脾之肝脾失调证的常用方剂。此方用于治疗重症肌无力兼肝脾失调证时疗效肯定,但须注意的是,重症肌无力的整个治疗过程中要以顾护正气为主,谨防破气。因此,四逆散原方中应将下气破结的枳实易为行气除胀之枳壳;若以柔肝止痛为主,则芍药用白芍;以散瘀止痛为主,则芍药用赤芍。如此灵活调整,方能切中病机。

逍遥散

出处:《太平惠民和剂局方》。

组成:柴胡 12g,白芍 15g,白术 15g,茯苓 18g,当归 15g,薄荷 12g,甘草 3g。

功能:疏肝解郁,养血健脾。

主治:肝郁血虚脾弱所致的两胁作痛,头痛目眩,口燥咽干,寒热往来,神疲乏力,纳呆食少,月经不调,乳房胀痛,舌质淡红,脉弦而虚者。

方义:方中柴胡疏肝解郁,白芍养血柔肝,白术、茯苓、甘草健脾益气,当归补血行血,薄荷助柴胡散肝郁而生之热。诸药共伍,乃为调和肝脾之名方,其既补肝体,又助肝用;既气血兼顾,又肝脾并治。故清·费伯雄曰:"逍遥散于调营扶土之中,用条达肝木、宣通胆气之法,最为解郁之善剂。"

治疗重症肌无力实践体会:

临床所见重症肌无力女患者居多,而女患者在月经期间都会不同程度地加重该病病情,因常表现为月经不调,乳房胀痛,两胁作痛,烦躁不安,神疲食少等肝郁脾弱血虚证。此时,当以疏肝健脾养血立法,拟逍遥散为主化裁治疗,方能使患者安全、有效地渡过月经期。当然,在治疗过程中兼夹此证的其他重症肌无力患者亦依此法治疗,不失为一良法。

7. 化痰类

温胆汤

出处:《三因极一病证方论》。
组成:半夏 15g,竹茹 5g,枳实 12g,陈皮 12g,茯苓 25g,甘草 3g。
功能:理气化痰,清胆和胃。
主治:胆胃不和,痰热内扰证。胆怯易惊,虚烦不眠,呕吐呃逆,癫痫等证。
方义:方中半夏燥湿化痰,降逆和胃;竹茹清胆和胃,止呕除烦;枳实行气化痰,消积导滞;陈皮理气健脾,燥湿化痰;茯苓利水渗湿,健脾安神;甘草益气补中,清热化痰。此方名温胆者,罗东逸谓"和即温也,温之者,实凉之也",故此方所治诸症,均属痰热为患。

治疗重症肌无力实践体会:

重症肌无力气虚痰阻证多见于延髓肌型或见于肌无力危象者,表现为咀嚼、吞咽困难或呼吸困难、胸闷痰多等症,此乃常因脾虚不能运化水谷精微而痰湿聚集而致。痰湿者,痰之源生于湿也,而益脾则土足以制湿,理气则痰无所留滞,故拟具有益脾除湿的六君子汤合具有理气化痰的温胆汤治之,以达到湿去则痰无由以生的目的,此所谓"治病必求于本"也。

苇茎汤

出处:《备急千金要方》。

组成:芦根30g,薏苡仁30g,冬瓜仁30g,桃仁12g。

功能:清肺化痰,逐瘀排脓。

主治:肺痈。咳嗽痰多,甚则咳吐腥臭脓血,身有微热,胸中隐隐作痛,舌红苔黄腻,脉滑数。

方义:方中芦根清肺泻热,其甘寒轻浮,为肺痈必用之品;冬瓜仁清热化痰,利湿排脓,能清上彻下;薏苡仁上清肺热而排脓,下利肠胃而渗湿;桃仁活血祛瘀以消热结。全方共奏清热、化痰、排脓、逐瘀之效。张秉成说:"方虽平淡,其通瘀化痰之力,实无所遗。所以病在上焦,不欲以重浊之药重伤其下也。"

治疗重症肌无力实践体会:

外感咳嗽系重症肌无力易并发之病证,遵"急则治其标,缓则治其本"之旨,应及时治疗。轻证者,拟桑菊饮合小柴胡汤化裁治之;重证者,拟苇茎汤合小柴胡汤加减疗之,其效颇佳。但内伤咳嗽有时也是重症肌无力的并发病证,遵《素问·咳论》所言:"五脏六腑皆令人咳,非独肺也。"诚然,"咳嗽不止于肺,而亦不离乎肺也。"仍以苇茎汤为主,辨证加方施药治疗,其效显著。值得一提的是,无论外感或内伤咳嗽,因"无痰不作咳"及"痰瘀同源"之理,可知化痰对止咳的重要性,而苇茎汤中具有活血祛瘀的桃仁,于祛瘀化痰至为关键,因其与其他化痰药如冬瓜仁伍用,可泻痰瘀从大便而解,使瘀去痰消咳止。

小陷胸汤

出处:《伤寒论》。

组成:黄连10g,半夏15g,瓜蒌皮12g。

功能:清热化痰,宽胸散结。

主治:痰热互结证。胸脘痞闷,按之则痛,或咳痰黄稠,舌苔黄腻,脉滑数。

方义:方中瓜蒌皮清热化痰,理气宽胸;半夏降逆化痰,黄连清热燥湿,两者相伍,一辛一苦,辛开苦降,则润燥相兼,共奏清热涤痰之功。诸药配合,其清热化痰散结开痞之效彰显也。

治疗重症肌无力实践体会:

重症肌无力患者咳嗽严重,表现为咳痰黄稠,胸脘痞闷,按之则痛等属痰热互结证者,可在苇茎汤合小柴胡汤合方的基础上加用小陷胸汤,以增加清热化痰止咳、理气散结止痛之功。因此法以祛邪为主,长期用之,势必损伤正气,而重症肌无力以"虚"为本,为防止"虚"者更"虚",故咳止后,应随即改弦易辙,扶正固本,方为上策。

8. 祛瘀类

桃红四物汤

出处:《医宗金鉴》。

组成:桃仁12g,红花10g,熟地黄15g,当归15g,白芍15g,川芎12g。

功能:活血祛瘀,养血补血。

主治:妇女经期超前,量多,色紫稠黏,或有块状,腹痛腹胀等。

方义:本方系养血活血、补血调经的四物汤加活血祛瘀、通经活络的桃仁、红花组成。四物汤是治血名方,具有补血而不滞血,行血而不破血,补中有散,散中有收的特点;而桃仁、红花加入该方即并入血分而具有逐瘀行血的功能,因此诸药配伍共奏养血、活血、逐瘀之功。

治疗重症肌无力实践体会:

气虚血瘀证在重症肌无力发病过程中虽不多见,但确有其证,散见于单纯眼肌型久病者,延髓肌型或全身肌无力型表现为吞咽困难,饮水发呛,斜视及复视严重,口唇青紫以及舌质紫黯,脉涩等。针对此证,拟具有益气健脾之功的四君子汤及活血祛瘀的桃红四物汤合方治之,以达到益气祛瘀的目的。另外,重症肌无力患者经期超前,腹痛腹胀有瘀者,亦可用桃红四物汤化裁治之,以使瘀血除,使经水得以流畅。但须注意,本方行血逐瘀,攻破力较强,可致耗气伤阴,故不可多服,得效即止,以免加重重症肌无力病情。同时,临证时,应注意血瘀重者,方中白芍易为赤芍;血热重者,改熟地黄为生地黄。

补阳还五汤

出处:《医林改错》。

组成:黄芪120g,当归尾10g,赤芍10g,地龙10g,川芎10g,桃仁10g,红花10g。

功能:补气活血,祛瘀通络。

主治:中风或中风后遗症。半身不遂,口眼㖞斜,语言謇涩,口角流涎,下肢痿废,小便频数或遗尿不禁,舌黯淡,苔白,脉缓。

方义:方中重用黄芪,大补脾胃元气,使气旺以促血行而起痿废;当归尾长于活血,有祛瘀而不伤血之妙;再配川芎、赤芍、桃仁、红花活血祛瘀;地龙通经活络。此方配伍,有使气旺则血行、瘀去络通而不伤正的特点。

治疗重症肌无力实践体会:

重症肌无力属于气虚血瘀阻络证,可用补阳还五汤加补脾胃、益肝肾之品治之,药证相符,方药对应,疗效颇著。治疗过程中,尚须注意,祛瘀通络过甚,仍恐伤气。故一是方中视具体情况可将当归尾改为当归;二是祛瘀、通络之品剂量不宜过大;三是只要祛瘀通络收效维持1月即止;最后再以大队补益药酌加极少部分小剂量祛瘀通络之品转治其本。

失笑散

出处:《太平惠民和剂局方》。

组成:五灵脂15~30g,炒蒲黄15~30g。

功能:活血祛瘀,散结止痛。

主治:瘀血停滞。心胸刺痛,脘腹疼痛,或产后恶露不行,或月经不调,少腹急痛等。

方义：方中五灵脂甘温，善入肝经血分，能通利血脉而散瘀血，用治瘀血疼痛；蒲黄甘平，亦入肝经血分，有活血止血作用，与五灵脂相须伍用，通利血脉，祛瘀止痛。此方药性平和，共奏祛瘀止痛、推陈致新之功。吴谦曰："是方用灵脂之甘温走肝，生用则行血，蒲黄辛平入肝，生用则破血……甘不伤脾，辛能散瘀，不觉诸证悉除，直可以一笑而置之矣。"

治疗重症肌无力实践体会：

李时珍说："失笑散，不独治妇人心痛腹痛，凡男女老幼，一切心腹、胁肋、少腹痛、疝气并治。胎前产后，血气作痛，及血崩经溢，百药不效者，俱能奏功，屡用屡验，真近世神方也。"重症肌无力患者兼夹瘀血停滞而表现为心胸刺痛或脘腹疼痛等症状时，可于复方中加入失笑散以祛瘀止痛。重症肌无力女患者月经不调证属瘀血停滞者，宜在复方中加用失笑散；若月经量少色黑时，炒蒲黄改为生蒲黄，以祛瘀生血；若月经量多色黑时，则用炒蒲黄，以收涩止血。

9. 理气类

枳术丸

出处：《脾胃论》引张元素方。

组成：枳实 8g，白术 16g。

功能：健脾消痞。

主治：脾虚气滞，饮食停聚。胸脘痞满，不思饮食。

方义：方中白术健脾祛湿，以助脾之运化；枳实消积化滞。白术用量多于枳实一倍，意在此方以补为主，消为辅，也即寓消于补之中。正如《脾胃论》所述："本意不取其食速化，但令人胃气强不复伤也。"

治疗重症肌无力实践体会：

脾主升清、胃主降浊，脾与胃互为表里，为后天之本，为气机升降之枢纽，因此，补脾胃切忌呆滞。重症肌无力在发病期间均与脾胃气虚、肝肾不足有关,治疗过程中大队补益脾胃及肝肾之药大都为滋腻壅滞之品,若久用后壅遏气机而影响脾之运化致气机不畅出现脘腹胀满,不思饮食等症时,应在复方中酌情加用枳术丸以健脾消滞,使脾复运而气滞消。

金铃子散

出处:《素问病机气宜保命集》。

组成:川楝子12g,延胡索12g。

功能:行气疏肝,活血止痛。

主治:肝郁有热。心胸胁肋诸痛,时发时止,口苦,舌红苔黄,脉弦数。

方义:川楝子,苦寒性降,行气止痛,兼能泻肝火;延胡索,辛散温通,既能活血,又能行气,还具有良好的止痛功效。二药合用,既能疏肝泻热,又能行气止痛,使肝火清除,气行血畅,诸痛自止。《绛雪园古方选注》云:"金铃子散,一泄气分之热,一行血分之滞……时珍曰:用之中的,妙不可言。方虽小制,配合存神,却有应手取愈之功,勿以淡而忽之。"

治疗重症肌无力实践体会:

重症肌无力患者尤其是月经期出现两乳房胀痛,胁肋疼痛伴有目睛热痛,口苦咽干,舌红苔黄,脉沉弦数等证属肝郁有热者,宜于复方中加用金铃子散,以疏肝泻热,行气止痛。临证用之,疗效显著。

柴胡疏肝散

出处:《景岳全书》。

组成:陈皮12g,柴胡12g,川芎12g,香附12g,炒枳壳12g,芍药15g,炙甘草5g。

功能:疏肝解郁,行气止痛。

主治:肝气郁滞证。胁肋疼痛,或寒热往来,嗳气太息,脘腹胀满,脉弦。

方义:方中柴胡疏肝解郁,香附行气止痛,川芎活血行气,陈皮理气化痰,枳壳行气除胀,芍药养血柔肝,甘草缓急止痛。诸药相合,共奏疏肝行气、活血止痛之功。《素问·六元正纪大论》曰"木郁达之",故使肝气条达,血脉通畅,营卫自和,痛止而寒热亦除。

治疗重症肌无力实践体会:

部分重症肌无力女患者行经时间不准,或提前或错后,经量亦或多或少,色黯红,有血块伴精神郁闷,胁肋及乳房胀痛,嗳气纳呆,脉沉弦或细弦,证属肝郁气滞,此时,可用柴胡疏肝散调之,以疏肝解郁,和血调经;重症肌无力伴有乙型肝炎等病,中医证属肝郁气滞,表现为胁肋疼痛,口苦纳呆,精神抑郁,善太息等见症者,亦可用柴胡疏肝散为主方化裁治之,以疏肝解郁,行气止痛。

10. 安神类

酸枣仁汤

出处:《金匮要略》。

组成:酸枣仁 30g,茯苓 25g,知母 12g,川芎 12g,甘草 3g。

功能:养血安神,清热除烦。

主治:虚劳虚烦不得眠——虚烦不眠证。失眠心悸,虚烦不安,头目眩晕,口燥咽干,盗汗,舌红,脉细弦。

方义:方中酸枣仁重用,以养肝血,安心神;茯苓宁心安神;知母补不足之阴,清内炎之火,助酸枣仁安神除烦;川芎调畅气机,疏达肝气,与酸枣仁相配,具有养血调肝之妙;甘草和中缓急。诸药相伍,一则养肝血以宁心神,一则清内热以除虚烦。共收养血安神,清热除烦之功。心肝之血滋养有源,阴升阳潜,于是失眠与一切阴虚阳浮之证皆可自愈矣。

治疗重症肌无力实践体会:

睡眠,这一过程本身就是一种很好的收藏阳气的状态及结果。睡眠质量的好坏直接关乎休息质量的好坏,而休息质量的好坏又直接影响着重症肌无力的疗效质量。临床上,重症肌无力睡眠障碍的患者不在少数,多见于以下证型:一是气阴两虚,心血不足型。此类患者多为长期使用糖皮质激素治疗的年轻女性,耗气伤阴,致心血不足,表现为情绪焦虑、月经不调、气短乏力等症,舌红少苔,脉细微数,拟酸枣仁汤合生脉散合方以益气养阴清热,养血安神除烦;二是痰热内扰,心血不足型,此类患者多为肥胖之人,素体多痰热,化火扰心,致心血不足,表现为胸闷痰多、心烦不安、恶心纳呆等症,舌红苔黄腻,脉滑数,拟酸枣仁汤合温胆汤合方以清热化痰除烦,养血宁心安神;三是肝郁气滞,心血不足型,此类患者多为性格内向,郁郁寡欢之士,肝气郁结,阴血暗耗,致心血不足,表现为两胁作痛、神疲纳呆、精神抑郁、口苦咽干、月经不调、乳房胀痛等症,舌质淡红、苔薄白,脉弦缓,拟酸枣仁汤合逍遥散合方以疏肝理气解郁,健脾养血安神。另外,用酸枣仁汤时,因茯神偏于安神,而茯苓偏于利湿,故方中常用茯神易茯苓,以增强安神的作用。

甘麦大枣汤

出处:《金匮要略》。

组成:甘草 3g,小麦 30g,大枣 30g。

功能:养心安神,和中缓急,补脾益气。

主治:脏躁。精神恍惚,常悲伤欲哭,不能自主,心中烦乱,睡眠不安,甚则言行失常,呵欠频作,舌淡红少苔,脉细微数。

方义:《金匮要略论注》曰:"小麦能和肝阴之客热,而养心液,且有消烦利溲止汗之功,故以为君。甘草泻心火而和胃,故以为臣。大枣调胃,而利其上壅之燥,故以为佐。盖病本于血,心为血主,肝之子也,心火泻而土气和,则胃气下达。肺脏润,肝气调,躁止而病自除也。补脾气者,火为土之母,心得所养,则火能生土也。"诚然,三味甘药配伍,具有甘润平补、柔肝缓急、宁心安神之效。药虽平凡,其效不凡。

治疗重症肌无力实践体会:

重症肌无力有极少数病例在长期患病过程中因漏诊误诊或失治误治而忧思过度,心阴受损,肝气失和,表现为悲伤欲哭,情绪低落,对治愈疾病缺乏信心,精神恍惚,心烦不眠,心悸汗出,神疲乏力,纳呆食少,舌红少苔,脉细微数等,临证处之,须心理沟通及药物治疗并进,方彰显奇效。轻证者,可以逍遥散为主方化裁治之;重证者,乃用甘麦大枣汤为主方加味疗之。用甘麦大枣汤时须注意:以养心除烦为主,用小麦;以收敛止汗为主,用浮小麦。

11. 固涩类

玉屏风散

出处:《丹溪心法》。

组成:黄芪 12g,白术 15g,防风 12g。

功能:益气固表止汗。

主治:表虚自汗,易感风邪。汗出恶风,面色㿠白,舌淡苔薄白,脉浮虚。亦治虚人腠理不固,易于感冒。

方义:方名玉屏风散,是取其有益气固表而止汗泄、御风邪之功,有如御风的屏障,而又珍贵如玉之意。方中黄芪益气,大补脾肺;白术健脾,固表止汗;防风走表,驱散风邪。三药合用,固表而不留邪(黄芪得防风),祛邪而不伤正(防风得黄芪),补中有疏,散中寓补,既可用以止卫气不固的自汗,也可用以益气固表以御外邪入侵。

治疗重症肌无力实践体会:

重症肌无力合并外感时,多系正虚邪实,卫外不固,风邪侵肺,势必加重患者病情。此时,遵柯琴之意:"邪之所凑,其气必虚,故治风者,不患无以驱之,而患无以御之;不畏风之不去,而畏风之复来,何则? 发散太过,玄府不闭故也。昧者不知托里固表之法,遍试风药以驱之,去者自去,来者自来,邪气留连,终无解期矣。"故常用玉屏风散合小柴胡汤加减为治,疗效显著。

四神丸

出处:《证治准绳》。

组成:肉豆蔻 12g,补骨脂 15g,五味子 10g,吴茱萸 10g。

功能:温肾暖脾,涩肠止泻。

主治:脾肾虚寒。五更泄泻或久泻不止,不思饮食,腹痛肢冷,神疲乏力等,舌质淡,苔薄白,脉沉迟无力。

方义:方中补骨脂辛苦大温补命门,为壮火益土之要药;肉豆蔻辛温,温脾暖胃,涩肠止泻;五味子酸温,固肾益气,涩精止泻;吴茱萸辛苦热,暖脾胃而散寒除湿。如此配伍,则肾温脾暖,大肠固而运化复,泄泻自止,诸症皆愈。正如王晋三所云:"四神者,四种之药,治肾泄有神功也。"

治疗重症肌无力实践体会:

重症肌无力脾肾阳虚证除了重症肌无力本身的临床表现外,尚见食少便溏甚则五更泄泻、脘腹冷痛等症,若以理中汤合右归丸治之仍久泄不愈者,可考虑用四神丸与原方化裁施治,以增强温肾暖脾、涩肠止泻之功。

12. 除湿类

平胃散

出处:《太平惠民和剂局方》。

组成:苍术15g,厚朴12g,陈皮12g,甘草3g。

功能:燥湿运脾,行气和胃。

主治:湿滞脾胃证。脘腹胀满,不思饮食,呕吐恶心,嗳气吞酸,肢体沉重,怠惰嗜卧,常多自利,舌苔白腻而厚,脉缓。

方义:方中苍术味辛苦性温,最善除湿运脾;厚朴味苦辛性温,行气祛湿,消胀除满;陈皮味辛苦性温,理气和胃,芳香理脾;甘草味甘性平,甘缓和中,调和诸药。诸药相合,重在燥湿运脾,行气除满,使湿浊得化,气机调畅,脾运复健,胃气得降,则诸症悉除。《医方考》曰:"湿淫于内,脾胃不能克制,有积饮痞膈中满者,此方主之。"

治疗重症肌无力实践体会:

重症肌无力患者多为脾虚之人,而脾虚多生湿,尤其是体态丰腴者,素体多痰湿。若此类患者不慎感受湿邪或用药不当,使湿浊内阻,脾胃失和,气机逆乱而出现舌苔白厚腻,脉缓或滑,脘腹胀满,恶心欲呕,不思饮食,头重如裹,肢体酸楚等病证。此时应治以燥湿运脾,行气和胃。方选平胃散加味治之。治疗中若口淡无味,不思饮食严重而无嗳腐吞酸者,则在平胃散中加入炒神曲、山楂以消食化积和胃,增加食欲。

三仁汤

出处:《温病条辨》。

组成:杏仁12g,薏苡仁30g,白蔻仁30g,厚朴12g,通草12g,滑石(包煎)18g,法半夏15g,竹叶12g。

功能:宣畅气机,清利湿热。

主治:湿温初起及暑温夹湿,邪在气分。头痛恶寒,身重疼痛,面色淡黄,胸闷不饥,午后身热,苔白不渴,脉弦细而濡等。

方义:方中杏仁宣利上焦肺气,盖肺主一身之气,气化则湿亦化;白蔻仁芳香化湿,健运中焦;薏苡仁渗利湿热健脾,疏导下焦,使湿热从小便而去;半夏、厚朴行气除胀,祛湿消痞,既助行气化湿之功,又使寒凉之药不碍湿;滑石、竹叶、通草淡渗湿热,既助清利湿热之力,又具清热利湿解暑之功。综合全方,宣上畅中渗下,使湿热从三焦分清,则诸症自解。本方是治疗湿温初起,邪在气分,湿重于热的主要方剂。

治疗重症肌无力实践体会:

使用三仁汤遵恩师之意,在方中加入甘草3g,与方中滑石18g恰好组成六一散,六一散具有清暑利湿之功。两方合用,共奏宣畅气机缓中,清利湿热解暑之效。正合吴瑭所言:"长夏初秋,湿中生热,即暑病偏于湿者也。"临床应用该方时,笔者经验,不必拘泥于湿重于热才可用之,具体可舍症、舍脉而从舌,即只要患者满舌布有(厚)腻苔,不论白苔、黄苔,就足以证明上、中、下三焦均为湿阻,无论寒湿还是湿热均可用其为主方化裁治疗。湿邪阻滞者在重症肌无力发病和治疗过程中较为常见,每逢之,均以此方治之,屡试屡验。

四妙丸

出处:《成方便读》。

组成:炒黄柏12g,苍术15g,怀牛膝15g,薏苡仁30g。

功能:清热利湿,舒筋壮骨。

主治:湿热痿证。

方义:方中黄柏苦寒,寒以清热,苦以燥湿,且善祛下焦之湿热;湿自脾来,而苍术苦温,能燥湿健脾,使湿邪去而不复生;怀牛膝苦酸,补肝肾,强筋骨,且能引药下行;薏苡仁甘淡,健脾利湿,舒筋除痹。《成方便读》曰:"《内经》有云,治痿独取阳明,阳明者主润宗筋,宗筋主束骨而利机关也。苡仁独入阳明,祛湿热而利筋络,故四味合而用之,为治痿之妙药也。"

治疗重症肌无力实践体会:

脊髓肌型或全身肌无力型重症肌无力出现全身无力,下肢痿软不用,乃脾虚气弱,中气不足,不能为胃行其津液,气血无以濡养肌肉而致。再者,脾病久后及肾,而"肝肾同源",肾藏精,精血相生,精伤不能灌溉四末,血虚不能营养筋骨;肝主筋,肝伤则四肢筋骨拘挛。故脾肾两脏反复受损而互为因果。因此,临证所见该病此二型证属湿热下注者,皆可用清热利湿、舒筋壮骨的四妙丸和补肾壮阳益精、祛湿强筋起痿的金刚丸组成方对加味施治。

13. 温里类

参附汤

出处:《正体类要》。

组成:人参15g,制附子(另包,开水先煎3小时)30g。

功能:回阳固脱。

主治:阳气暴脱。手足逆冷,头晕气短,汗出,舌质淡,苔薄白,边有齿痕,脉微。

方义:阳气暴脱,不能温煦四肢,故手足逆冷;不能鼓动血流,故脉微。

元气大亏,阴液亦随阳气之暴脱而外散,故见冷汗自出,气息微弱。此时非大温大补之剂,则不能回阳固脱于危急之际,故方中用人参大补元气,用制附子温肾壮阳。《医宗金鉴》云:"二药相须,用之得当,则能瞬息化气于乌有之乡,顷刻生阳于命门之内,方之最神捷者也。"

治疗重症肌无力实践体会:

肌无力危象者见于大气下陷证并不鲜见。此时,在以西医抢救的同时,中医也应积极参与救治,治宜回阳救逆,投参附汤加补中益气汤合附桂理中汤治之。有时竟会起到意想不到的疗效。

理中丸

出处:《伤寒论》。

组成:人参15g,干姜12g,炙甘草5g,白术15g。

功能:温中祛寒,补气健脾。

主治:脾胃虚寒证。脘腹冷痛,喜温喜按,自利不渴,畏寒肢冷,不欲饮食,恶心呕吐,舌淡苔白,脉沉细;阳虚失血;小儿惊悸,病后喜唾涎沫,或霍乱吐泻,以及胸痹等由中焦虚寒所致者。

方义:方中干姜大辛大热,归脾胃经,有温中焦脾胃而祛里寒的作用,扶阳抑阴;人参甘温入脾,大补元气,培补后天之本,气旺而阳亦复;白术甘苦温燥,燥湿健脾,投脾之所喜,健运中州;炙甘草性温益气和中,调和诸药。方中之药配合,虽仅四味,但温、补并行而以温为主。药少力专,可使中焦之寒得辛热而去,中焦之虚得甘温而复,清阳升而浊阴降,运化健而中焦治,故曰"理中"。《医方考》曰:"病因于寒,故用干姜之温;邪之所凑,其气必虚,故用人参、白术、甘草之补。"

治疗重症肌无力实践体会:

肌无力危象往往是重症肌无力病情发展到最危笃的阶段,常发生呼吸肌麻痹而威胁患者生命,其临床表现大多与中医"大气下陷"类似。此时采用中医回阳救逆法积极参与西医救治,衷中参西,扬长避短,共同提高急救疗效,具有积极作用。临证使用理中丸时改为汤剂以便调整方中药物之配伍剂量而提高药力;同时,恐原方中祛寒力不足,故常于方中加入回阳救逆之要药附子、治下元虚冷之要药肉桂(即附桂理中汤)以增强补火助阳之功,则"命门益,土母温矣";再者,还应与大剂补中益气汤合用,脾肾双补,方能达到升阳举陷之目的。

四逆汤

出处:《伤寒论》。

组成:制附子(另包,开水先煎3小时)30~60g,干姜15g,炙甘草5g。

功能:回阳救逆。

主治:少阴病。四肢逆厥,恶寒蜷卧,呕吐不渴,腹痛下利,神衰欲寐,舌苔白滑,脉微细;或太阳病误汗亡阳。

方义:王子接曰:"四逆者,四肢逆冷,因证以名方也……故以生附子、生干姜彻上彻下,开辟群阴,迎阳归舍,交接于十二经。反复以炙草监之者,亡阳不至于大汗,则阳未必尽亡,故可缓制留中,而为外召阳气之良法。"综观全方,配伍精当,药少力专,能救人于顷刻之间,速达回阳之效,使阳复厥回。

治疗重症肌无力实践体会:

四逆汤,原方附子系生用,但附子有大毒,临证用时,笔者却以制过者换之,且用开水先煎3小时以减弱其毒性方为安全。重症肌无力大气下陷者首选的附桂理中汤乃由回阳救逆之四逆汤、益气固脱之参附汤及温中祛寒之理中汤三方合而为之。三方虽各有侧重,但合为一体,能扬长避短,相得益彰,尽善尽美,使回阳救逆之功更著。

四、案例选录

（一）以门诊为主之病案

1. 能中不西，一矢中的

　　笔者临证所见，重症肌无力最主要的病位在脾胃，肝肾次之。脾与胃相表里，为后天之本，处中焦，为气血生化之源；职司运化，为气机升降之枢机。脾主肌肉、四肢，上下睑属脾，主升清；胃主受纳，主通降。若脾失健运，脾虚气陷则胃气亦弱，故运化失职，气机升降不利，胃受纳失权，则见肌肉、四肢无力，上睑下垂及上下睑闭合不全。脾胃气虚，气血生化乏源，肝藏血，开窍于目；肾藏精，主骨生髓。肝血不足，肝窍失养，肾精不足，精明失濡，故见斜视、复视、目睛转动不灵。一般而言，未用任何西药治疗的单纯眼肌型，病程只要在半年内，以及其他尚未出现呼吸肌麻痹的各型，病程在 3 个月内的患者来诊时，视具体病情，均可应用纯中医治疗，不但能获得满意的临床疗效，而且能避免使用西药治疗时产生的副作用和避免延长病愈的时限。实践表明，纯中医治疗重症肌无力，还具有治愈时间短、不易复发等特点，因此，此法极具较高的临床价值。举例如下。

脾虚气陷证案

　　某女，21 岁，未婚。患者因"右上眼睑重坠，难于抬举 7 个月"，经友人介绍于 1998 年 3 月 2 日来诊。来诊时诉上症缘于 7 个月前感冒治愈后所致，曾辗转州、县级多家医院均未被确诊。刻诊：右眼上睑下垂伴重坠感，全身、四肢倦怠，少气懒言，纳呆食少，思睡，大便稀溏，小便清长，舌质淡、苔薄白，脉沉。疲劳试验、甲硫酸新斯的明注射液试验均呈阳性，诊断为重症肌无力（单纯眼肌型）。考虑到该患者病程虽达 7 个月之久，但仅有上睑下垂一症，且未伴有其他病证，故以纯中医辨证处之。其证属中医脾虚气陷证。治宜益

气健脾,升阳举陷。方拟补中益气汤合四君子汤合方化裁治之:

黄芪 45g,党参 25g,白术 15g,茯苓 25g,炙升麻 12g,柴胡 12g,陈皮 12g,山药 30g,车前子(包煎)30g,桔梗 12g,大枣 30g,炙甘草 5g。每日 1 剂,日煎 3 次,冷水煎沸 20 分钟,日服 3 次,每次 150~200ml,20 剂。

1998 年 3 月 23 日诊:患者右眼上睑下垂稍有好转,但重坠感不减。大便仍稀溏,余症均存。舌脉不变。病程虽日久,但方证对应,宜守方加补骨脂 15g,再进 30 剂。

1998 年 4 月 22 日诊:患者右眼上睑下垂明显改善,且重坠感已除。全身及四肢倦怠感大消,精神转佳,纳食已可,大便正常,小便淡黄,舌质淡红、苔薄白,脉沉稍有力。至此,药效理想。为取速效,因证未变,故再守方增黄芪量至 60g,同时方中去车前子、桔梗,加当归 15g,30 剂。

1998 年 5 月 25 日诊:患者除右眼上睑稍下垂外,已与常人无异,舌象同前,脉细。仍守原方加桔梗 12g,30 剂。

1998 年 6 月 26 日诊:患者自诉右眼上睑下垂已于 6 月初完全消失,为其做疲劳试验(−),病愈如常。为巩固治疗成果,以轻剂补中益气汤(黄芪 15g,党参 15g,白术 15g,当归 15g,柴胡 10g,炙升麻 10g,陈皮 10g,炙甘草 5g)加减间断再治疗 3 个月后停药观察,随访 1 年,未见复发。

气阴两虚证案

某女,37 岁,已婚。于 2004 年 8 月 5 日来诊时诉:2 个月前外出旅游返程后即感双眼灼热痒痛,自购润舒滴眼液及龙胆泻肝片治疗,3 日后双眼灼热痒痛大消,但却感睁眼无力,晨轻暮重,1 个月后竟出现表情不自然,似罩上面具感。曾在外院求治,未能明确诊断。刻诊:双眼上睑稍下垂,说话、微笑不如常人自然,面部紧绷感,且有发展之势。伴手足心热,气短乏力,纳可,寐差,大便偏干,小便短赤,舌红少苔,脉细微数。疲劳试验及甲硫酸新斯的明注射液试验均呈阳性,诊断为重症肌无力。本例虽以单纯眼肌型为主,但也发展至延髓肌型的轻证。考虑到发展虽迅速,但病程尚短,仍试图用纯中医辨证施治。其证属中医气阴两虚证。治宜益气养阴,滋补肝肾。方拟黄芪生脉二至丸合四君子汤治之:

黄芪 30g,太子参 15g,苏条参 30g,麦冬 15g,五味子 10g,女贞子 15g,

墨旱莲 15g，白术 15g，茯苓 25g，山茱萸 12g，地骨皮 15g，葛根 30g，炙甘草 5g。每日 1 剂，日煎 4 次，冷水煎沸 20 分钟，日服 4 次，每次 150~200ml，10 剂。

2004 年 8 月 14 日诊：患者诉除手足心热稍缓解外，余症不减。笔者暗喜：只要病情无发展之势，即说明药证相符，故守方再进 30 剂。

2004 年 9 月 15 日诊：但见患者双眼上睑下垂几近正常，观其舌象：舌质淡红、舌苔薄白，查其脉象：细略带弦。患者另诉上睑下垂于中午 1 时后方现，且面部紧绷感明显好转，力增，手足心热除，夜寐转佳，二便正常。此时，阴虚不显，气虚仍甚。理应以益气为主，滋阴为辅。方拟补中益气汤合生脉散合方加味治之：

黄芪 45g，太子参 30g，苏条参 15g，白术 15g，茯苓 25g，炙升麻 12g，柴胡 12g，当归 15g，陈皮 12g，五味子 10g，麦冬 15g，山茱萸 12g，炙甘草 5g。30 剂。

2004 年 10 月 17 日诊：患者上睑下垂恢复如初，唯存轻微的面部紧绷感，但在社交活动中与人作语言交流、微笑等面部表情动作时已无大碍。为求彻底愈之，乃以上方化裁治疗，2 个月后，即至 2004 年 12 月底，诸症悉除。为求巩固其成效，再以上方轻剂（黄芪 25g，苏条参 20g，白术 15g，茯苓 15g，炙升麻 12g，当归 15g，陈皮 12g，五味子 10g，麦冬 15g，炙甘草 5g）化裁间断治疗 100 天后停药至今，未见复发。

气血亏虚证案

某女，58 岁，已婚。患者于 2005 年 6 月 24 日来诊时见：双眼上睑下垂，以左眼为甚，左眼球外展受限，面色无华，精神疲惫，舌质淡苔白，脉沉细弱。追问病史，3 个月前在田间地头劳作整整 1 周后突现左眼上睑下垂，后发展至右眼，且出现复视，上下眼睑闭合不全，肢软乏力，纳寐一般，二便正常。患者未曾就医，也未曾服过任何药物治疗。遂予甲硫酸新斯的明注射液试验，结果呈阳性，诊断为重症肌无力（单纯眼肌型）。此患者虽起病急骤，但未发展至延髓肌型等危候，应急以纯中医辨证处之。证属中医气血亏虚证。治宜益气健脾，补血调血。拟黄芪八珍汤加味治之：

黄芪 30g，党参 30g，白术 15g，茯苓 30g，熟地黄 15g，当归 15g，白芍 15g，川芎 12g，灵芝 30g，大枣 30g，制首乌 30g，炙甘草 5g。每日 1 剂，日煎 4 次，冷水煎沸 20 分钟，日服 4 次，每次 150~200ml，20 剂。

2005年7月13日诊：除精神转佳，肢软乏力好转外，余症不变，舌脉同前。该患者因劳作过度，致使元气耗伤太过；再者，"血为气母""气为血帅"。故守原方，将方中之黄芪量增至60g，30剂。

2005年8月10日诊：已感上睑下垂好转，但复视依然；上下眼睑闭合接近正常，肢软乏力几近常态，面色已渐转红润。舌淡红苔白，脉沉细。疗效渐显，乃顺利之治。守方化裁，50剂。

2005年9月30日诊：上睑下垂基本消失，复视时轻时重，左眼球外展受限已除，上下眼睑闭合正常。舌质淡红、舌苔薄白，脉细有力。病之将愈，乃大功将告成也，再遵上法拟原方加减续治，至2005年12月初，上睑下垂及复视消失已1个月有余，全身状况良好，前来告谢不绝，随访至今，未见复发。

肝肾阴虚证案

某男，61岁，已婚。因"双上肢抬物及下蹲后起立困难半年"于2005年12月12日来诊。患者诉此症出现无明显诱因，现还伴腰膝酸痛，烘热盗汗，纳寐尚可，大便偏干，小便正常。舌红少苔，脉细沉。经疲劳试验及甲硫酸新斯的明注射液试验，皆为阳性。诊断为重症肌无力（脊髓肌型）。该患者虽年逾六旬，但病史半年来仅有四肢无力症状，尚未见眼肌症状，疑非急性暴发型。故可以纯中医辨证尝试治之。中医证属肝肾阴虚证。治宜滋肾益肝养阴，填精补髓壮骨。拟黄芪六味地黄丸合二至丸加味为治：

黄芪30g，生地黄20g，茯苓30g，泽泻30g，牡丹皮10g，山药30g，山茱萸12g，女贞子30g，墨旱莲15g，桑寄生30g，续断15g，甘草3g。每日1剂，日煎3~4次，冷水煎沸20分钟，日服3~4次，每次150~200ml，20剂。

2006年1月2日诊：患者未诉不适，症亦不减。因肝藏血，主筋，为罢极之本；肾藏精，主骨，为作强之官。欲使精血充盛，筋骨坚强，非20日能奏功，故不应改弦易辙，仍宗滋补肝肾之法，沿用前方加肉苁蓉30g，40剂。

2006年2月10日诊：患者自诉手足较前有较大改观，腰膝酸痛已微，烘热盗汗及大便偏干已除。查其双上肢已能抬物，下蹲后起立已能基本完成，舌质淡红、舌苔薄白，脉细。守法以图根治，仍以黄芪六味地黄丸合二至丸加温阳药巴戟天、菟丝子，以达到肝肾同补之功，也正如张介宾所谓："善补阳者，必于阴中求阳，则阳得阴助而生化无穷；善补阴者，必于阳中求阴，则阴得阳生而泉源不竭。"具体方药为：

黄芪 30g，生地黄 15g，茯苓 30g，泽泻 30g，牡丹皮 10g，山药 30g，山茱萸 12g，女贞子 12g，墨旱莲 12g，巴戟天 15g，菟丝子 15g，甘草 3g。50 剂。

2006 年 3 月 30 日诊：患者喜笑颜开前来告知，服完上方 20 剂后，四肢无力已完全恢复如常，腰膝酸痛已除。再续服完余下 30 剂后，体力竟比患病前强健，连连道谢。随访至今，未见复发。

2. 气虚为主，黄芪当帅

"气虚"贯穿于重症肌无力发生发展过程的始终，黄芪乃补气要药；同时，现代药理研究表明其具有提高肌张力的作用，故在治疗该病时，西医不论见于何型，中医无论辨为何证，几乎都可在复方中加用不同剂量的黄芪，且为君药（或不可缺少之主药）用之。治疗该病是一个长期的过程，换言之，就是要长期使用黄芪，虽然炙黄芪益气作用较生黄芪显著，但长期尤其是大剂量使用，更易助火生热。考虑到生黄芪还具有退虚热、托疮疡的作用，故在复方中长期重用生黄芪，必将彰显疗效，此为临证实践所证明，以下案例可验之。

单纯眼肌型案

某男，7 岁。因双上眼睑下垂 1 年余，于 1998 年 1 月 25 日经人介绍前来就诊。刻诊：双上眼睑极度下垂，晨轻晚重，伴目睛不能转动。纳寐尚可，大便偏稀，小便正常，舌质淡、苔薄白微腻，脉沉微滑。经甲硫酸新斯的明注射液试验显示阳性，诊断为重症肌无力（单纯眼肌型）。证属中气下陷，气血不和。治宜益气升阳，调和气血。以补中益气汤合四君子汤加味：

黄芪 60g，党参 15g，白术 12g，茯苓 15g，炙升麻 10g，柴胡 10g，当归 12g，陈皮 12g，川芎 10g，枸杞子 8g，大枣 15g，炙甘草 3g。每日 1 剂，日煎 4 次，冷水煎沸 20 分钟，日服 4 次，每次 100ml，20 剂。

1998 年 2 月 16 日诊：双上眼睑稍好转，一目睛仍不能转动，舌脉同前。因思本病日久，脾虚下陷太甚，故守上方，黄芪改为 80g，再服 30 剂。

1998 年 3 月 18 日诊：双上眼睑下垂明显好转，每日晨起至中午 12 时，双上眼睑下垂消失；中午 12 时后仍有不同程度下垂，以左眼为甚。目睛已能转动，但欠灵活。舌质淡、苔薄白微腻，脉微沉滑。为防久服上方（尤其是大

剂量生黄芪)补气太过,滋腻伤阴而致阴虚内热发生,守上方为第1方;再以八珍汤合六君子汤加味为第2方:

生地黄12g,当归12g,赤芍12g,川芎10g,陈皮10g,法半夏12g,党参15g,白术12g,茯苓15g,大枣15g,地骨皮10g,炙甘草3g。

第1方、第2方各20剂,交替治疗。

1998年5月25日诊:双上眼睑下垂完全消失,目睛转动好转,仅存外展稍受限。舌质淡红、苔薄白,脉稍弦滑。继用以上两方各15剂,交替治疗。

1998年7月1日诊:双上眼睑、目睛转动已如常人,夜寐可,二便佳,舌质淡红、苔薄白微腻,脉弦微滑。第1方,即补中益气汤合四君子汤加味方,黄芪改为30g;第2方,即八珍汤合六君子汤加味方稍作加减。第1方、第2方交替治疗至1998年8月20日停药,观察至今,未见复发。

延髓肌型案

某女,23岁,未婚。因"右上眼睑下垂伴吞咽困难半年余"于1995年4月5日来诊。刻诊:右上眼睑下垂,且出现斜视、复视、咀嚼、吞咽困难,语言謇涩,面部紧绷感。查:右上眼睑下垂,须用手指拈起上睑方可视物,目睛转动不灵,呈内斜视,外展受限,四肢肌力Ⅴ级。舌质淡红、舌边有齿痕、少苔,脉沉细微数。诉神疲乏力,心慌胸闷,腰膝酸软,手足心热,口干思饮,纳呆,寐差,二便正常。予甲硫酸新斯的明注射液试验,结果呈阳性,诊断为重症肌无力(延髓肌型)。证属中医气阴两虚,肾精不足。治宜益气滋阴,固肾涩精。以黄芪生脉二至丸合四君子汤加味治之:

黄芪75g,苏条参60g,麦冬15g,五味子15g,女贞子15g,墨旱莲15g,白术15g,茯苓25g,桑寄生30g,续断15g,菟丝子15g,炙甘草5g。每日1剂,日煎3~4次,冷水煎沸20分钟,日服3~4次,每次200ml,30剂。

1995年5月3日诊:除右上眼睑下垂、神疲乏力仍旧外,余症均减,药已中的,但因脾虚为甚,故守原方,黄芪量增至100g,再进20剂。

1995年5月24日诊:右上眼睑下垂明显好转,目眼转动欠灵活,复视于疲劳后出现,咀嚼、吞咽困难改善明显,仍有不同程度的语言謇涩及面部紧绷感,神疲乏力,心慌胸闷,腰膝酸软,手足心热,口干思饮已微。纳可,寐差,二便正常。舌质淡红、舌边略有齿痕、苔薄黄微腻,脉沉细微弦。此仍为气虚、

阴虚所致,故拟补中益气汤合四君子汤加二至丸(黄芪量维持原剂量)治之:

黄芪100g,苏条参60g,白术15g,茯苓25g,炙升麻12g,柴胡12g,当归15g,陈皮12g,女贞子15g,墨旱莲15g,枸杞子30g,炙甘草5g。50剂。

1995年7月18日诊:患者诉诸症基本消失,全身力增,但逢疲劳、动怒及月经来潮时,上症则不同程度复发,且诉月经量少、色淡略夹血块,每次行经均推迟1周左右,行经期间乳房胀闷不舒,小腹坠胀剧烈,腰膝酸软刺痛。望其舌:舌质淡红稍紫黯,舌边略有齿痕、苔薄黄微腻;诊其脉:细弦。此属中医气血亏虚,兼夹肝郁血瘀之证。拟黄芪八珍汤合四逆散(黄芪量减至75g)治之:

黄芪75g,党参45g,白术15g,茯苓25g,生地黄15g,当归15g,赤芍15g,川芎12g,柴胡12g,枳壳12g,香附12g,炙甘草5g。50剂。

1995年9月11日诊:诸症渐微,患者已正常参加工作、学习和生活1个月余。此乃顺利之治,考虑到气虚贯穿本病始终,拟补中益气汤合四君子汤加二至丸为第1方,黄芪生脉二至丸合四逆散加失笑散为第2方,同时再减黄芪量。

第1方:黄芪60g,党参30g,白术15g,茯苓25g,炙升麻12g,柴胡12g,当归15g,陈皮12g,女贞子15g,墨旱莲15g,香附12g,炙甘草5g。

第2方:黄芪45g,苏条参30g,麦冬15g,五味子10g,女贞子15g,墨旱莲15g,柴胡12g,白芍15g,枳壳12g,生蒲黄(包煎)15g,五灵脂15g,炙甘草5g。

以上两方各25剂,交替治疗。

1995年11月2日诊:患者状态已如常人,其右上眼睑下垂、斜视、复视、吞咽困难已消失,言语清晰,同时月经已转正常,无痛经之苦。舌质淡红、苔薄黄微腻,脉弦微滑。为巩固治疗,以上两方加减,同时黄芪量逐渐减至30~15g,治疗半年后即1996年5月中旬停药,再辅以药食调养及养生保健,教会其掌握药物禁忌、戒除诱发因素等方法,观察至今,未见复发。

脊髓肌型案

某女,25岁,已婚。因"四肢无力1年余"经外院介绍于2001年4月5日来诊。刻诊:双上肢握物不稳,双下肢上下楼梯困难,予甲硫酸新斯的明注射液试验,结果呈阳性,胸部 MRI 检查提示:胸腺异常增生。诊断为重症肌无力(脊髓肌型)伴胸腺增生,予溴吡斯的明 60mg 口服,1 日 3 次,以及中医辨证治疗。因查体及追问病史无其他并发病变,符合手术指征,故建议到外院行胸腺切除术。术后 1 月余来诊时见:四肢无力稍改善,面色无华,神疲乏力,心慌胸闷,纳寐一般,舌质淡红、舌边有齿痕、苔薄白,脉沉弱。此属中医气血亏虚,拟黄芪八珍汤治之:

黄芪 60g,党参 45g,白术 15g,茯苓 25g,熟地黄 15g,当归 15g,赤芍 15g,川芎 12g,制首乌 30g,郁金 12g,瓜蒌皮 12g,炙甘草 5g。每日 1 剂,日煎 3 次,冷水煎沸 20 分钟,日服 3 次,每次 200ml,25 剂。

溴吡斯的明保持术前剂量及次数,即 60mg 口服,1 日 3 次。

2001 年 7 月 2 日诊:患者除心慌胸闷好转外,余症不减,考虑术后耗气亡血,必使气血亏虚复剧,故守原方加黄芪量至 100g,此乃遵"气为血之帅""气行则血行"之训。25 剂。

2001 年 7 月 28 日诊:心慌胸闷除,双下肢力增,余症同前,纳寐二便可,舌质淡红、舌边有齿痕、苔薄微腻,脉沉。证仍属气血亏虚,拟补中益气汤合四君子汤加味(黄芪增量至 120g)为第 1 方,黄芪八珍汤合金刚丸加减为第 2 方:

第 1 方:黄芪 120g,党参 60g,白术 15g,茯苓 25g,炙升麻 12g,柴胡 12g,当归 15g,陈皮 12g,丹参 15g,灵芝 25g,大枣 30g,菟丝子 15g,炙甘草 5g。

第 2 方:黄芪 100g,党参 45g,白术 15g,茯苓 25g,熟地黄 15g,当归 15g,赤芍 15g,川芎 12g,制首乌 30g,萆薢 15g,杜仲 15g,菟丝子 15g,炙甘草 5g。

两方作为基础方加减交替治疗半年后,四肢无力明显好转,神疲乏力除,舌质淡红、舌边略有齿痕、苔薄黄微腻,脉沉稍有力但双尺弱。此为脾胃气虚,肝肾不足,拟仍以补中益气汤合四君子汤为第 1 方(黄芪量减为 90g);黄芪六味地黄丸合金刚丸为第 2 方:

黄芪 45g,生地黄 15g,山茱萸 12g,茯苓 20g,泽泻 30g,牡丹皮 10g,山药 50g,萆薢 15g,杜仲 15g,菟丝子 15g,怀牛膝 15g,甘草 3g。

两方为主加减治疗。同时,嘱根据病情稳定情况和全身状况,逐渐递减溴吡斯的明至停服。半年后即 2002 年 8 月中旬,患者已停服溴吡斯的明 1 个月余,其四肢肌力已恢复如常人。患者咨询是否可怀孕生子,答曰:可以,继续间断治疗,待身体再康复 1~2 年再予考虑,沿此法加入补肾固胎之药间断治疗,2005 年患者顺利产下一健康女婴。自患者生女孩至今,母女身体状况均良好,患者如逢外感、腹泻或疲倦感等稍有不适,便及时来诊,一年中仅1~3 次。

全身肌无力案

某女,33 岁,已婚。因"双眼上睑下垂 1 年,伴四肢无力 3 个月余",于1999 年 11 月 15 日来诊。患者诉 1 年前无明显原因出现双眼上睑下垂,半年后看东西出现重影,继之发展至吹气鼓腮不能,饮水自鼻孔流出,咀嚼困难,吞咽呛咳;3 个月前突然出现举手洗脸、梳头及抬腿、起蹲困难。且以上症状逐渐加重。近年来形寒肢冷,腰膝酸软,食少,寐可,大便稀溏,小便清长,舌质淡、苔薄白、舌边有齿印,脉沉细弱。立即予甲硫酸新斯的明注射液试验,结果呈阳性,行胸部 MRI 示:胸腺未见异常。西医诊断:重症肌无力(全身肌无力型);中医诊断:痿证(脾肾阳虚证)。西药予溴吡斯的明 60mg 口服,1 日 4 次(均于饭前半小时服用);中医治则:益气温阳,拟以黄芪理中汤合右归丸加减治之:

黄芪 75g,党参 45g,干姜 12g,白术 15g,熟地黄 15g,山药 30g,山茱萸12g,枸杞子 10g,菟丝子 30g,杜仲 15g,肉桂 15g,制黑附片(另包,开水先煎3 小时)30g,车前子(包煎)30g。每日 1 剂,日煎 3~4 次,开水煎沸 30 分钟,日服 3~4 次,每次 200ml,30 剂。

1999 年 12 月 13 日诊:经中西医结合治疗 1 个月后双眼上睑下垂、吹气鼓腮、饮水与咀嚼困难及形寒肢冷、腰膝酸软、大便稀溏好转,但复视及四肢无力改善不明显。舌脉同前,虽理、法、方、药正确,但因肌肉、四肢为脾所主,故脾虚乃脾肾阳虚之要,于是谨守原方,仅增黄芪量至 100g,20 剂。保持溴吡斯的明的用法用量,即 60mg 口服,1 日 4 次。

2000 年 1 月 3 日诊:患者洗脸、梳头及起蹲竟与常人接近,已能维持 1~2分钟。余症悉减。舌质淡、苔薄白、边略有齿印,脉沉。疗效神勇,以原方稍作加减,溴吡斯的明维持不变。治疗 50 天。

2000 年 2 月 24 日诊:患者双眼上睑下垂及复视基本消失,四肢力增,形寒肢冷、大便稀溏除,余症又减,但月经期间,诸症均有不同程度加重。舌质淡、苔薄白微腻,脉沉稍弦。因该型患者病情复杂,缠绵难愈,从中医病机分析,仍属先后天同病,即脾肾两虚为患,故拟补中益气汤合四君子汤加味以健脾,此为第1方;拟黄芪右归丸加减以补肾,此为第2方;月经期间乃气血亏虚兼肝郁所致,故拟黄芪八珍汤合四逆散加减以补益气血、理气止痛,此为第3方。

第1方:黄芪100g,党参60g,白术15g,茯苓25g,炙升麻12g,柴胡12g,陈皮12g,当归15g,桂枝10g,枸杞子10g,杜仲12g,炙甘草5g。

第2方:黄芪60g,党参45g,干姜15g,白术15g,熟地黄15g,山药30g,鹿角胶30g,菟丝子15g,杜仲15g,当归15g,肉桂15g,细辛(另包后下)3g。

第3方:黄芪60g,党参45g,白术15g,茯苓25g,熟地黄15g,当归15g,白芍15g,柴胡12g,枳壳12g,制首乌30g,香附12g,甘草3g。

溴吡斯的明60mg口服,1日3次(均于饭后服用)。从此时开始,视病情具体情况酌减该药至停服,治疗100天。

2000年6月3日诊:患者已停服溴吡斯的明近2个月,双眼上睑下垂、复视消失,已能吹气鼓腮,饮水、咀嚼及吞咽正常,四肢肌力基本正常,腰膝酸软除。月经期间,诸症已无加重之感。仍以健脾益肾之法为主,拟补中益气汤合金刚丸加减(黄芪逐渐减量至30g)治之,基本方即黄芪100~30g,党参30g,白术15g,炙升麻12g,柴胡12g,当归15g,陈皮12g,萆薢15g,杜仲12g,怀牛膝15g,菟丝子15g,炙甘草5g。

以此方加减治疗半年后,即2001年1月上旬,诸症悉除。为巩固治疗成果,又以轻剂补中益气汤加补肾药间断治疗1年,即至2002年2月上旬后改服补中益气丸、桂附理中丸交替治疗1年多,到2003年春夏之交停药。观察至今,仅于2006年冬季左上眼睑稍有轻微下垂之症,又及时前来治疗月余而获愈。

肌无力危象案

某男,32岁,已婚。因"重症肌无力(全身肌无力型)伴胸腺增生"在某省级医院行胸腺切除术后1个月余,于2006年3月5日来诊。刻诊:满月脸、向心性肥胖等"库欣综合征"表现,双眼上睑下垂,呼吸困难,喉中痰盛,饮水发呛,抬头无力,胸闷胀满,四肢软弱无力,汗出淋漓。纳可寐差,二便正常,舌质淡、舌边有齿印、苔白厚腻,脉沉滑无力。患者术后予泼尼松 50mg 口服,1 日 1 次,以及溴吡斯的明 60mg 口服,1 日 4 次治疗至今。急予甲硫酸新斯的明注射液试验,结果呈阳性,此乃西医重症肌无力之肌无力危象,中医证属大气下陷。处理:收入院予中西医结合方法进行救治,解除危象。西医采用对症支持治疗为主:卧床休息,保持呼吸道通畅,给氧,充分吸痰,给予抗生素防止感染,注意血压、水电解质平衡,必要时气管插管,人工呼吸器辅助呼吸;考虑到激素量及胆碱酯酶抑制剂药物量已足,先维持该剂量,必要时再予激素(地塞米松)静脉注射或胆碱酯酶抑制剂药物(甲硫酸新斯的明)肌内注射或两者联合进行治疗。中医治宜回阳救逆,方拟补中益气汤合附桂理中汤加减治之:

黄芪 100g,红参 15g,白术 15g,当归 15g,柴胡 12g,炙升麻 12g,陈皮 12g,制黑附片(另包,开水先煎 3 小时)45g,肉桂 15g,干姜 15g,法半夏 15g,薏苡仁 30g,炙甘草 5g。每日 1 剂,日煎 4 次,开水煎沸 30 分钟,日服 4 次,每次 150~200ml,3 剂。

2006 年 3 月 7 日查房:患者除痰少易咳外,余症不减,且呼吸困难时轻时重。嘱主管医师密切注意患者病情,若加重时应立即予甲硫酸新斯的明注射液重复肌内注射,解除肌无力危象,但务必掌握应用好该药剂量及重复给药次数,一旦肌无力危象解除,应及时停止该治疗方法,尽量避免因新斯的明过量而致的胆碱能危象发生;若发生胆碱能危象,应立即用阿托品对抗。中医则紧扣"大气下陷"病机不变,守原方增加黄芪量到 150g,7 剂。

2006 年 3 月 14 日查房:患者病情渐趋平稳,全身肌力增加,呼吸困难消失,余症均有不同程度改善。舌质淡、舌边有齿印、苔白中根厚腻,脉沉滑无力。西药仍维持入院前的口服剂量及次数,即泼尼松 50mg 口服,1 日 1 次,溴吡斯的明 60mg 口服,1 日 4 次治疗;中药仍以原方 7 剂化裁治疗。

2006 年 3 月 21 日查房:患者 2 周来呼吸困难未发生,双眼上睑下垂明显改善,痰清稀易咳,饮水、抬头正常,汗止,胸闷胀满除,夜间已能安然入睡,但四肢仍不同程度软弱无力,且满月脸、向心性肥胖等"库欣综合征"表现日趋发展。舌质淡微红、舌边有齿印、苔中根薄黄厚腻,脉沉滑。嘱递减泼尼松(5mg)及溴吡斯的明 1 片(60mg),即泼尼松 45mg 口服,1 日 1 次,溴吡斯的明 60mg 口服,1 日 3 次;现中医证属气虚痰阻,治宜益气化痰,方拟黄芪六君子汤合温胆汤加味治之:

黄芪 60g,党参 45g,白术 15g,茯苓 25g,陈皮 12g,法半夏 15g,竹茹 5g,枳实 12g,胆南星 12g,淫羊藿 15g,巴戟天 15g,甘草 3g。7 剂。

2006 年 3 月 28 日查房:患者病情平稳,双眼上睑下垂已轻微,手足软弱无力改善明显,舌脉同上。至此,患者肌无力危象已被解除且无复发,嘱其适当活动,预防感冒,忌食辛辣油炸及生冷寒凉之品,调整好心态,长期配合医生治疗,预后良好。同时根据病情具体情况遵医嘱按规律逐渐递减西药,中药根据辨证治疗,且配合饮食疗法,即薏苡仁与绿豆煮粥食用,日 2 次,此法有益胃健脾、除痹胜湿之功。

患者出院后因感冒或情绪波动使该病再次加重,先后又住院治疗 2 次。该患者自第 1 次到笔者处诊治至今,无论住院还是门诊治疗,一直采用中西医结合治疗方案,现其已无上睑下垂、"库欣综合征"已消失、四肢肌力已如常人,除了服用中西药治疗及间断饮食疗法外,嘱其一定要注意禁忌诱发加重该病的相关事项,其生活、工作已与常人无异。其目前仍使用西药维持量,定期在门诊接受系统的中西医结合治疗观察中。

3. 急则治标,缓则治本

重症肌无力这一自身免疫性疾病,中医认为多属本虚标实,而该病在整个发生、发展、康复及治疗过程中,最易外感,而外感又最易诱发和加重该病,甚至诱发肌无力危象。外感,多系机体正虚邪恋,卫外不固,风邪侵肺,痰热内蕴。治疗外感这一标病(证)时,若妄投苦寒之品或长期使用峻猛之药必致正气大伤,形成恶性循环。根据"急则治标""扶正达邪"的原则,用扶正药的同时,酌加用清热解毒药,以期邪去则正安。具体临证方药选用性质较平和,具有和解少阳之功,以清泻枢机之热为特点的小柴胡汤为主。外感最常见的有感冒、咳嗽及高热。①感冒:风寒证,小柴胡汤合荆防败毒散加减;风热证,小柴胡汤合银翘散加减。②咳嗽:小柴胡汤合苇茎汤加减。③高热:小柴胡汤合导赤散加减。但治疗过程中,要紧紧把握"中病即止"的原则,随即应以治本善后治之,此也乃"缓则治本"。兹举例如下。

感冒之风寒案

某男,13 岁。患重症肌无力(单纯眼肌型)半年,正应用纯中医药治疗中,该患儿经过半年治疗,于 2005 年 12 月 1 日来诊时的 3 周前病情平稳,上眼睑下垂等症状已消失。但 3 天前不慎受凉后鼻流清涕,恶寒,全身酸困,神疲乏力,于昨日发现左上眼睑轻微下垂,且晨轻暮重。纳呆,寐可,二便正常。望其舌象:舌质淡、苔薄白;切其脉象:脉紧无力。此属寒邪侵肺所致,治宜祛寒固肺化解,方拟小柴胡汤合荆防败毒散加减:

柴胡 10g,黄芩 10g,法半夏 12g,苏条参 12g,连翘 15g,葛根 15g,荆芥 10g,防风 10g,前胡 12g,枳壳 10g,桔梗 10g,甘草 3g。每日 1 剂,日煎 4 次,开水煎沸 30 分钟,日服 4 次,每次 100ml,3 剂。

2005 年 12 月 3 日诊:患儿恶寒、流清涕已除,头昏、鼻塞、身困、乏力已微,纳食转佳,左上眼睑下垂仍旧,舌质淡、苔薄白,脉浮无力。此乃邪正交争已定胜负,拟补中益气汤合小柴胡汤加减治之:

黄芪 12g,苏条参 10g,白术 12g,柴胡 10g,炙升麻 10g,陈皮 10g,当归 10g,黄芩 10g,法半夏 12g,连翘 12g,葛根 15g,甘草 3g。3 剂。

2005 年 12 月 5 日诊:患儿感冒痊愈,左上眼睑下垂基本消失,舌质淡、苔薄白,脉沉。寒邪已逐尽,立即转入扶正治本以善后。

感冒之风热案

某女,17 岁。该患者患"重症肌无力(全身肌无力型)伴胸腺瘤"在某省级医院行胸腺切除术后出院 2 个月余,于 2005 年 2 月 4 日至今一直在笔者处服中西医药物(西药为地塞米松及溴吡斯的明)治疗至 2005 年 10 月中旬,停服激素(地塞米松)。近半年多来,仅用溴吡斯的明 60mg 口服,1 日 2 次,以及中药日 1 剂治疗中,病情较平稳,已能参加适度工作。

2006 年 5 月 7 日来诊时见:外感 1 周,头痛肩酸,口干咽痛,鼻塞流脓涕,干咳无痰,全身无力,纳可,寐差,大便偏干,小便短赤,舌质淡红、苔薄黄,脉沉细微数。此属中医热邪犯肺,治宜清热润肺,方拟小柴胡汤合银翘散加减治之:

柴胡 12g,黄芩 12g,法半夏 15g,连翘 30g,葛根 30g,苏条参 12g,金银花 30g,薄荷 12g,桔梗 12g,淡豆豉 30g,板蓝根 30g,竹叶 12g,甘草 3g。日1 剂,日煎 4 次,开水煎服 30 分钟,日服 4 次,每次 150~200ml,7 剂。

患者服完 7 剂后,除全身无力仍存外,感冒诸症悉除,舌质淡红、苔薄黄,脉沉细。笔者认为,患者外感虽愈,但因外感风热,已用清热解毒类药物治之这一过程,必将耗气伤阴,再结合重症肌无力的病机"气虚为本"及舌、脉,该病病机目前应辨为气阴两虚较为恰当。故治宜益气养阴,拟黄芪生脉二至丸合四君子汤加味治之:

黄芪 25g,苏条参 15g,麦冬 15g,五味子 10g,女贞子 12g,墨旱莲 12g,白术 15g,茯苓 25g,葛根 30g,柴胡 12g,山药 30g,炙甘草 5g。

患者再次来诊时,均抓住重症肌无力全身肌无力型主要责之于脾肾两脏受损、互为因果的关键,紧扣该病病机,随证治之,以图根治。

咳嗽案

某女,2 岁半。2007 年 2 月 28 日初诊:其母诉 2 个月前患儿不明原因出现双眼上睑下垂伴抬头无力、走路易摔跤等症,赴昆明就诊,被某医院诊断为重症肌无力,予泼尼松 10mg 口服,1 日 1 次,以及溴吡斯的明 15mg(即1/4 片)口服,1 日 4 次治疗。2 个月来上症稍好转,但患儿易外感咳嗽。现患儿仍咳嗽咳痰,鼻塞流涕,纳寐尚可,二便正常,舌质淡红、苔薄黄微腻,指纹显于风关见白中显红。证属中医风热侵肺,治宜清热祛风、润肺止咳,拟小柴胡汤合苇茎汤加减:

柴胡 5g,黄芩 5g,法半夏 6g,芦根 10g,冬瓜仁 10g,薏苡仁 10g,桃仁5g,连翘 10g,葛根 10g,苏条参 6g,蝉蜕 5g,甘草 2g。日 1 剂,日煎 3 次,开水煎沸 30 分钟,3 次混合,日服 5 次,每次 8~10ml。

以此方化裁治疗 2 周。维持西药原用量。

2007 年 3 月 14 日诊:患儿咳嗽咳痰、鼻塞流涕已除,但双眼上睑下垂有加重趋势。标已除,以治本善后处之。

高热案

某男,31 岁,已婚。2000 年 2 月 28 日诊。患重症肌无力(全身肌无力型)多年,治愈后,因长期饮酒又复发,再次系统治疗中。今因"感冒发热"来诊。诊见寒热往来(体温 40.2℃),头昏闷痛,左上眼睑下垂,斜视、复视,肢软无力,咽痛,纳寐均差,小便色黄。舌质淡红、苔薄白,脉沉细数。小柴胡汤合导赤散加减:

柴胡 12g,黄芩 12g,竹叶 12g,法半夏 15g,连翘 30g,葛根 30g,车前子(包煎)30g,板蓝根 30g,鱼腥草 30g,滑石(包煎)18g,生石膏 60g,甘草 3g。2剂,1 日服,每剂日煎 3 次,开水煎沸 30 分钟,日服 6 次,每 2 小时服 150ml,直至体温降至 37℃为止。

翌日体温已正常,余症减,再以上方去生石膏加苏条参 25g,每日 1 剂,日服 3 次。3 剂后以健脾益肾善后。

该例乃"邪之所凑,其气必虚",正不胜邪,外邪乘虚而入,由表及里,少阳枢机不利,邪热亢盛所致。治宜清热解毒,和解少阳。药证相符,体温必然降至正常。体温已正常,中病即止,随即以健脾益肾法续治本病。

4. 知常达变,辨证论治

在治疗重症肌无力过程中,会发现该病往往并发甲状腺功能亢进症、高血压、乙型肝炎、糖尿病等难治病,这让医者颇感棘手,为彻底治愈该病带来了诸多困难。但从中医整体观念及辨证论治出发,只要掌握并发病症的关键病机再结合重症肌无力的病机分析,做到知常达变,那么,医者一定会探索出一条行之有效的诊疗方案。现以实例验之。

甲状腺功能亢进症案

某女,32 岁,已婚。患重症肌无力(单纯眼肌型)8 个月,纯中医辨证治疗 5 个月后上睑下垂基本消失,病情趋于稳定,正在积极治疗中。2005 年 5月 6 日诊时诉:半月前,突现消食易饥,烦躁易怒,目干涩,口渴喜饮,神疲乏力,汗出。上睑下垂有复发之势。寐可,二便正常。舌质淡红、少苔,脉沉细微弦。外院查 T_3 :3.6mmol/L(正常值 0.9~2.8mmol/L),T_4 :155mmol/L(正常值 55·144mmol/L),被诊为甲状腺功能亢进症。

甲状腺功能亢进症,中医病机实证多为痰、瘀、气、火,虚证总以阴精耗伤为主。甲状腺功能亢进症的病机与重症肌无力的病机相比,前者具有"浮阳上越"之势,后者乃为"脾弱下陷"之征,两病虽有上下分歧,但耗损元气则一。因此,二病合一的治疗,宜抓住两病的共同病机特征,遣方用药,方能提高整体疗效。若具体临证时,重症肌无力用升举阳气药如升麻、柴胡等,恐更升越;甲状腺功能亢进症用平肝潜阳药如龙骨、牡蛎等恐更潜降。故这一升一降的使用,在配伍及剂量方面一定要谨慎为之。细究该案二病合一,当属肝火上炎为标,气阴两虚为本。故法以益气养阴治其本,拟黄芪生脉二至丸合四君子汤加味为第1方;健脾柔肝治其标,拟逍遥散合二至丸加味为第2方。

第1方:黄芪45g,苏条参30g,麦冬15g,五味子10g,女贞子15g,墨旱莲15g,白术15g,茯苓15g,枸杞子10g,菊花10g,生地黄15g,炙甘草5g。

第2方:柴胡12g,白芍15g,白术15g,当归15g,茯苓18g,薄荷12g,女贞子12g,墨旱莲12g,牡丹皮10g,夏枯草15g,菊花10g,甘草3g。

第1方、第2方各10剂,交替治疗。

2005年5月27日诊:患者除上睑下垂、神疲乏力、汗出无变化外,余症均减,舌脉同前。因思该案应以治重症肌无力为主,兼治甲状腺功能亢进症为辅乃是上策,故第1方以益气养阴为主时,兼以升举阳气,第1方药物调整为:

黄芪60g,苏条参45g,麦冬15g,五味子10g,女贞子15g,墨旱莲15g,白术15g,茯苓25g,炙升麻8g,柴胡8g,当归15g,陈皮12g,炙甘草5g。

第2方健脾柔肝时应兼以潜阳收敛,将第2方药物调整为:

柴胡12g,白芍15g,白术15g,当归15g,茯苓18g,薄荷12g,女贞子12g,墨旱莲12g,煅龙骨15g,煅牡蛎15g,夏枯草15g,菊花10g,甘草3g。

第1方、第2方交替治疗50天后即2005年7月15日,上睑下垂仅于疲劳和月经期稍现外,余症均除,查T_3:2.7mmol/L,T_4:141mmol/L,舌质淡红、苔薄黄微腻,脉细。为图进一步根治,仍宗益气升阳、养阴柔肝之法,故用以上两方重新调整加减治疗6个月即至2006年1月16日。其中,前2个月后,患者的重症肌无力及甲状腺功能亢进症的所有症状及体征消失,同时,每个月复查一次T_3、T_4,均正常;而后4个月的治疗中以上症状及体征未复发,T_3、T_4检查亦均正常。后又改为中成药黄芪生脉饮续治半年后于2006年下旬停药至今,未复发。

高血压案

某男,47岁,已婚。患重症肌无力(全身肌无力型)1年余,于2006年10月9日来诊。刻诊:满月脸,向心性肥胖,颜面潮红,双眼上睑轻微下垂,左眼甚于右眼;头昏烦躁,神疲肢软;纳可,寐差;大便偏稀,小便正常。既往患高血压病史3年余。来诊时口服泼尼松35mg,1日1次,溴吡斯的明60mg,1日4次,以及尼群地平10mg,1日1次。查:舌质淡红、舌边有齿印、苔薄白,脉沉细,血压:160/110mmHg(服降压药后1小时)。

中医认为,高血压素有"肝阳上亢"之征,而重症肌无力又有"脾虚下陷"之象。两病合一时,虽有上下而异,但阳气虚损相同。该例既有肝阳亢,又有脾虚弱,看似矛盾,实质只要紧扣"阳气虚损"这一病机,便可立法遣方用药施治。法为:健脾抑肝;方为:黄芪四君子汤合四逆散合痛泻要方加减。

黄芪30g,太子参30g,白术15g,茯苓25g,柴胡12g,白芍15g,枳壳12g,陈皮12g,防风12g,钩藤(另包,后下)20g,葛根30g,甘草3g。日1剂,日煎3次,冷水煎沸20分钟,日服3次,每次150~200ml,20剂。

西药维持原药原量不变,嘱每日定时测血压。

2006年10月27日诊:除头昏烦躁、神疲肢软、大便偏稀好转外,余症不减,舌脉同前,测血压:150/105mmHg。虽辨证施治正确,但收效甚微,思两病合一日久,健脾与抑肝之法合为一方恐药效难于集中显现,故以健脾为主拟第1方,抑肝为主拟第2方。第1方为补中益气汤合四君子汤加味;第2方为逍遥散合痛泻要方加味。

第1方:黄芪45g,太子参30g,白术15g,茯苓25g,炙升麻10g,柴胡10g,当归12g,陈皮12g,葛根30g,怀牛膝15g,白芍15g,炙甘草5g。

第2方:柴胡12g,白芍15g,白术15g,茯苓18g,当归10g,薄荷12g,陈皮12g,防风12g,钩藤(另包,后下)20g,葛根30g,生龙骨15g,生牡蛎15g,甘草3g。

第1方、第2方各15剂交替治疗30天后,虽颜面已不潮红、上睑无下垂,头昏烦躁、神疲肢软、大便偏稀除,但满月脸、向心性肥胖仍在发展,纳可,寐佳,舌质淡红、舌边微有齿印,脉细,测血压:135/88mmHg(其间每日血压已逐渐正常)。辨证遣方用药精当,两病合一症消且趋于平稳,仍按此思路续治且嘱患者按规律递减所服西药。

乙型肝炎案

某男,6岁。被昆明某医院确诊为重症肌无力(全身肌无力型)3年余,于1996年12月15日来诊。患儿母亲诉3年来患儿一直用新斯的明类药物及中药治疗,其间病情加重时又曾赴昆明某医院住院治疗2次,病情一直没有完全控制。因患儿家在农村,家中仅有其母及其弟三人,经济十分困难,故拒绝做影像学及实验室等相关检查。笔者自接诊治疗该患儿2年中逐渐递减西药至停服且重症肌无力病情平稳后,1998年11月20日劝其做相关检查,患儿母亲表示同意,因患者经济能力所限,仅嘱其查血生化中的肝功能、肾功能及乙肝五项。实验室检查结果回报,ALT:68U/L(正常值0~40U/L)、AST:71U/L(正常值10~40U/L)、GGT:85U/L(正常值0~50U/L),HBsAg(+)、HBsAb(−)、HBeAg(+)、HBeAb(−)、Anti-HBc(+),肾功能正常。该患儿竟然患有乙型肝炎(大三阳)合并肝轻度损伤。追问病史,患儿母亲方诉患儿在出生前其父就患有乙型肝炎多年,且患儿在4岁左右时,患儿父亲就死于肝癌,而患儿出生至今未做过肝功能及乙肝五项检查。于是,笔者认为患儿罹患乙型肝炎疑为其父通过性传播给其母,再由母婴传播所致。患儿现无不适之感,纳寐及二便尚可,舌质淡红、舌边微有齿印、苔薄黄腻,脉沉微滑。

乙型肝炎,中医认为多属脾虚肝郁湿热之证,而重症肌无力多为脾虚所致。对此案的乙型肝炎,其病位在肝、脾两脏,根据舌脉证也应从肝脾入手,即遵"见肝之病,知肝传脾,必先实脾"之理,同时,其重症肌无力病情虽已控制住,但尚须巩固治疗,其病位以脾脏为主,应从脾入手。因此,此案两病合治,宜健脾益气、疏肝解郁、除湿理脾。方用黄芪四君子汤合四逆散加味治之:

黄芪30g,太子参15g,白术12g,茯苓15g,柴胡10g,白芍12g,枳壳10g,田基黄15g,垂盆草15g,白茅根15g,薏苡仁15g,炙甘草5g(注:现代药理研究表明,田基黄、垂盆草具有保肝降酶作用;白茅根有显著降低血清转氨酶活性作用。此亦为笔者多年临床经验所证实,同时,笔者临证中还体会到,白茅根还有使乙肝五项阳转阴的作用)。每剂服1日半,冷水煎沸20分钟,日服3次,每次30ml,20剂。

1998 年 12 月 21 日诊：患儿病情平稳，无异常症状出现，舌脉同前。查 ALT：45U/L、AST：51U/L、GGT：53U/L，乙肝五项同前，即 HBsAg（+）、HBsAb（−）、HBeAg（+）、HBeAb（−）、Anti-HBc（+）。药已获效，守方继进 40 剂，即治疗 60 日。

1999 年 2 月 25 日诊：患儿仅于中午 13 时左右右上睑稍有下垂感。舌质淡红、舌边略有齿印、少苔，脉沉细。查：肝功能已转正常，即 ALT：35U/L、AST：29U/L、GGT：46U/L，乙肝"大三阳"已转为"小三阳"，即 HBsAg（+）、HBsAb（−）、HBeAg（−）、HBeAb（+）、Anti-HBc（+）。其肝病能获此疗效，令人满意，但因在健脾益气方中长期使用疏肝、除湿之药，势必耗气伤阴致重症肌无力上睑又稍有下垂之势。故治宜益气养阴、升阳举陷。方拟补中益气汤合生脉散加味：

黄芪 25g，太子参 15g，白术 12g，茯苓 15g，炙升麻 10g，柴胡 10g，当归 12g，陈皮 10g，五味子 8g，麦冬 12g，女贞子 10g，白茅根 15g，炙甘草 3g。

治疗 1 个月后，患儿上睑下垂感消失。仍以此方续治 1 个月后，病情平稳，同时查肝功能正常，乙肝五项同前。再以此方加减半年后即 1999 年 11 月初，查肝功能：正常，乙肝五项：HBsAg（+）、HBsAb（−）、HBeAg（−）、HBeAb（−）、Anti-HBc（+），因患儿家庭经济困难，嘱服中成药补中益气丸间断巩固治疗，有时药效不显，复加诱发因素致上睑稍有下垂感时又及时来诊治疗。每隔 1~2 年偶尔复诊 1 次，情况良好。

糖尿病案

某女，50 岁，已婚。2002 年 12 月 5 日来诊时诉，被省级某医院诊断为重症肌无力（全身肌无力型）1 年余，曾在该院住院治疗，出院半年后由其家人搀扶至笔者诊室诊治。患者既往有 2 型糖尿病史 2 年余。来诊时口服泼尼松 30mg，1 日 1 次，溴吡斯的明 60mg，1 日 4 次，以及消渴丸 10 粒，1 日 3 次。症见：满月脸、向心性肥胖，双眼上睑下垂，语声低微，腰膝酸软，上肢抬举及下肢迈步无力，口干，心悸，纳可，寐差，大便时干时稀，小便正常。舌质淡红、舌边有齿印、苔少，脉沉细数。查空腹血糖：11.6mmol/L（正常值：3.89~6.11mmol/L）。

糖尿病，中医认为大多数以"气阴两虚，肾精不足"或以"阴虚燥热"为表现。分析此例,恰与重症肌无力的气阴两虚证同类,二病合一,综合四诊,即辨证为气阴两虚、肾精不足。治宜益气养阴、滋补肝肾。方拟补中益气汤合生脉散加味为第1方;拟黄芪六味地黄丸合二至丸加味为第2方。

第1方:黄芪75g,苏条参60g,白术15g,茯苓25g,炙升麻12g,柴胡12g,当归12g,陈皮12g,五味子10g,麦冬15g,灵芝30g,炙甘草5g。

第2方:黄芪60g,生地黄15g,山茱萸12g,茯苓30g,泽泻30g,牡丹皮10g,山药30g,女贞子12g,墨旱莲12g,车前子(包煎)30g,桑寄生30g,甘草3g。

第1方、第2方各10剂,交替服用,每日1剂,日煎3次,冷水煎沸20分钟,日服3次,每次200ml。维持原西药及降糖药不变。

2002年12月24日诊:患者服药后无不适感,余症不减,因思辨证正确,应守法续治,故守方再进,治疗1个月。

2003年1月23日诊:上症均有不同程度减轻,查空腹血糖:8.7mmol/L,舌质淡红、舌边有齿印、苔薄黄,脉沉细。嘱患者按规律逐渐递减西药及降糖药。仍以原第1方、第2方加减化裁治疗半年后,诸症大减,此时西药已减为泼尼松20mg,1日1次,溴吡斯的明60mg,1日3次,消渴丸已停服1周,查空腹血糖:6.5mmol/L。舌质淡红、舌边略有齿印、苔薄黄,脉沉细。仍紧扣病机,因以脾、肾两脏虚损为主,根据"损者益之"之理,调整第1方为补中益气汤合四君子汤加味健脾,调整第2方为六味地黄丸合生脉散加味补肾。

第1方:黄芪60g,党参45g,白术15g,茯苓25g,炙升麻12g,柴胡12g,当归15g,陈皮12g,山药30g,灵芝30g,大枣30g,炙甘草5g。

第2方:生地黄15g,山茱萸12g,茯苓30g,泽泻30g,牡丹皮10g,山药30g,五味子10g,麦冬15g,苏条参30g,淫羊藿15g,巴戟天15g,甘草3g。

以上两方为基础方加减治疗1年后,即2004年8月初,泼尼松减为5mg,1日1次,溴吡斯的明减为60mg,1日2次,治疗期间反复测空腹血糖均在正常范围内。满月脸、向心性肥胖已消失,无上睑下垂,言语清晰,四肢力如常人,口干、心悸除,纳寐均可,二便正常,舌质淡红、苔薄黄,脉细。自此,该患者糖尿病病情及空腹血糖已控制住,仍嘱患者忌食含糖量高的食物。在继续采用中医辨证治疗重症肌无力的过程中,酌情加入经现代药理研究证实具有降低血糖作用的药物,以兼顾二病合一的治疗效果和二病合一的治疗成果。

5. 递减激素,育阴潜阳

长期或大量使用激素治疗的重症肌无力患者出现五心烦热、夜寐不安、烦躁盗汗等不良反应属阴虚内热之候,这与该病被辨为脾肾阳虚证,以温补脾肾法治之过甚,如妄投益火补上之剂而致"重阳必阴""阳胜则阴病"的阴伤状态一致。因此,在整个治疗尤其是递减激素过程中,应严格把握好阴和阳之间的关系,正所谓"善补阳者,必于阴中求阳,则阳得阴助而生化无穷;善补阴者,必于阳中求阴,则阴得阳生而泉源不竭"。笔者临证观察到,该病患者使用激素后最常见的是气阴两虚和肝肾阴虚两种证型。一般而言,具体临证时,气阴两虚者,其主方为黄芪生脉二至汤;肝肾阴虚者,其主方为黄芪知柏地黄汤。笔者还体会到,在递减激素过程中无论辨为何证型,几乎均可加入生地黄、淫羊藿(或巴戟天)各等量,或生地黄、淫羊藿合巴戟天各等量,意寓育阴潜阳,既能预防反弹现象发生,又能提高治病疗效。同时,现代药理研究已表明,生地黄能防止长期服用皮质激素而引起的皮质萎缩,与皮质激素同用,能减少皮质激素的副作用;淫羊藿有提高肾上腺皮质功能的作用;巴戟天有促进肾上腺皮质激素样的作用。案例如下。

气阴两虚案

某女,45 岁,已婚。2003 年 12 月 10 日来诊。患者 2 年前被某省级医院诊断为重症肌无力(全身肌无力型),予口服泼尼松 60mg,1 日 1 次,以及胆碱酯酶抑制剂类药物治疗。诊时见:满月脸、水牛背、向心性肥胖、身上多毛、颜面痤疮,双眼上睑下垂,吞咽、呼吸时有困难,四肢软弱无力,五心烦热,心悸,盗汗,停经 8 个月,食欲大进,寐中易醒,大便正常,小便微黄。舌质淡红、舌边有齿印、少苔,脉沉细数。诉 2 年来试图遵住院时的主管医师医嘱按规律递减激素,但无功而返,现仍服泼尼松 50mg,1 日 1 次,病情非但未控制住,还出现了激素所致的诸多不良反应。此例患者,根据中医四诊合参,不论是重症肌无力所致还是激素的不良反应所致,总属中医气阴两虚证,先保持原激素量不变,拟黄芪生脉二至丸加味配合激素治疗:

黄芪 100g,太子参 45g,麦冬 15g,五味子 10g,女贞子 12g,墨旱莲 12g,淫羊藿 15g,巴戟天 15g,山药 30g,车前子(包煎)30g,地骨皮 15g,炙甘草 5g。

　　按此法以该方出入调治3个月后,除满月脸、水牛背、向心性肥胖仍在发展外,余重症肌无力相关症状如上眼睑下垂、四肢无力、吞咽及呼吸困难等明显好转且趋于平稳,五心烦热、心悸、盗汗、寐中易醒等症也有不同程度的好转,月经仍未行。舌脉同前。至此,可考虑嘱患者按规律结合病情逐渐递减激素,递减激素过程中勿忘育阴潜阳,同时,酌加生地黄、淫羊藿、巴戟天等。中医证仍以气虚、阴虚为主,故拟补中益气汤合四君子汤加味为第1方以益气为主;以黄芪生脉二至丸合酸枣仁汤加味为第2方以滋阴为主。

　　第1方基础方为:黄芪60g,苏条参45g,白术15g,茯苓20g,炙升麻12g,柴胡12g,当归15g,陈皮12g,生地黄15g,淫羊藿15g,枸杞子30g,炙甘草5g。

　　第2方基础方为:黄芪45g,苏条参30g,麦冬15g,五味子10g,女贞子15g,墨旱莲15g,酸枣仁(冲)30g,川芎12g,知母12g,茯神25g,生地黄15g,巴戟天15g,炙甘草5g。

　　以第1方基础方和第2方基础方加减交替治疗半年后即2004年9月下旬,该患者泼尼松已顺利递减为10mg,1日1次,月经已于2004年6月份开始每月如期而至,稍见满月脸、水牛背、向心性肥胖,多毛、痤疮已除,心悸、盗汗、寐中易醒亦消。舌质淡红、舌边微有齿印、苔薄白,脉沉微细。同时,重症肌无力相关症状未出现。此后,根据中医辨证论治,患者全身状况良好。

肝肾阴虚案

　　某男,57岁,已婚。被省级某医院诊断为重症肌无力(延髓肌型)7个月余,于2006年3月7日找到笔者诊治。详细了解病史及治疗经过获悉:患者自确诊之日入院治疗时,开始未予胆碱酯酶抑制剂类药物,仅服泼尼松治疗,以渐增法给药,住院2个月期间,泼尼松最大量达到50mg,1日1次,病情得到有效控制,出院1个月后按医嘱递减泼尼松时,病情出现反弹,现服泼尼松40mg,1日1次。刻诊:库欣综合征明显,右眼上睑下垂,呈面具脸,声音嘶哑,进食呛咳,头昏颈软,四肢乏力,骨蒸盗汗,纳可,寐差,大便偏干,小便略黄。舌红少苔,脉细微沉。此属肝肾阴虚证,治宜滋补肝肾之阴,拟黄芪知柏地黄汤合二至丸加味治之:

　　黄芪60g,知母12g,炒黄柏12g,生地黄15g,山茱萸12g,牡丹皮10g,山药 30g, 泽泻 30g, 茯苓 30g, 女贞子 30g, 墨旱莲 15g, 巴戟天 15g, 葛根 30g, 甘草 3g。日 1 剂, 日煎 4 次, 冷水煎沸 20 分钟, 日服 4 次, 每次 150~200ml, 30 剂。

维持激素原用量。

2006 年 4 月 8 日诊: 患者诸症趋于好转, 大便已转正常。舌脉同前。辨证无误, 仍以原方化裁治疗 70 日后见患者除库欣综合征明显外, 右眼上睑下垂微现, 声音已转清晰, 进食不再呛咳, 面部表情已如常人, 头昏颈软除, 四肢力稍增, 骨蒸盗汗减而未愈, 夜寐安然。舌淡红、苔少, 脉细微沉。重症肌无力病情已趋于稳定, 可考虑在中医辨证论治下, 按规律安全地逐渐递减激素。此时, 四诊合参, 中医证属肝肾阴虚, 兼有气虚, 故拟黄芪知柏地黄汤合青蒿鳖甲汤加味以滋补肝肾之阴, 为第 1 方; 拟黄芪生脉二至丸加味以益气滋阴, 为第 2 方。

第 1 方: 黄芪 30g, 知母 12g, 炒黄柏 12g, 生地黄 15g, 山茱萸 12g, 牡丹皮 10g, 茯苓 30g, 泽泻 30g, 山药 30g, 青蒿 30g, 鳖甲 15g, 淫羊藿 15g, 甘草 3g。

第 2 方: 黄芪 45g, 苏条参 30g, 麦冬 15g, 五味子 10g, 女贞子 15g, 墨旱莲 12g, 煅龙骨 30g, 煅牡蛎 30g, 生地黄 30g, 淫羊藿 15g, 巴戟天 15g, 灵芝 30g, 炙甘草 5g。

第 1 方、第 2 方交替治疗 2 个月后, 患者泼尼松减为 20mg, 1 日 1 次, 库欣综合征已不明显, 上睑下垂消失, 骨蒸盗汗除, 余症平稳, 舌脉仍同前, 中医辨证仍同前, 拟六味地黄丸合生脉二至丸加味:

生地黄 15g, 山茱萸 12g, 茯苓 30g, 泽泻 30g, 牡丹皮 10g, 山药 50g, 苏条参 45g, 麦冬 15g, 五味子 10g, 女贞子 15g, 墨旱莲 15g, 淫羊藿 15g, 甘草 3g。

以此方化裁治疗半年后即 2007 年 3 月初停服激素, 库欣综合征消失, 病情平稳, 再根据中医辨证间断治疗至今, 情况佳。

6. 证治失误, 改弦易辙

重症肌无力, 全身肌无力型久病者或单纯眼肌型顽固的斜视、复视及目睛不能转动诸症或多或少均存在虚中夹瘀、痰或痰瘀并见。该病脾胃气虚日久, 气亏血虚, 气血生化乏源, 因"血为气母""气为血帅", 血虚则气易衰, 气衰则运血无力,可致血瘀,正如《素问·痹论》所云"病久入深,营卫之行涩,经络时疏,故不通"——"久病必瘀"。病久,更加气弱血虚,血虚失濡,气机逆乱,气不化津,津凝滞成痰,或阳气衰微,无力蒸化敷布津液,炼液为痰,从而阻滞脉络,犹如《类证治裁》曰"痰则随气升降,遍身皆到……变化百端"——"怪病多痰"。气虚血瘀,可使津凝为痰,痰瘀互结,深入经络、脏腑——"痰瘀同源"。气虚血瘀者,除气虚证外,临证时尚见唇甲青紫,舌质黯或舌下脉络曲张、脉涩,实验室检查提示血黏度增高等。以"益气为主"治疗中宜酌加丹参、赤芍、川芎、山楂、益母草等祛瘀药;气虚痰阻者,尚见苔腻、脉滑等,治疗中宜酌加法半夏、竹茹、桔梗、白芥子、瓜蒌等化痰药;气虚痰瘀者,则痰、瘀征象俱见,治疗中宜"痰瘀同治",酌加化痰、祛瘀药。为避免祛瘀过甚,化痰过重而致阳气大伤之嫌,故以上祛瘀、化痰药,其性均较平和。具体临证时,若尚未把握其精髓,有时竟会发生证治失误的教训。以个案鉴之。

胸腺术后递减激素反弹案

某男,31岁,已婚。2000年6月18日诊。20年前患重症肌无力,并由单纯眼肌型发展为全身肌无力型。曾用中西医结合治愈,患者因工作性质长期饮酒,复加劳累,使该病在1999年初再度复发,现上睑下垂,斜视、复视,全身无力,饮水自鼻孔流出,吞咽及呼吸困难,胸部CT扫描示:胸腺异常增生。2000年5月31日在某省级医院行"胸腺切除并前纵隔脂肪清扫术"。术后2周出院时吞咽及呼吸困难,上睑下垂明显好转,全身无力稍缓解,但斜视、复视及左眼球外展受限仍在。予泼尼松50mg口服,1日1次,嗅吡斯的明60mg口服,1日4次。刻诊:除上症外,尚见神疲乏力,烘热盗汗,满月脸,背部痤疮,向心性肥胖。舌质红、苔薄白,脉细数。证属气虚血弱,虚热内扰。治宜益气补血,滋阴清热。拟黄芪八珍汤加味为第1方,黄芪生脉二至丸加味为第2方。

第1方:黄芪45g,党参30g,白术15g,茯苓25g,生地黄15g,当归15g,赤芍15g,川芎12g,淫羊藿15g,大枣30g,制首乌30g,炙甘草5g。

第2方:黄芪45g,苏条参30g,麦冬15g,五味子10g,女贞子15g,墨旱莲15g,菊花10g,地骨皮15g,生地黄15g,淫羊藿15g,栀子20g,炙甘草5g。

以上第1方、第2方交替治疗1个月后,上睑下垂除,全身力增,但斜视、复视无好转,递减泼尼松为45mg口服,1日1次,以及溴吡斯的明60mg口服,1日2次。药已中的,守方加减续治至2001年3月,除斜视、复视仍存在外,余无异常,此时,泼尼松已减为10mg口服,1日1次,溴吡斯的明已停服。

笔者以为,气滞血瘀、风痰阻络为该病斜视顽固不愈的根本,故在进一步治疗及递减激素过程中,应治以活血祛瘀、祛风化痰。遂予桃红四物汤加钩藤、全蝎、僵蚕、刺蒺藜、地龙、胆南星等药近1个月,泼尼松又减至5mg口服,1日1次,然而患者突现上睑下垂,且斜视、复视加剧。遂向恩师孟如教授请教。师曰,须始终谨守该病病机关键,再遣方用药方为良策。笔者顿然醒悟,再治以补中益气,调和气血。投补中益气汤合八珍汤加味:

黄芪30g,党参30g,白术15g,茯苓25g,炙升麻12g,柴胡12g,当归15g,陈皮12g,生地黄15g,赤芍15g,川芎12g,炙甘草5g。

同时,增泼尼松为30mg口服,1日1次。治疗1个月后,上睑下垂除,斜视、复视仍在,病情平稳,减泼尼松为15mg口服,1日1次。遵恩师教诲,均以益气为主,兼补血活血治疗至2001年9月中旬,斜视、复视明显好转,停服泼尼松。守法再续治至2002年1月,斜视、复视消失。为求巩固,再予间断服药治疗至2003年6月止,随访至今,未复发。

此例患者的诊治,因笔者将气滞血瘀、风痰阻络,误为斜视、复视的根本,治以活血祛瘀、祛风化痰,势必造成耗气伤阴,使"虚"者更"虚"的严重状态,故在递减激素过程中发生了反弹现象。幸得恩师及时斧正,方"扭转乾坤",使笔者对气虚血弱(尤其是气虚)实为该病的关键病机,且贯穿于疾病始终,体会极深。

重标轻本误致病情反弹案

某男,41岁,已婚。1997年2月5日来诊时诉3年前在某省级医院被确诊为重症肌无力(全身肌无力型),一直服用溴吡斯的明60mg口服,1日4次,以及泼尼松治疗(其间,泼尼松自确诊时即用大剂量75mg,后渐减量为25mg口服,1日1次),病情一直未控制住。刻诊:满月脸,双眼上睑下垂、尤以右眼为甚,四肢无力,颈部酸软,喘促胸闷,痰稠难咳,吞咽及呼吸困难时作,纳可,寐差,二便正常,舌质淡红、边有齿印、舌苔厚腻,脉沉细滑。证属中医脾胃气虚为本,痰湿内蕴为标。西医治疗维持原药原剂量不变,中医根

据"急则治其标,缓则治其本"的原则,治宜清化痰湿,方拟三仁汤合六一散加味治之:

薏苡仁30g,杏仁12g,白蔻仁10g,厚朴12g,通草12g,滑石(包煎)18g,法半夏15g,竹叶12g,炙紫菀12g,炙款冬花12g,桔梗12g,甘草3g。

治疗1个月后,除痰稠难咳明显好转、舌苔厚腻稍变薄外,余症未减。笔者以为,此例患者因舌苔厚腻,即可舍脉、舍症从舌,只要舌苔厚腻有所变薄,就应视为药已中的,当按此法续治,故守上方稍作化裁又治疗1个月。唯舌苔厚腻又变薄,余无变化。笔者心中暗喜,古言有之:痰湿者,痰之源生于湿也。只要加大利湿力度,必使湿去则痰无由以生。故仍以上方为主加利湿、化痰药治之。岂料,2周有余时患者前来告急:双眼上睑下垂加重、左眼上睑下垂也与右眼无异,且喘促无力、颈部酸软日趋严重。笔者静下心来认真琢磨:长期使用大队利湿化痰药以清化痰湿治之,虽痰少湿去,但已耗伤脾气,产生了使"虚"更"虚"的严重状态。随即更改方案,以益气健脾为主,兼以利湿化痰之法治之,拟补中益气汤合六君子汤加味:

黄芪45g,党参30g,白术15g,茯苓25g,炙升麻12g,柴胡12g,当归15g,陈皮12g,法半夏15g,薏苡仁30g,桔梗12g,炙甘草5g。

2周后,诸症均有所改善,再沿用此法治疗1个月后,患者双眼上睑下垂好转,四肢力增,喘促胸闷及痰稠难咳除,余症均有改善,舌质淡红、舌边有齿印、舌苔薄黄腻,脉细滑微沉。至此,此治疗方切中病机,药证相符,取效迅速。

综观本例患者的诊治过程,患者初诊时被辨证为脾胃气虚为本、痰湿内蕴为标,理应以治标为主、治本为辅、标本兼顾,但前期治疗时,总以清化痰湿治其标,而无益气健脾固其本,虽然标证大除,但因利湿化痰过久,势必损伤本证过甚,而致病情反弹。因此,诊治重症肌无力过程中,如何把握和应用好"急则治其标""缓则治其本""标本兼治"等治疗原则,笔者体会,应结合好该病的病机关键,于临证中细心感悟辨证论治的精髓,在研究中潜心探索理法方药的奥妙,只有这样,才能达到方证相应,效如桴鼓,而不致南辕北辙。

7. 针药并用,良效彰显

上睑下垂,斜视、复视几乎是重症肌无力的首发症状,经治疗一段时间后,大都伴随着相关症状及全身状况趋于好转或消失,但眼外肌麻痹严重的患者仍有斜视、复视顽固不减在临床中间或出现。逢此类患者,可采用针灸配合药物治疗,有时竟会出现神奇疗效。另外,针对临床少见的肌萎缩者(即西医 Osserman 改良分型中的Ⅴ型——肌萎缩型),应用针灸和穴位注射疗法配合药物治疗,也能提高临床疗效。举以下案例说明之。

斜视、复视顽固案

某男,22 岁,未婚。患重症肌无力(全身肌无力型)在笔者处经中西药物治疗 1 年半后,重症肌无力的相关症状如上睑下垂、吞咽及呼吸困难消失,四肢无力除,全身状况良好,唯斜视、复视与初诊时相比无明显改善。笔者考虑,该患者一是病程长,且为缠绵难愈的全身肌无力型,二是眼外肌麻痹甚为严重,故建议患者在服用中西药物的同时,配以针灸治疗。自 1997 年 9 月 2 日起调整治疗方案为针药并用施治。刻诊:患者右眼呈内斜视、外展几乎不能,目睛固定不动,复视严重,睁眼即见重影,伴头昏、眩晕时作。纳寐均可,二便正常,舌质淡红微紫、舌边略有齿印、舌苔薄微腻,脉沉细微数。证属中医气虚血瘀。治宜益气祛瘀。取手足阳明经、足太阴脾经、任脉及背俞穴为主。

处方:气海,合谷,足三里,血海,膈俞,风池,四白,支正。

具体操作方法:气海艾灸为补法;足三里针上加灸、施以补法;合谷、血海、膈俞针刺,补泻兼施;风池、四白、支正针刺,施以泻法。总体方法为针灸共用,补泻兼施。每日 1 次,7 日为 1 个疗程。

中药予黄芪四君子汤合桃红四物汤化裁。

西药用泼尼松维持量 5mg 口服,1 日 1 次,以及溴吡斯的明 60mg 口服,1 日 2 次。

综合治疗 50 日后,患者右眼内斜视已不明显,目睛已能转动,外展稍受限;复视在 1 米内消失。法已显效,恐针眼疼痛,嘱患者在继续服用中西药物的前提下休息 1 周(自此后,每治疗 1 个月即休息 1 周)再沿用此法作穴位加减治疗。3 个月后该患者斜视、复视完全消失,与常人无异。其间,西药已完全停服 1 个月余,只单纯服用中药。为巩固治疗成果,又要求患者续服中药半年后,改为间断服用中成药半年至 1999 年 2 月,随访至今,未见复发。

肌萎缩型案

某男,54岁,已婚。患重症肌无力半年于1994年2月6日由家人搀扶至笔者诊室,自诉半年前在昆明某医院被确诊为重症肌无力,一直口服溴吡斯的明60mg,1日4次,治疗至今,病情未能有效控制。诊时见:左眼上睑下垂,语音低怯,饮水呛咳,腰膝酸软,上肢握物不稳且上举困难,下肢软弱无力且蹒跚而行,双上肢鱼际肌及双下肢腓肠肌轻度萎缩,纳食一般,夜寐尚可,大便稀溏,小便清长,舌质淡、苔薄白,脉沉无力。西医诊断:重症肌无力(Osserman改良分型中的Ⅴ型——肌萎缩型);中医诊断:痿证。建议患者入院进行综合治疗,但患者诉说家庭经济困难,拒绝住院并要求门诊治疗。无奈只能尊重患者意见,尽力在门诊治之。西医维持原方案,中医证属脾肾两虚。脾肾两虚者,脾虚则肌肉萎缩,肾虚则骨痿无力,且脾主四肢、肌肉,故上、下肢软弱无力尤重。因此,治宜健脾益气,补骨强筋。方拟两方,第1方以补中益气汤合四君子汤加味健脾益气为治,第2方以金匮肾气丸加味补肾强筋为治:

第1方:黄芪60g,党参45g,白术15g,茯苓25g,炙升麻12g,柴胡12g,当归15g,陈皮12g,山药30g,车前子(包煎)30g,大枣30g,灵芝25g,炙甘草5g。

第2方:制黑附片(另包,开水先煎3小时)30g,桂枝10g,生地黄15g,山药30g,山茱萸12g,泽泻30g,茯苓30g,牡丹皮10g,黄芪60g,车前子(包煎)30g,杜仲15g,菟丝子15g,甘草3g。

每日1剂,日煎4次,日服4次,每次200ml。第1方每次均用冷水煎沸20分钟,第2方每次则用开水煎沸30分钟。第1方、第2方各25剂,交替服用。

1994年3月30日诊:中西医结合治疗50日后,患者除四肢肌肉萎缩部分无改善外,余症均减,且二便已转正常,舌质淡红、苔薄白微腻,脉沉稍有力。笔者考虑到肌萎缩型在临床上虽少见,但紧扣肝主筋、肾主骨、脾主肌肉四肢,故其肢体肌肉痿软无力伴萎缩乃与肝脾肾三脏密切相关。经以上治疗,药证尚合,略获转机,宗上方稍作化裁续服,此外,尚须配上针灸、穴位注射疗法,以调畅气血运行养肌肉、舒筋活络长肌肉,取足少阴肾经、足阳明胃经、足太阴脾经、任脉、督脉及背俞穴为主。

取穴:肾俞,关元,然谷,足三里,百会,曲池,血海。

具体操作方法:关元、百会艾灸为补法;肾俞、然谷针上加灸、施以补法;足三里、曲池、血海穴位注射;药物使用黄芪及复方丹参注射液混合各等量,按穴位注射操作方法进行;总体方法为针灸并用,以补法为主。每日1次,7日为1个疗程。同时,嘱患者家人对其肌肉萎缩部位进行按摩,每日3次。

此针灸、穴位注射疗法每治疗1个疗程则休息1周。同时,中西药持续服用而不能间断。如此综合治疗3个月后,患者左眼上睑下垂消失,语音正常,饮水无呛咳,腰膝酸软减,四肢力增,且四肢肌肉萎缩处已改善。视患者病情稳定情况嘱其于半年内逐渐递减西药溴吡斯的明至停服;中药仍沿用补益脾肾法调之;针灸、穴位注射仍宗原法,加减穴位和调整注射药物进行治疗。1年后即1995年7月,患者全身状况良好,全身肌力已与常人无异,而四肢肌肉萎缩处基本痊愈。因考虑患者家境贫寒,故中药、针灸及穴位注射疗法采用间断性治疗1年,即至1996年7月,病情平稳,肌肉萎缩部分已完好如初。

该例患者的治疗,采用综合治疗方案,尤其是针对肌肉萎缩,应用了针灸、穴位注射疗法,效果显著,可能是由于该疗法通过促进肢体血液循环与代谢功能,增加血管神经的营养供应,恢复损伤的神经组织,提高患肢神经的兴奋性,增加肌张力,从而改善了肌肉萎缩。

(二) 以住院为主之病案

静脉滴注地塞米松辅中药速解症状

某男,77岁,已婚,法国人,住院号:201709002。

因“反复双眼上睑下垂、复视2年余,加重4月”于2017年11月27日入院。

患者2015年7月无明显诱因出现双侧上睑交替性下垂、复视,晨轻暮重。曾在法国当地医院就诊,诊断为重症肌无力,予溴吡斯的明60mg口服,1日3次治疗,1周后症状渐有缓解,自行停服后上睑下垂及复视再次发作。2017年3月到北京某私人美容诊所就诊,考虑为眼睑皮肤松弛下垂,行手术治疗,术后上睑下垂稍有减轻,而1周后上睑下垂再次加重,且复视伴咀嚼无力。2017年10月开始口服中药及针灸治疗,咀嚼无力除,复视减轻,唯上睑下垂无改善。

入院时症见:双侧上睑下垂,右侧明显,复视。纳可,眠差,大便正常,夜间小便频数。舌质淡、苔白,脉弦细。

既往1996年患心肌梗死,2002年12月在法国行心脏搭桥术,术后长期口服阿司匹林肠溶片及美托洛尔治疗。

查:胸骨正中可见一长约15cm的陈旧性手术瘢痕;专科检查:右上睑下垂,位于8-4点位;左上睑下垂,位于11-1点位,疲劳试验(+)。

西医诊断:①重症肌无力;②心脏搭桥术后。

中医诊断:痿证(脾虚气陷证)。

患者入院后完善相关检查,肝功能、肾功能、葡萄糖、免疫球蛋白、补体两项均正常;电解质:钠134.60mmol/L↓、磷0.81mmol/L↓;心肌酶:超敏心肌钙蛋白T 0.017ng/ml↑;甲状腺功能五项:促甲状腺激素21.05μIU/ml↑;抗核抗体(−)、抗双链DNA抗体(−)、抗核抗体谱阴性。即予地塞米松5mg/d,静脉滴注14天,溴吡斯的明60mg口服,1日3次;中医治以益气健脾、升阳举陷,拟补中益气汤合六君子汤合方加味,即黄芪130g,党参50g,白术15g,茯神25g,当归15g,陈皮12g,法半夏15g,炙升麻12g,柴胡12g,菟丝子15g,合欢皮30g,炙甘草5g;针灸治疗同步进行。

2周后双眼上睑下垂疲劳试验(±),复视明显好转。激素改为泼尼松10mg口服,1日1次;溴吡斯的明60mg,减为1日2次。中药予上方微调,于2017年12月12日出院转为门诊治疗。

2018年1月19日,双眼上睑下垂疲劳试验(−),复视除,已停溴吡斯的明,泼尼松减至5mg,1日1次。中药方以补中益气汤合四君子汤合方加薏苡仁、淫羊藿、葛根、桔梗、生地黄,同时黄芪量减为100g治之并嘱泼尼松减至2.5mg,1日1次。再嘱患者1个月后停服泼尼松。

2018年3月12日,患者已停服泼尼松,病情稳定,状态良好,予此方回法国继续纯中药巩固治疗:黄芪60g,党参30g,白术15g,茯苓25g,炙甘草5g,陈皮12g,当归15g,柴胡12g,炙升麻12g,黄连10g,制首乌30g,刺蒺藜15g,生地黄15g。

患者2019年3月1日从法国转马来西亚再次赴我院复诊,诉当地无中药出售,而重症肌无力症状均除,故于2018年3月自停中药至今,未复发。

小剂泼尼松佐大量芪参类缓图收功

某男,33岁,已婚,广东深圳人,住院号:12050145。

因"四肢无力、咀嚼困难、口齿不清2年余"于2012年5月10日入院。

患者2年前因过度劳累,饮食不节制,开始出现四肢乏力,表情不自然,咀嚼无力,吞咽困难、饮水呛咳、说话时间稍长后感言语困难,休息后缓解。症状逐渐加重,至2010年11月在深圳市某医院诊断为重症肌无力,服用溴吡斯的明及泼尼松治疗,症状时有反复,2011年发现胸腺瘤,并于6月在深圳市某医院行"胸腔镜胸腺瘤切除术"。术后1个月因激素减量过快,病情明显加重:全身无力、行走困难,说话构音不清,呼吸困难,经住当地医院治疗好转,常规服用泼尼松7.5mg口服,1日1次。

入院时症见:偶感四肢无力,表情不自然,双眼发胀,胸闷。纳可,睡眠欠佳,大便溏,小便调。舌质淡红、苔薄黄微腻,脉细滑微沉。

查:左胸部可见两个长约2cm陈旧性手术瘢痕。

西医诊断:①重症肌无力(全身型);②胸腺瘤切除术后。

中医诊断:痿证(脾胃气虚,痰热阻络,肝肾阴虚)。

西医保持泼尼松7.5mg口服,1日1次免疫抑制治疗不变;中医予健脾益气、化痰、滋阴、补益肝肾为主,拟补中益气汤合六君子汤合方加味为第1方,黄芪香砂六君子汤加味为第2方,黄芪生脉散合六味地黄丸合方加味为第3方。

第1方:黄芪200g,西洋参(另煎,兑服)30g,党参45g,白术15g,茯苓30g,陈皮12g,法半夏15g,柴胡12g,炙升麻12g,山药50g,大枣50g,薏苡仁30g,淫羊藿15g,炙甘草5g。

第2方:黄芪120g,柴胡12g,白芍15g,木香10g,砂仁10g,陈皮12g,法半夏15g,党参60g,白术15g,茯苓25g,滑石(包煎)18g,甘草3g。

第3方:黄芪60g,北沙参45g,麦冬15g,五味子10g,生地黄15g,山药30g,山茱萸12g,茯苓30g,泽泻30g,丹皮10g,淫羊藿15g,甘草3g。

第1方治疗4天,改为第2方1天,再改为第3方1天,依次循环。

患者住院治疗167天以来,按照"病情控制""病状缓解""诸症悉除"3

个阶段而不断调整中西医方案，即激素始终未增量且至"诸症悉除"阶段 2 周后开始递减泼尼松；中药治疗则每周查房均遵"有是证用是方"的原则施方对选药对，其中至"病状缓解"阶段开始递减黄芪量并停用西洋参。

2012 年 10 月 24 日出院时，患者已停服泼尼松；予小剂补中益气汤合金刚丸化裁、六味地黄丸合二至丸化裁、黄芪八珍汤化裁等纯中医治疗方案治疗 2 年余，后再拟小剂补中益气汤酌加补肾、滋阴、化痰等药间断治疗 1 年停药至今，未复发。

口服溴吡斯的明配补益剂持久效卓著

某男，55 岁，已婚，天津人，住院号：14040446。

因"左上睑下垂 1 月余伴复视 3 周"于 2014 年 4 月 18 日入院。

患者 2014 年 2 月 28 日因劳累后出现左上睑下垂，遂至天津市某医院就诊，诊断为重症肌无力（眼肌型），予嗅吡斯的明 60mg，每 6 小时口服 1 次治疗，1 周后改为 1 日 3 次至今。患者诉服药时上睑下垂减轻，但药效缓解后上睑下垂加重，并出现复视。

入院时症见：左上睑下垂、右下视时伴复视。纳可，寐差，二便正常。舌质淡红、苔薄黄，脉沉。既往 2007 年行胆囊切除术；高血压 5 年，最高达 180/110mmHg，规律服药治疗（缬沙坦片 80mg 口服，1 日 1 次，阿司匹林肠溶片 100mg 口服，1 日 1 次）；高脂血症 3 年；血糖偏高。

查：右上腹可见一约 8cm 的手术瘢痕；专科检查：左上睑下垂遮瞳约 1/3，上睑痉挛，左眼疲劳试验（+），四肢骨骼肌疲劳试验（+）。

西医诊断：①重症肌无力（眼肌型）；②高血压 3 级，高危组；③高脂血症；④ 2 型糖尿病；⑤高尿酸血症；⑥肝损伤。

中医诊断：痿证（脾虚气陷证）。

西医予抗胆碱酯酶、降压、降脂对症支持等治疗：溴吡斯的明片 60mg 口服，1 日 3 次；洛伐他汀胶囊 20mg 口服，每晚 1 次；葡醛内酯片 200mg 口服，1 日 3 次等。中医以益气健脾、化痰除湿为法，以补中益气汤合四君子汤合方、补中益气汤合六君子汤合方等化裁治之，其中黄芪最大 180g、党参 60g、葛根 90g、鸡血藤 30g，患者上述症状好转、病情渐趋平稳，于 2014 年 4 月 29 日出院，出院带药 60 剂：

黄芪 180g,党参 60g,白术 15g,茯苓 25g,当归 15g,陈皮 12g,柴胡 12g,炙升麻 12g,桔梗 15g,葛根 90g,炙黄精 30g,苍术 20g,天花粉 30g,炙甘草 5g。

患者 2 个月后于 6 月 30 日至 7 月 15 日第 2 次入院复诊,根据病情逐渐递减溴吡斯的明,中医依证立法施方递减黄芪、党参、葛根等剂量。

2015 年 7 月 7 日第 3 次入院复诊,7 月 24 日出院时左眼疲劳试验(−)、四肢骨骼肌疲劳试验(−),诸症悉除,予小剂补中益气汤加减门诊治疗半年后停服溴吡斯的明。再调整补中益气类方间断治疗 1 年余停服中药。

患者夫妻 2 人于 2018 年 8 月自驾游,不远千里前来告知,停中药 1 年来病无复发。

他克莫司助力中医综合法破解诸病集一身

某女,65 岁,已婚,辽宁抚顺人,住院号:201807669。

因"双眼上睑下垂 3 年余,吞咽困难、抬头无力半月"于 2018 年 10 月 19 日入院。

患者 2015 年 1 月上旬出现左眼上睑下垂,晨轻暮重,休息后缓解,劳累后加重,半年后出现右眼球内斜视伴复视,轻微饮水呛咳。大庆市某医院行新斯的明试验(+),诊为重症肌无力,半年后又赴哈尔滨某省级医院住院治疗,予溴吡斯的明治疗,出院后自服中药治疗(其中黄芪 120g、党参 60g),病情好转,逐步减停嗅吡斯的明,近 3 个月出现右上睑下垂,并逐步出现交替下垂伴复视,近半个月来出现咀嚼、吞咽、饮水困难,四肢力差、起蹲困难,抬颈、抬头无力,偶服溴吡斯的明可缓解。

入院时症见:双眼上睑下垂、复视,四肢无力,吞咽困难、言语不利,二便调。舌红、苔黄腻,脉滑细。

既往有高血压 30 年,最高达 180/120mmHg,曾口服替米沙坦 40mg,1 日 3 次,血压控制不佳;腔隙性脑梗死多年;40 年前行剖宫术;2011 年因腰椎结核行腰椎手术,腰部正中可见长约 10cm 陈旧性纵形切口。测血压:171/106mmHg。

专科检查:双上睑下垂,左上睑 7-5 点位;右上睑 6 点位,双眼疲劳试验(+),闭目Ⅲ级,双眼上视受限,右眼下视受限,左右复视,外展稍受限,露白

3mm。颈曲稍受限,伸颈肌力Ⅳ级。鼓颊肌力Ⅳ级,闭唇肌力Ⅳ级,舌顶肌力Ⅳ级,抬臂肌力Ⅳ级,屈肘Ⅴ-级,伸肘Ⅳ级,伸腕Ⅴ级,握力Ⅳ级,分指肌力Ⅴ-级,双下肢屈腿Ⅳ级,屈髋、屈膝Ⅳ级,跗背伸Ⅴ级,踝背伸Ⅳ级,趾背伸Ⅴ级。入院行相关检查,骨密度测定示:骨质减少,T值-2.48;甲状腺功能八项:甲状腺球蛋白(TG)0.04ng/ml↓、甲状腺球蛋白抗体(TGAb)79.80IU/ml↑、甲状腺过氧化物酶自身抗体(TPOAb)276.20IU/ml↑;肝功能:白蛋白(Alb)38.00g/L;免疫球蛋白A(IgA)1.62g/L;肾功能:肌酐(Crea)38.00μmol/L↓;血糖7.37mmol/L↑;心肌酶:肌酸激酶同工酶(CK-MB)3.80ng/ml↑、高敏肌钙蛋白(hs-cTnT)0.031ng/ml↑;血脂:甘油三酯(TG)5.34mmol/L↑、高密度脂蛋白胆固醇(HDL-C)0.71mmol/L↓、低密度脂蛋白胆固醇(LDL-C)1.61mmol/L↓;心脏彩超示:左心房稍大;腹部彩超示:①脂肪肝;②子宫切除术后。

西医诊断:①重症肌无力(全身型);②高血压3级,极高危组;③腔隙性脑梗死;④脂肪肝;⑤子宫切除术后;⑥高脂血症。

中医诊断:痿证(气虚痰阻证)。

予地塞米松5mg/d,静脉滴注2周后改为泼尼松10mg口服,1日1次;溴吡斯的明60mg口服,1日3次。

1周后,增服他克莫司0.5mg,1日2次,同时逐渐减量泼尼松及溴吡斯的明;再以阿司匹林、阿托伐他汀、替米沙坦、阿卡波糖、二甲双胍、碳酸钙D₃、阿法骨化醇软胶囊等药对症支持治其诸病。中医以益气化痰为法,拟补中益气汤合六君子汤合方为主加味,即黄芪150g,党参50g,白术15g,茯神25g,当归10g,陈皮12g,法半夏15g,炙升麻12克,柴胡12g,菟丝子30g,葛根30g,苍术30g,炙甘草5g。

患者上述症状明显缓解,于2018年11月17日出院,出院时已停服泼尼松及溴吡斯的明,嘱继服他克莫司0.5mg,1日2次;中药方为:黄芪150g,党参30g,白术15g,茯苓25g,杜仲15g,陈皮12g,炙升麻12g,柴胡12g,菟丝子30g,葛根30g,炙甘草5g。以巩固、规律治疗。

中药调胃宜先行激素殿后攻主病

某女,58岁,已婚,广西南宁人,住院号:201803885。

因"吞咽困难、构音困难 3 年余"于 2018 年 5 月 27 日入院。

患者 2015 年 2 月无明显诱因出现抬头无力，颈部酸痛，到当地医院就诊，考虑为颈椎病，经对症治疗颈部酸痛已除，抬头无力稍有减轻。3 月出现吞咽困难，咽部异物感，5 月到南宁市某医院住院治疗后抬头无力逐渐消除，但吞咽困难无改善，并于出院后出现构音困难，右眼视物模糊，远视有复视，右侧眼睑稍下垂。到南宁某区级（省级）医院就诊，新斯的明试验（+），诊断为重症肌无力，予口服嗅吡斯的明 60mg 1 日 3 次、硫唑嘌呤 50mg 1 日 2 次及中药治疗 1 月余，患者症状完全消除后停服中西药。2016 年 6 月上症复发加重，再次到前医院住院治疗，给甲强龙冲击治疗后改为口服泼尼松 50mg，1 日 1 次治疗，症状改善不明显，于 2017 年 3 月出现吞咽困难、饮水呛咳加重，给鼻饲胃管治疗至今，同时发现"骨质疏松，胸腰椎多处压缩性骨折"，行手术治疗，再予口服嗅吡斯的明 60mg，1 日 3 次及中药，并停服泼尼松，罔效。

入院时症见：吞咽困难，饮水呛咳、咽部异物感，右眼视物模糊，远视有复视，右侧眼睑稍下垂。鼻饲胃管留置中，纳呆，眠差，二便调。舌淡红、苔白腻，脉细滑。

既往有"慢性胃炎、反流性食管炎""焦虑抑郁障碍"，长期口服帕罗西汀及氟哌噻吨美利曲辛治疗；2017 年 7 月因"T7、T8、T11、T12、L2 椎体病理性骨质"，在南宁某区级（省级）医院行手术治疗。

专科检查：右侧上睑稍下垂，位于 11-1 点位，双侧眼肌疲劳试验（+）。抬头肌力Ⅳ级，唇肌肌力Ⅲ级，舌顶颊Ⅲ级，双下肢近端肌力Ⅳ级。

西医诊断：①重症肌无力（全身型）；②胆囊息肉；③骨质疏松症；④慢性胃炎、反流性食管炎。

中医诊断：痿证（气虚痰阻证）。

第 1 个月（5 月 27 日至 6 月 25 日）：西药保持溴吡斯的明 60mg 口服，1 日 3 次不变，中药先投温胆汤、三仁汤调治胃肠，拔出鼻饲胃管后变方为补中益气汤合六君子合方（黄芪 100g、太子参 20g、西洋参 10g），为第 2 个月加用激素共同治主病奠定基础。

第 2 个月（6 月 29 日至 7 月 27 日）：加用地塞米松 5mg 静脉滴注 2 周后改为口服泼尼松 10mg，1 日 1 次；黄芪增量至 130g、参类仅用西洋参 20g。

第 3 个月(7 月 31 日至 8 月 24 日):前 2 周保持激素不变,后 2 周递减泼尼松为口服 7.5mg,1 日 1 次;中药变方为补中益气汤合四君子汤合方(黄芪 100g、北沙参 30g)。

患者住院治疗 3 个月出院时,除构音、吞咽稍有困难外,余症均明显好转。

患者再次入院复诊,分为两个阶段。

第 1 阶段(11 月 6 日至 12 月 5 日):递减泼尼松为 2.5mg,1 日 1 次,溴吡斯的明为 30mg,1 日 1 次;黄芪减量为 60g、参类改为太子参 20g。

第 2 阶段(12 月 9 日至 12 月 19 日):患者吞咽困难除、音嘶微,病情平稳。

出院时医嘱:泼尼松 1 个月后减为 2.5mg,隔天 1 次;中药方用黄芪 60g,太子参 20g,白术 15g,茯神 25g,当归 15g,陈皮 12g,法半夏 15g,柴胡 12g,炙升麻 12g,生地黄 10g,骨碎补 30g,板蓝根 30g,甘草 3g。

第三篇

对话实录篇

本书编辑陈东枢老师就书中内容提出相关几个问题，为便于读者阅读，笔者特整理、归纳答复如下。

一、采用纯中医辨证治疗重症肌无力的有关问题

（一）纯中医辨证治疗重症肌无力的目的和前景

1. 目的

西医认为，重症肌无力是一种主要由乙酰胆碱受体（AChR）抗体介导、细胞免疫、补体参与引起神经-肌肉接头传递障碍的获得性自身免疫性疾病。内科常选用胆碱酯酶抑制剂或/和糖皮质激素治疗。胆碱酯酶抑制剂可通过抑制胆碱酯酶活性，减少 ACh 降解，增加 ACh 浓度，与 AChRAb 竞争结合 AChR，提高神经-肌肉接头传导效应，从而改善神经-肌肉接头处传递功能，缓解肌无力症状。糖皮质激素有免疫抑制作用，可抑制 AChRAb 合成，使神经-肌肉接头处突触后膜上的 AChR 免受破坏；能促使突触前膜释放 ACh；能使终板再生，增加突触后膜 AChR 数目。此类西药治疗，短期内收效，能解除危象，但难以解决根本问题。同时，随着治疗的推进，副作用较大，如使用胆碱酯酶抑制剂过量时会出现"胆碱能危象"，长期大量应用糖皮质激素时会发生"库欣综合征"等，严重者还损伤多个脏器。

中医认为，重症肌无力属"痿证"范畴，但根据疾病的不同阶段，又可属"睑废""睢目""视歧""头倾"及"大气下陷"等病证。其关键病机是脾胃气虚，亦与他脏密切相关。从中医整体观念和辨证论治出发，拟方遣药而治，但不可急于求成，只能缓缓收功。短期疗效虽不及西医胆碱酯酶抑制剂的立竿见影，但长期疗效则着实令人满意。

临床实践证明，纯中医辨证治疗重症肌无力是有效、安全的。应积极提倡尝试和探索这种疗法，在临证中不断完善和总结，升华出一条更加行之有效的新路子，最大限度地满足广大患者的需求；同时，又可以不断补充和完

善纯中医治疗重症肌无力的内容，丰富中医学这门古老的医学体系，为人类的健康作出新的贡献。

2. 前景

对于重症肌无力这一症状异常复杂、缠绵难愈的自身免疫性疾病而言，中医、西医治疗均感棘手。西医治疗，虽近期疗效可，但毒副作用大、复发率高，且几乎不能解决根本问题；而中医治疗，远期疗效佳，几乎没有毒副作用，且治愈率高。从这个意义上来讲，纯中医辨证治疗重症肌无力具有广阔的治疗前景。

抚今追昔，国内中医专家不畏艰辛、呕心沥血，在纯中医辨证治疗重症肌无力方面做出了骄人的成绩，取得了丰硕的成果。虽是各家学说派别林立，但受益者除了患者本人，还有患者的家人，乃至全社会。

目前，按照中医自身发展规律，医家们研究纯中医辨证治疗重症肌无力，看似没有统一的、规范的、客观的"诊疗标准"，但经过临证观察，确有良效，这是不争的事实。不是有"事实胜于雄辩"一说吗？用事实摆道理，用事实讲话，不是更能说明其科学性、客观性、公平性吗？因此，我认为，这事实比书面上的"诊疗标准"更具价值！客观地说，这足以说明纯中医辨证治疗重症肌无力取得的显著疗效，不但是在继承中医，而且体现了创新中医。当然，就"纯中医辨证治疗重症肌无力诊疗标准"能否成为一个科学研究课题，应由国家组织相关专家共同制定，那将是一个突破。从这个意义上来讲，纯中医辨证治疗重症肌无力具有广阔的研究前景。

（二）纯中医辨证治疗重症肌无力的条件和范围

1. 条件

重症肌无力，根据累及骨骼肌部位的不同，西医传统分型为单纯眼肌型、延髓肌型、脊髓肌型和全身肌无力型。四型中，单纯眼肌型病情最轻，仅眼外肌受累；其他三型均有多组肌群受累，病情严重，尤其是延髓肌型和全身肌无力型常因呼吸肌麻痹而威胁生命；单纯眼肌型、延髓肌型和脊髓肌型，几乎最终都会发展到全身肌无力型。

从理论上讲，不论何型，治疗上采用中西合璧，扬长避短，似较恰当。然而，具体临证时，我认为，能采用纯中医辨证治疗的应尽力为之。因为"疗效为根本,特色为优势",就是要最大限度地发挥出中医显著疗效这一根本,最大限度地凸显出中医"简、便、验、廉"的优势。只有这样才更能体现出中医的优势和特色所在,中医的意义和价值所在。当然,不是所有的重症肌无力都能采用纯中医辨证治疗。重症肌无力总的治疗原则是"以中医为主,中西医结合"。所以,在这里,我们就必须圈定一个条件,即在什么样的情况下,方能采用纯中医辨证治疗?

临证观察表明,必须同时具备以下条件:一是全身体质状况一般尚可;二是未伴有其他病证尤其是其他自身免疫性疾病;三是病情发展平稳,而非急性进展型;四是尚未出现呼吸肌麻痹的轻证。

2. 范围

前面已圈定了纯中医辨证治疗重症肌无力的条件,接下来,我们就来谈谈究竟如何界定纯中医辨证治疗重症肌无力的范围。

本书中"重症肌无力中西医结合诊疗策略"中"能中不西方案"是这样概括的:"来诊前,未使用溴吡斯的明及泼尼松或甲泼尼龙、或其中之一治疗,来诊后及时予以中药辨证治疗的单纯眼肌型病程在半年内以及其他尚未出现呼吸、吞咽困难即呼吸肌麻痹的各型病程在 3 个月内的患者;或胸腺术前和术后均未使用溴吡斯的明及泼尼松或甲泼尼龙、或其中之一治疗的患者,宜首先辨证采用单纯中药治疗 1 个疗程(30 天),效显后,继续仅用中药进行治疗至痊愈。"其实,这一段话就是对纯中医辨证治疗重症肌无力范围的具体界定。那么,我们如何对其进行解读呢?

一是从疗法上来说,是未经西医即未使用任何西药(主要指胆碱酯酶抑制剂类药物溴吡斯的明及糖皮质激素类药物泼尼松或甲泼尼龙、或其中之一)治疗过的患者;二是从病程上来说,是单纯眼肌型病程在半年内或其他三型即延髓肌型、脊髓肌型和全身肌无力型病程在 3 个月内的患者;三是从病情上来说,是不论何型,只要病情未发展到发生呼吸肌麻痹程度的患者。以上三个方面,均应同时具备,方适合纯中医辨证治疗重症肌无力的范围。

(三) 纯中医辨证治疗重症肌无力的方法和技巧

1. 方法

没有规矩,不成方圆。纵观中医的发展历程,从古至今,凡中医诊治疾病,均离不开中医理论的指导。同样,治疗重症肌无力,一定要掌握好整体观念的精髓,紧紧围绕重症肌无力的病因病机,因人、因时、因地制宜,采用中医传统的望、闻、问、切四诊合参诊病方法,严格遵循中医疾病(中医病名)下的辨证论治,这样,才能取得满意疗效。

众所周知,中医和西医是起源不同的两门医学科学体系,其中,中医理论,成熟于几千年前的古代,而其辨证论治体系是通过长期临证实践不断完善和总结出的具有普遍规律性、指导性,在人体上经得起考验的医学科学理论,重视宏观的整体观念是中医的特色,它强调的是个体;西医理论,则是由现代科技内容所涵盖,在动物身上试验成熟后推广应用到临床上的规范的、客观的、科学的实验医学科学理论,它重视微观指标的检测,强调的是群体。

综上所述,我认为,纯中医治疗重症肌无力时,只能在中医理论的指导下,单独按照中医的原则去考虑,跟着中医的思维去走,去辨证论治,而此时,应尽量避开西医理论,或者仅将西医理论作为中医辨证论治的补充和参考,这才算得上是纯中医辨证治疗重症肌无力的路子。

2. 技巧

无论采用哪种方法处理疾病,毋庸置疑,都得讲究一个技巧问题。纯中医辨证治疗重症肌无力更是如此,如果掌握了技巧,临证时就能做到胸有成竹。下面,我们就来谈谈纯中医辨证治疗重症肌无力的技巧问题。

首先,要明确重症肌无力的关键病机是"脾胃气虚",而"气虚"则贯穿于重症肌无力的整个发生、发展、康复过程中,因此,中医不论辨为何证型(本书根据临证经验,把重症肌无力辨为脾虚气陷、气阴两虚、气血亏虚、脾肾阳虚、气虚痰阻、气虚血瘀、肝肾阴虚和大气下陷8种证型),均应将"益气法"作为一条主线贯穿于治病始终,且把补气要药黄芪作为君药(或不可缺少的主药)大量使用。此为技巧一。

其次,我的临证经验表明,虽然看似辨证分型过多、过杂,但脾虚气陷乃临证中最常见的证型,所以在"主要方剂"的使用频率上,补中益气汤合四君子汤就在众多方剂中脱颖而出,顺理成章地登上了治疗重症肌无力的宝座。此为技巧二。

最后,针对重症肌无力这一难治病而言,取单一方剂治疗,恐难取效,而取 2 个方剂相须或相使配伍,组成方对,势必超越单一方剂的单纯作用,产生出更为全面的显著功效,用于该病的治疗,显现出重要的临证价值;同时,因该病并发病症或兼证很多,故治疗中常根据具体病情拟定 2 方、3 方或 4 方等多方交替治疗。如此,则运用自如,屡起沉疴顽疾。此为技巧三。

二、中药和方剂在重症肌无力及其他自身免疫性疾病治疗中应用的有关问题

(一) 关于重症肌无力的治疗

本书以大量篇幅来论述了治疗重症肌无力的"常用中药"和"主要方剂"。其中,"常用中药"一共有71味,"主要方剂"一共有38首;同时,每味中药及每首方剂都有一个"治疗重症肌无力实践体会"。难道治疗重症肌无力一病,真的需要这么多的中药和这么多的方剂吗? 答案是肯定的! 因为若单纯就重症肌无力本身的治疗而言,辨证分为8型,也就那么10余首方剂,近30味中药就足够了,表面看似不需要更多的中药和方剂,但实际上重症肌无力一病在整个发生发展过程中的并发病症或兼证是极多的,不论是从纯中医治疗的角度还是从中西医结合治疗的角度出发,都必须以中医的整体观念为指导,全面掌握和灵活运用"急则治其标""缓则治其本""标本兼治"等中医的治疗原则,按中医的理、法、方、药对重症肌无力及其并发病症或兼证进行系统的、客观的、彻底的辨证论治,才能提高整个治疗过程中的疗效。

另外,治病似打仗,用药如用兵。临阵时,哪怕指挥官的决策何等英明,但如果兵力匮乏,又怎么谈得上打胜仗呢? 同样的道理,这里的中药和方剂就好比打仗用的"兵",临证时,如果能掌握和应用好更多的中药和方剂,就会左右逢源,而不至于顾此失彼。总而言之,治疗重症肌无力过程中,脑子里一定要时刻装着中医学活的灵魂——整体观念和辨证论治,同时,再拥有充足的兵力(更多的中药和方剂)供你指挥(使用),那么,临阵(证)时,你就会成竹在胸,运筹帷幄,逢战(证)必胜(效),大功告成!

(二) 关于其他自身免疫性疾病的治疗

自身免疫性疾病是指以自身免疫反应导致组织器官损伤和相应功能障

碍为主要发病机制的一类疾病。其发生机制尚不完全清楚,一般认为是在体内出现了异常免疫反应的基础上发生的。在各种致病因素作用下,破坏了机体自身耐受状态而发生持久和过度的自身免疫应答,就会导致自身免疫病理过程而致病。

从中医整体观念出发,先天禀赋不足,后天失养或素体正气虚弱,邪即乘虚而入或邪入之后,由于自身不能抗邪外出,正虚邪恋,导致脏腑经络及气、血、津液等虚损性变化,造成阴阳平衡、整体功能失调,是自身免疫性疾病发生且迁延难愈的原因;本虚标实或虚实互现,是自身免疫性疾病病机的关键。因此,"扶正祛邪"实为中医治疗自身免疫性疾病且贯穿于治病始终的大法。

我认为,因为重症肌无力属于自身免疫性疾病中的一种,所以其中医治疗也离不开"扶正祛邪"这一大法。其实,我治疗重症肌无力的方法就是在"扶正祛邪"原则下的具体应用。现在,让我们再来探讨如何把本书中论述治疗重症肌无力的"常用中药"和"主要方剂"拓展到其他自身免疫性疾病中的具体应用问题。

首先,中医讲"异病同治",就是指不同的疾病用相同的方法治疗,究其根源,实质就是各自不同的疾病在发生发展过程中的某一阶段出现了相同的"证",就可用同一治法。因此,总原则是所用中药及方剂大致相类。这真正体现了辨证论治可以跨越疾病间的界限,为疾病的治疗提供宽阔的思路和方法。毋庸置疑,每个自身免疫性疾病又均有其各自的关键病机,即特殊性,这样,也就产生了每个疾病的特殊用药经验和不同情况。

其次,现代药理研究证实,扶正药一般具有免疫增强或免疫调节作用,祛邪药多具有免疫抑制作用,活血化瘀药有时通过改善血液循环来达到抑制胶原结缔组织增生的目的等作用,当然,本书中论述的"常用中药"和"主要方剂"拓展到治疗各种自身免疫性疾病时,仍要把中医理、法、方、药传统诊疗思路放在首位,再重视西医对中药、方剂的研究成果,有选择地应用。这种中医的"病""证"与西医的药理作用的结合是一种较高层次的中西医有机结合,临证用好、用精必定产生出更加全面、更加确切的疗效。

最后,几乎所有的自身免疫性疾病均或多或少的伴有并发病症或兼证,那么，如何正确处理好本病与其并发病症或兼证呢？其实，重症肌无力与其并发病症或兼证的处理对于其他自身免疫性疾病来说，已经起到了一个抛砖引玉的作用，也就是说，具有一致性。故本书中"常用中药"和"主要方剂"在其他自身免疫性疾病的拓展应用，仍不能脱离辨证论治。

三、从重症肌无力看扶正祛邪与免疫的有关问题

(一) 正气和邪气的关系

正气,是相对于邪气而言的概念,是指人体的功能活动和对外界环境的适应能力、抗病能力和康复自愈能力,包括卫、气、营、血、精、神、津液和脏腑、经络各功能。精、气、血、津液是产生正气的物质基础,也是脏腑、经络等组织器官功能活动的物质基础,只有人体内精、气、血、津液充沛,脏腑、经络等组织器官的功能正常,人体的正气才能充盛。正气有气、血、阴、阳之分,其中任何一种不足均会导致正气虚,故正气虚有后天造成的,即脾胃亏虚,亦有因先天禀赋不足者,即肾虚。正气的作用有 3 个方面:一是防御作用,防止病邪侵入;二是抗邪作用,抗御外邪入侵;三是康复作用,适应外部环境变化,维持体内生理平衡,或对病后损伤组织的修复,使人体恢复健康。

邪气,是相对于正气而言的概念,泛指各种致病因素,包括外感六淫、疫疠之气、内伤七情、饮食劳逸、外力所伤、虫兽所伤以及水湿、痰饮、瘀血等,即存在于外界环境之中和人体内部产生的各种具有致病或损伤正气作用的一切因素。

中医发病学十分重视人体的正气,认为正气不足是疾病发生的内在因素,是内因;邪气是疾病发生的重要条件,是外因。内因是发病的根据,外因是发病的条件,外因通过内因起作用。此外,邪气虽然是发病的条件,但有时还是发病的决定因素,如外力所伤、虫兽所伤等。正如《素问·刺法论》所说"正气存内,邪不可干"及《素问·评热病论》所说"邪之所凑,其气必虚"。

一般而言,正气较强之体,感受病邪后,正气即奋起抗邪,病位较浅,病邪易被祛除;而素体正气虚弱之体,往往待病邪侵入到一定程度,正气方被

激发,故而病位较深,病情较重。针对邪气而言,一般来说,感邪轻浅者则病轻,感邪深重者则病重。诚如《锦囊秘录》曰"正气旺者,虽有强邪,亦不能感,感亦必轻,故多无病,病亦易愈;正气弱者,虽有微邪,亦得易袭,袭则必重,故最多病,病亦难瘥",以及《医原记略》云:"邪乘虚入,一分虚则感一分邪,十分虚则感十分邪。"

正气虚弱即为虚证,即主要表现为机体的精、气、血、津液亏少和功能衰弱,脏腑、经络组织器官的生理功能减退,抗病能力低下,包括阳虚、阴虚、气虚、津液不足、脏腑虚损等诸证候。正如《素问·通评虚实论》所说"精气夺则虚"。

邪气亢盛即为实证,主要包括外感、内伤等多种证候类型,正如《素问·通评虚实论》所说"邪气盛则实"。总之,中医学认为疾病发生的原理虽然错综复杂,但不外乎正气与邪气两个方面,发病是机体处于邪气损害与正气抗损害之间的斗争过程,正邪相搏是疾病发生、发展病理过程中最基本的原理。其中正气虚弱是发病的内因,邪气亢盛是发病的外因;正邪斗争的胜负则决定是否发病。

由此可见,掌握正气和邪气的各自含义及其相互关系,对重症肌无力而言,无论是治疗,还是养生,均具有较高的临床指导意义。

(二) 扶正祛邪与免疫

免疫,概括地讲指机体区分自身与异己的功能,即机体具有识别和清除抗原性异物的免疫系统,以维护机体的正常生理功能。这种功能主要表现为免疫防御、免疫自稳和免疫监视等3个方面。这3个方面的功能与中医学中正气的防御、抗邪、康复等3个作用极其相似,从这个意义上来讲,"正气"是机体免疫能力的一种中医表达方式。

扶正,是针对虚证而设,即"虚则补之"。通过补益正气来祛邪外出,正所谓"正盛邪自却"。

虚证的现代免疫研究结果表明,气虚、阳虚、阴虚、血虚均显示细胞免疫功能低下,而在体液免疫功能方面,则气虚、阳虚者低下,而阴虚者亢进,出现相对偏亢的病理状态,表现为免疫功能紊乱。肾阳虚证不仅表现为肾上腺皮质轴功能紊乱,而且在不同靶腺轴(甲状腺轴及性腺轴)、不同环节、不同程度上呈现潜隐性变化,发病环节主要在下丘脑(或更高中枢)的调节功能紊乱,说明肾虚证神经-内分泌-免疫网络的联络调节、整合能力减弱。脾虚证是以消化功能障碍为主,并累及神经-内分泌-免疫调节网络,常导致淋巴细胞、浆细胞生成减少,细胞免疫功能明显降低,外周血淋巴细胞、植物血凝素(PHA)皮试、单核吞噬细胞活性、淋巴细胞转化率、T淋巴细胞亚群、NK细胞活性等细胞免疫功能均有不同程度的改变。脾气虚大鼠脾脏和胸腺明显萎缩,镜下见造模动物的胸腺细胞和脾T淋巴细胞区的细胞减少或消失。

扶正药(多为补益药)一般具有免疫增强或免疫调节作用。免疫调节作用可能与下列因素有关:①调节垂体-肾上腺皮质系统的作用,促进神经-内分泌-免疫网络的功能;②活化免疫细胞;③改善骨髓造血功能;④促进细胞因子的分泌及活性,促进和调节补体、抗体、溶菌酶的产生;⑤增强巨噬细胞的吞噬作用;⑥调节细胞内的cAMP和cGMP的比例,提高和改善机体核酸、核苷酸的代谢。一般而言,扶正药广泛用于重症肌无力、哮喘、肾炎及肿瘤放化疗后免疫抑制等疾病虚证的治疗。

祛邪,是针对实证而设,即"实则泻之"。通过祛除邪气来促使正气的复原,正所谓"邪去则正安"。

实证的现代免疫研究结果表明,实证多表现为免疫功能亢进或抑制机体的免疫功能,还可表现为免疫功能降低或紊乱。

祛邪药(多为泻实药),通过抑制过高的病理性免疫反应或消除病邪对正常生理功能的干扰,而达到免疫平衡状态,包括对免疫复合物、自身抗体、过敏性介质及某些凝血因子引起的炎症性损害的清除,抗体形成的防止和已形成抗体的清除等。除此之外,祛邪药还具有免疫双向调节作用,可能与下列因素有关:①调节了辅助性T细胞和抑制性T细胞的功能和比例,抑制肥大细胞的脱颗粒和递质释放;②促进巨噬细胞的吞噬功能,清除抗原,减少了免疫系统的进一步激活;③提高中和抗体的产生,中和了抗原,抑制了免疫反应;④改善了微循环和毛细血管通透性;⑤调节了神经-内分泌-免疫网络的功能。一般而言,祛邪药广泛用于系统性红斑狼疮、类风湿关节炎、过敏性鼻炎及肿瘤化疗后的副作用等疾病实证的治疗。

综上所述,将免疫与中医的相关认识有机地结合起来分析,不难发现,在某些方面中西医竟有相似之处，对重症肌无力的治疗或是养生同样具有较高的临床指导意义和研究价值。同时，把中医的治则"扶正祛邪"结合西医的"免疫"进行研究，我认为是深入研究重症肌无力治疗的一个基础性研究方向，同样，此方向对拟定重症肌无力的具体养生方法也具有较高的指导价值。

四、中医养生学指导重症肌无力患者养生的有关问题

（一）中医养生学的相关概念

中医养生学在中医学中占据着重要的地位,并且体现在疾病的整个发生、发展和治疗、康复过程中。因此,我认为,了解、熟悉和掌握中医养生学的相关概念,对重症肌无力患者选择适当的养生方法起到积极的指导作用。

养生一词,《吕氏春秋·节丧》曰:"知生也者,不以害生,养生之谓也。"所谓"养",顾名思义,就是保养、调养、摄养之意;所谓"生",顾名思义,就是生命、生长、生存之意,即主要指人的生命活动。是指根据生命发展规律,在有关理论认识的指导下,采取一定方法达到保养生命、减少疾病、增进健康、延年益寿目的的保健活动。养生,相当于西医学所说的保健。

中医养生学,是中医学的重要组成部分,是在中医理论指导下,具有中医特色的、研究人类生命规律,阐述增强体质,预防疾病,减少疾病,以达到延年益寿为目的的一门理论和方法的实用性学科。中医养生学已形成了一整套系统的理论和方法,它继承了中医理论和中国古代哲学思想的精华,以"天人相应"和"形神合一"的整体观为出发点,强调"形神共养",使身体和精神得到均衡统一的发展,这比西医学对健康所作的生理和心理的双重健康的定义早了几千年。

（二）中医养生学的有关论述

《黄帝内经》的养生学说是在"天人相应"的整体思想指导下建立起来的完备的医学养生学体系。它积极倡导"治未病"的预防医学思想,把顺应自然作为养生的重要原则,把调摄精神情志作为养生的重要措施,把保养正气作为养生的主导作用,从而达到延年益寿的目的。它包括《素问》和《灵枢》两部分,其有关精辟绝伦的养生学说见于《素问》的《上古天真论》《四气调

神大论》《生气通天论》《阴阳应象大论》及《灵枢》的《本神》等篇。在今天，这些中医养生学说仍然对疾病的养生有着较高的指导作用，同时，为拟定重症肌无力的具体养生方法奠定了扎实的理论基础。

1.《素问》部分有关养生的论述

（1）人的寿命长短，即长寿或早衰的原因不在于时世之异，而在于人为，即是否善于养生，遵循养生之道。这就是"上古之人"与"今时之人"是否遵循养生之原则的鲜明对照结果。

《素问·上古天真论》云："上古之人，其知道者，法于阴阳，和于术数，食饮有节，起居有常，不妄作劳，故能形与神俱，而尽终其天年，度百岁乃去。今时之人不然也，以酒为浆，以妄为常，醉以入房，以欲竭其精，以耗散其真，不知持满，不时御神，务快其心，逆于生乐，起居无节，故半百而衰也。"

（2）既重视调养精气神，又积极防御外来邪气的养生防病思想。这就是对内要调养神志，对外要适应自然环境的内外和谐的养生法宝。

《素问·上古天真论》云："夫上古圣人之教下也，皆谓之虚邪贼风，避之有时，恬惔虚无，真气从之，精神内守，病安从来？是以志闲而少欲，心安而不惧，形劳而不倦，气从以顺，各从其欲，皆得所愿。故美其食，任其服，乐其俗，高下不相慕，其民故曰朴。是以嗜欲不能劳其目，淫邪不能惑其心，愚智贤不肖，不惧于物，故合于道。所以能年皆度百岁，而动作不衰者，以其德全不危也。"

（3）既体现中医学"天人相应"的整体观念思想，又表明中医学的预防思想和养生方法是融为一体的四时养生方法。这就是从生活起居、精神意志提出广义的"养生"之道：春天宜养"生"，以应春之气；夏天宜养"长"，以应夏之气；秋天宜养"收"，以应秋之气；冬天宜养"藏"，以应冬之气。

《素问·四气调神大论》云："春三月……夜卧早起，广步于庭，被发缓形，以使志生，生而勿杀，予而勿夺，赏而勿罚。此春气之应，养生之道也。逆之则伤肝……夏三月……夜卧早起，无厌于日，使志无怒，使华英成秀，使气得泄，若所爱在外，此夏气之应，养长之道也。逆之则伤心……秋三月……早卧早起，与鸡俱兴，使志安宁，以缓秋刑，收敛神气，使秋气平，无外其志，使肺气清，此秋气之应，养收之道也。逆之则伤肺……冬三月……早卧晚起，必待日光，使志若伏若匿，若有私意，若已有得，去寒就温，无泄皮肤，使气亟夺,此冬气之应,养藏之道也。逆之则伤肾……"

(4)既是"天人相应"整体观的理论基础,又是中医养生学得以建立的重要理论支柱。这就是"春夏养阳,秋冬养阴"的养生思想。

《素问·四气调神大论》云:"夫四时阴阳者,万物之根本也。所以圣人春夏养阳,秋冬养阴,以从其根,故与万物沉浮于生长之门。逆其根,则伐其本,坏其真矣。故阴阳四时者,万物之终始也,死生之本也,逆之则灾害生,从之则苛疾不起,是谓得道。道者,圣人行之,愚者佩之。从阴阳则生,逆之则死;从之则治,逆之则乱。反顺为逆,是谓内格。"

(5)两千年前的一个中医养生预防观点,历经千年不仅没有过时,而且通过历代医家的不断充实、完善,形成了今天"未病先防""既病防变""病愈防复"等内容的医学理论体系,这就是中医养生学的"治未病"思想。

《素问·四气调神大论》云:"是故圣人不治已病治未病,不治已乱治未乱,此之谓也。夫病已成而后药之,乱已成而后治之,譬犹渴而穿井,斗而铸锥,不亦晚乎。"

(6)人的生命之气与天地自然之气相互通应,密不可分。生命的根本在于阴阳二气的协调统一,要注重因时之序而养生,否则将会自伤阳气,后果不堪设想。这就是以保养阳气作为养生的重点。

《素问·生气通天论》云:"夫自古通天者,生之本,本于阴阳……苍天之气,清净则志意治,顺之,则阳气固,虽有贼邪,弗能害也。此因时之序。故圣人传精神,服天气,而通神明。失之,则内闭九窍,外壅肌肉,卫气散解,此谓自伤,气之削也。"

(7)重视阳气的学术思想,避免外邪侵袭,保障阳气"清静",是养生防病的重要原则。这就是一天之中顺应"三时"即平旦养"生"气,日中养"长"气,日西、日入养"收藏"之气的养生原则与方法。

《素问·生气通天论》云:"阳气者,若天与日,失其所则折寿而不彰。故天运当以日光明。是故阳因而上,卫外者也……阳气者,烦劳则张……阳气者,大怒则形气绝……阳气者,精则养神,柔则养筋……故阳气者,一日而主外,平旦人气生,日中而阳气隆,日西而阳气已虚,气门乃闭。是故暮而收拒,无扰筋骨,无见雾露,反此三时,形乃困薄。"

(8)阴精与阳气之间,具有互生、互用、互制而宜保持协调的关系。只有阳气和平,阳气固密,而阴与阳之间,又以阳为主导,才是正常生理,只有这样,人体才有健康可言。这就是维护和促进人体中的阴阳和平与调畅的养生保健原则。

《素问·生气通天论》云:"阴者,藏精而起亟也;阳者,卫外而为固也……是以圣人陈阴阳……气立如故……凡阴阳之要,阳密乃固。两者不和,若春无秋,若冬无夏,因而和之,是谓圣度。故阳强不能密,阴气乃绝;阴平阳秘,精神乃治;阴阳离决,精气乃绝。"

(9)饮食五味若有偏嗜,就会导致人体阴阳的失调、五脏的危害,从而引发疾病。这就是饮食保健的重要指导原则。

《素问·生气通天论》云:"阴之所生,本在五味;阴之五官,伤在五味。是故味过于酸,肝气以津,脾气乃绝;味过于咸,大骨气劳,短肌,心气抑;味过于甘,心气喘满,色黑,肾气不衡;味过于苦,脾气不濡,胃气乃厚;味过于辛,筋脉沮弛,精神乃央。是故谨和五味,骨正筋柔,气血以流,腠理以密,如是则骨气以精,谨道如法,长有天命。"

(10)调摄阴阳二气必须明白七损八益之理。这就是中国古代养生方法与房事生活相结合独树一帜的创举。

《素问·阴阳应象大论》云:"能知七损八益,则二者(即阴阳)可调;不知用此,则早衰之节也……是以圣人为无为之事,乐恬憺之能,从欲快志于虚无之守,故寿命无穷,与天地终。此圣人之治身也。"

(11)情志失调会对脏腑造成损伤。这就是通过情志之间五行相克的关系,以情志活动来纠正过用的状态,即抑偏救弊,相当于今天的心理转移疗法。

《素问·阴阳应象大论》云:"怒伤肝,悲胜怒……喜伤心,恐胜喜……思伤脾,怒胜思……忧伤肺,喜胜忧……恐伤肾,思胜恐。"

2.《灵枢》部分有关养生的论述

为保持机体生命活动的长盛不衰,延年益寿,就必须达到形神兼顾的养生境界。这就是顺应天地四时以养形,调和情志以养神,排除各种不利因素,以促使阴阳平衡的养生之道。

《灵枢·本神》云:"故智者之养生也,必顺四时而适寒暑,和喜怒而安居处,节阴阳而调刚柔。如是则僻邪不至,长生久视。"

（三）中医养生学的积极作用

中医养生学的积极作用主要从"治未病"思想、"天人相应"的整体观、顾护"脾""肾"学说及"情志养生"法中得到体现。这些作用不仅在养生方面，而且在治疗方面，不仅在当今，而且在未来均具有待开发的潜能和广阔的发展前景。针对重症肌无力患者而言，此养生指导作用，无疑是一良法。

1."治未病"思想

"治未病"思想是中医学从指导生命全过程而提出的一种最高的治养原则。它贯穿于养生防病、疾病诊断和治疗疾病之中，对健康人群、亚健康人群及患者群均具有针对性的、阶段性的防病治病的积极指导作用。它要求要有正确的健康理念、顺应自然规律，建立正确合理的生活方式，有节制、有规律地安排饮食和起居，并调整心神情绪与身体相适应，做到形神统一，从而达到阴阳平衡、健康长寿的目的。在这一原则指导下，中医学还形成了各种养生术，如导引、吐纳、按摩及各种动静功法等。近年来，可以说方兴未艾的中医"冬病夏治"疗法及"亚健康状态"的调整，正是"治未病"思想及原则的具体运用和体现。

因此，"治未病"思想的这种抵御外邪入侵，养生固本，防患于未然的理念显得十分重要，不论在今天，还是将来均具有很大的优势和待开发的潜能。

2."天人相应"的整体观

《灵枢·岁露论》曰："人与天地相参也，与日月相应也。"说明了"天人相应"的整体观，即"人与天地相应"，指出了天地变化与人体生理、病理及治疗过程完全相应的问题。因此，"天人相应"的整体观的养生方法就要求人们在养生过程中做到人体的阴阳之气与自然界相应，即与天、地、日、月等的变化节律相适应、相一致，以达到预防疾病、未雨绸缪、延年益寿的目的。

一年中的养生，要根据《素问·四气调神大论》中的四时养生法，按春生、夏长、秋收、冬藏的节律变化保持同步，包括起居、饮食、精神、动静、劳逸等，顺应自然阴阳四时之序养生就能达到不生病或少生病的目的。

一月中的养生，《素问·八正神明论》曰："月始生，则血气始精，卫气始行；月廓满，则血气实，肌肉坚；月廓空，则肌肉减，经络虚，卫气去，形独居。"

现代实验观察小白鼠在月圆、月缺时血中 IgG 含量的变化,结果表明月圆时高于月缺时,从而说明了生物体抗病能力在月圆时较月缺时强。这就要求人们在一月中的养生:月缺时人体血气相对较虚,易受外邪侵犯,此时要注意与之相应,保养好血气。

一日中的养生,《素问·生气通天论》云:"故阳气者,一日而主外,平旦人气生,日中而阳气隆,日西而阳气已虚,气门乃闭。是故暮而收拒,无扰筋骨,无见雾露,反此三时,形乃困薄。"因此,一日中的养生,要重视阳气,顾护好阳气,避免外邪入侵,要顺应昼夜阴阳消长的变化规律,合理安排好各种养生方法的实施。有研究表明,不同的气功功法,或同一功法的不同阶段,在特定的时间练功,有助于神经、内分泌及免疫功能趋于最佳状态,有利于内脏功能的调节。

近年来,上海中医药大学匡调元教授在他的专著《人体新系猜想——匡调元医论》中指出"天人合一与体质养生"将对增强人民体质与养生是非常有益的,并提出了"社会-心理-生物医学模式",但仍然不足以说明人、人与天、人与地、人与人之间的关系以及人之所以生病的根本原理。而"天地人三才医学模式"则揭示了宇宙是一个整体,天地人三才是一个和谐的整体,如果人破坏了生态环境,环境必将报复于人。长期以来西方医学及其治疗学往往是离开了天地去论人的,气象学则常常是离开了人去论天地的,我们则是天地人三才统一论者。因此,"天地人三才医学模式"的提出,不仅仅是针对养生学和治疗学而言,从高度上讲,将对当代中医人如何发掘、整理、提高中国传统文化或有启发,并希望和相信,这一新模式将是中国传统文化对当代人维持生态环境的一项贡献,更是对人类医学指导思想的一大贡献。

3. 顾护脾肾学说

肾为先天之本,主藏精。肾的精气是激发生命活动和脏腑功能的原动力,影响着人体整个生、长、壮、老、已的生命过程。《素问·生气通天论》曰"阳气者,若天与日,失其所则折寿而不彰""阳者,卫外而为固也",说明阳气是寿命的根本,以及人体能否抵御外邪的侵袭,阳气的卫外作用是十分重要的。若肾气充盈,则人体生长发育正常,生命力旺盛;肾气亏虚,则人体易早衰,甚则夭折。有研究证实,临床肾虚患者的下丘脑-垂体-肾上腺轴、下丘脑-垂体-甲状腺轴和下丘脑-垂体-性腺轴出现功能低下或紊乱的改变,补肾方药治疗可改善上述指标;动物实验亦表明,肾虚证动物模型的神经、内分泌、免疫指标发生改变,也与老年动物的改变相类似。现代老年医学认为,人体的寿夭是有遗传性的,人们进入老年后,主要表现为神经-内分泌-免疫系统、骨骼系统功能逐渐退化,与中医肾藏精、主骨生髓、主生殖等功能衰退的观点基本一致。

脾为后天之本,气血生化之源,主运化。若脾虚,则气血化生不足,全身脏腑组织失于气血的濡养,最终导致肾精匮乏而加速衰老。

肾精源于先天而充实于后天,又赖于后天精微之濡养。故先天肾与后天脾的相互资生,是人体延缓衰老,防止早衰的重要保证。历代医家都十分强调要使人体保持健康,祛病延年或提高治病疗效,就必须时刻注意顾护脾、肾的功能。抗衰老方药的研究是古老养生学现代研究的热点。现代医学认为衰老的机制与自由基损伤、免疫力低下、神经内分泌调节功能低下等环节有关。现代实验研究结果表明,如健脾、补肾等中药或复方均有不同程度的抗脂质过氧化,消除自由基,改善神经内分泌调节,提高免疫力,保护受损的 DNA 等作用。从而证实了中医对人体脾虚、肾虚衰老机制认识的科学性。因此,顾护脾肾学说的实际运用,无论是在养生方面,还是在治疗方面,均具有广阔的发展前景。

4. 情志养生法

中医学把人的情感活动"七情"和"五志"概称为"情志",即怒、喜、思、悲、恐,并把它们分别归属于不同的脏腑,即肝、心、脾、肺、肾。《素问·阴阳应象大论》指出:肝,"在志为怒";心,"在志为喜";脾,"在志为思";肺,"在志为悲";肾,"在志为恐"。这就揭示出人的心理活动与生理活动之间的内在联系,是"形神统一"思想的具体体现;也揭示出五脏及情志之间存在着五行相制,不良的情志活动会导致人体阴阳偏盛偏衰,使心理活动失去平衡,从而引发疾病。

一般而言,情志是人体正常的情绪活动,人们只要做到情志活动保持在一定范围内波动,既不过度宣泄,也不过度压抑,而遵循节宣有度的原则,就会达到健康无病的目的。正如孙思邈在《备急千金要方》中所说的:"莫忧思,莫大怒,莫悲愁,莫大惧……莫大笑,勿汲汲于所欲,勿悁悁怀忿恨。"如果情志过度宣泄,生理性的情志活动就会转化为"怒则伤肝,喜则伤心,思则伤脾,悲则伤肺,恐则伤肾"及"暴怒伤阴,暴喜伤阳,厥气上行,满脉去形"的病变;如果情志过度压抑,就会导致气机郁滞不行,影响脏腑功能的正常发挥而发生病变。

中医学情志养生法,又称以情胜情法,就是根据中医藏象学说五行生克的理论,通过情志之间五行相克的关系,以情志活动来纠正其情志过用的状态。换句话说,就是用情志之偏,抑偏救弊,则可以纠正阴阳气血之偏,使机体恢复平衡协调而使病愈。《素问·阴阳应象大论》中"怒伤肝,悲胜怒""喜伤心,恐胜喜""思伤脾,怒胜思""忧伤肺,喜胜忧""恐伤肾,思胜恐",即描述了"以情胜情"法的具体应用。如历史上的著名医案"以怒胜思救齐王",以及历代名医运用的"以喜胜忧治郁证""悲哀疗法治狂喜"等众多医案,流传至今,影响极大,无怪乎吴昆言:"情志过极,非药可愈,须以情胜……《内经》一言,百代宗之,是无形之药也。"因此,"情志养生"法,就是人们常说的"心病还得心药医"的心理疗法,也即今天的心理转移法,有一定的科学价值,值得努力挖掘。

附:童年境遇（自传体小说）

童年境遇

李广文

一个曾经的患者,童年的那段路上,总是深藏着一段难以磨灭的记忆;一份难以释怀的感念;一种难以流露的心声……

那片曾经养育过我的红土地,那条曾经伤害过我的小河,那些曾经带给过我欢乐和痛苦的童年伙伴们……多少年来,一直让我魂牵梦萦……

1

轰——隆隆,轰——隆隆,这六月份的天说变就变,刚才太阳西下的时候,天空中挂着的那一片彩霞,伴随着夜幕的降临,一眨眼的功夫就化为乌云夹杂着雷声呼啸而至……

我划着火柴,点燃起每晚陪伴着我的好伙伴——煤油灯,习惯性地翻看着《语文》课本——

毛主席语录

我们的教育方针,应该使受教育者在德育、智育、体育几方面都得到发展,成为有社会主义觉悟的有文化的劳动者。

读着,读着,突然,煤油灯光被狂风吹得左右摇曳,被雷雨震得忽明忽暗……顿时,我的右眼又掉下了一大串泪。

"益仁,起床了,该上学了。"母亲推开房间门喊道。下了一整夜的雨,今天应该天晴了,我暗自思忖。

"外面天很黑,还在下雨,别忘了带上洋伞。"母亲嘱咐着。

"知道了,妈。"我伸了个懒腰答应着。

呵,我这右眼还在不停地掉泪。哎,这右眼上眼皮怎么这样沉重,我赶忙用右手拈起它,对着镜子左顾右盼……

"妈,我不想到学校了,我怕同学们取笑我,现在我不但右眼还在掉泪,而且眼睛睁……不……大……"我焦急得叫出了声。

想想这段时间的遭遇,忍了多日的泪水禁不住陪伴着右眼掉出的泪哗哗地顺着脸颊流了出来……外面仍然下着倾盆大雨。

2

三七县境内,一条充满着童年欢笑的小河弯弯曲曲地自东向西一路走去,一年四季几乎清澈见底的河水中偶尔可见嬉闹着的鱼虾悠闲自在地游来游去。这条名不见经传的小河一直以来养育着世世代代生活在这片红土地上辛勤耕耘着的人们。

一座集镇也是人民公社所在地几乎与这条小河平行,不同的是:集镇横亘于梁子上,小河则俯卧于梁子下最低谷,它们之间的平行距离约为 2 公里左右;有趣的是:集镇的街头至街尾也像小河一样自东向西延伸,听老人说,这条梁子在荒无人烟的远古时代本来就是一条巨龙栖息的地方,久而久之,就演变成龙的化身。聪明的人类为了祈求平安、健康、吉祥,于是这座集镇就这样自然而然地在此形成了。

这条梁子在这条小河之前或是之后出现无从考证,但老人讲梁子上的集镇原来叫龙岗镇。不知啥原因,反正我出世时这个集镇名曰水沟公社,随着社会主义现代化建设的推进,称谓又变为水沟区乃至今天的水沟乡。水沟之得名,也许是因为这条小河在中华人民共和国版图上仅为小水沟一般吧。

这条梁子、这条小河、这片红土地,连同她们承载的原始与文明、传统与现代的故事,从历史深处一路披荆斩棘走来——集镇街头东方处,俯视着小河的那棵老龙树,一代一代地传递着这个话题:龙盘东、虎踞西、水生木、土藏水。这里多年以来之所以风调雨顺,青山绿水,五谷丰登……就是因为有了这棵老龙树!老龙树哪,饱经风霜,依然慈祥可亲;春尽夏至,集镇上公社小学的孩子们都会成群结队地避开老师和家长勇敢地投入到小河的怀抱里,享受着大自然的恩赐……那条小河呀,历经沧桑,依旧迷人可爱。

3

很久很久以前,天上繁花似锦,地下狼藉不堪;天上逍遥自在,地下生灵涂炭。

天上一对双胞胎姐妹,姐姐叫参,妹妹唤七。姐妹俩不但才貌双全,而且对人间极富怜悯之心。

一天,姐妹俩获悉人间缺医少药,便相约发誓:"不助桀纣害黎民,宁为草芥利苍生。"继而私自下凡,拯救人类。

姐姐参勇敢地飞向东北方向变成了补气名药人参,妹妹七则大胆地向相反的方向飘去变成了补血名药三七。

姐姐参的话题姑且不论,现在我们来看看妹妹七的情况。

本来就美丽善良、聪明伶俐的妹妹七,穿戴着伸出三根枝条,每根枝条上分别镶嵌着七片绿叶活脱脱像把伞的仙女服,越发显得她美貌绝伦,飘逸极致。无怪乎人们常感慨道:与其说她身穿仙女服,不如说她打着一把仙伞,婀娜多姿地走向人间,使地球大放光彩,令人们目不暇接。

她一到人间,来不及换下仙女服,便见一场战争才结束不久,到处血肉模糊,残肢断臂者比比皆是;悲恸的哭声响彻云霄……她心如刀绞般疼痛,泪流满面地大声说:"我来救大家了。我死后变成的草,是一棵神药,大家用它来补血、止血及治疗跌打损伤……"话未说完,便纵身跃进土里……

顿时,风在吼、鸟在鸣、虎在啸……人们却止住了哭声。

循声望去,只见她跃进的那片土地周围,完全被金光闪闪的光环缭绕着……

稍息片刻,光环消尽处,缓缓地冒出一株具有三枝(枝像她的腰带)、七叶(叶似她的长裙)的伞状神草。伞的顶端,近百颗珍珠玛瑙似的红艳艳的籽核聚集在一块,形成一个圆球形,远处看去,恰似当地少数民族妙龄少女头上缠裹着的新盖头。

就打那时起,生活在这里的人们就用这株神草来治疗一切血证。人们为了永远记住这位仙女,就把这株神草命名为三七。

人们在漫长的生活实践过程中,在与疾病作顽强斗争的历程中,逐渐发现三七(山漆)除了治疗功效较广泛外,还具有很多预防保健作用。这不,清·赵瑾叔有《本草诗》作证:

"本名山漆不须疑,屈指何曾有数推。
锋簇涂来疮即合,杖笞敷上痛无知。
损伤跌仆堪排难,肿毒痈疽可救危。
猪血一投俱化水,真金不换效尤奇。"

生活在三七县的祖祖辈辈都知道,吃了三七,不仅能祛病消灾,而且一生一世健健康康。

4

每逢夏季到来,当地大人们常常到田间地头采摘自然生长的鱼腥草、薄荷、金银花、野菊花、白茅根……熬水口服,据大人讲,这些中草药有清热解毒、凉血止血的作用,用来降温、解除中暑很灵。有的三七种植户还在野菊花里加入新鲜的三七花泡水代茶饮,效果更是了不得,传说,这是祖上留下的秘方。

那年五月,让公社小学孩子们翘首以待的夏季悄悄来临。

一个下午,蔚蓝色的天空中,火球似的太阳高傲地抬起头,凶狠地放射出刺眼的光芒,肆无忌惮地炙烤着大地,令人们口苦咽干目眩,使人们胸闷心慌汗出。一种迫切离不开水滋润的念头涌动着从内心深处迅速地扩散到全身各处。

“益仁,作业完成了吗?太热了,我们赶紧去河里凉快一下吧!”同桌决明一边用他那双刚玩过滚珠沾满灰尘的双手擦着满脸的汗水,一边急不可待地对我说。

那时,刚上小学第二学期不久的我,还沉浸在新学年开学时的无比喜悦、兴奋中,也忍耐不了这种热气腾腾的煎熬,我抬起头睁着圆圆的双眼望着大家。

我最引以为豪的就是白皙俊俏的瓜子小脸蛋上长着一双漂亮的双眼皮大眼睛。

老师和同学们都说,我的黑眼珠就像黑葡萄一样明亮,是一双会说话的眼睛;街坊邻居都赞美我眉清目秀,五官端正,并说我将来肯定有出息。

我的同桌决明,那脸蛋、那双眼、尤其那歌喉……更是没得说。

我赶忙做完作业,背上新书包,欢天喜地地和决明、防己、代赭、十斤、大黄悄悄地向小河奔去……

面对太阳的示威,小河里的水仍然不在意地我行我素,平静地流向远方……好像在哭诉着自然界中的爱恨交织,人世间的沧桑巨变……

“益仁,怎么还不下河?你今天是怎么了?”小伙伴齐声叫道。

我犹豫了一下,被他们赶下了河。

大家一下河,看到水的那一瞬间,就犹如几日来未进食物的人见到三七炖鸡(三七炖鸡——那年头,只有有钱人家或三七种植大户在年三十才能吃到这道既具地域特色又属药食同源的美味佳肴),狼吞虎咽似地扑上去尽情地享受着、嬉笑着、打闹着……

> 让我们荡起双桨
> 小船儿推开波浪
> 海面倒映着美丽的白塔
> 四周环绕着绿树红墙
> 小船儿轻轻飘荡在水中
> 迎面吹来了凉爽的风
>
> 红领巾迎着太阳
> 阳光洒在海面上
> 水中鱼儿望着我们
> 悄悄地听我们愉快歌唱
> 小船儿轻轻飘荡在水中
> 迎面吹来了凉爽的风
>
> 做完了一天的功课
> 我们来尽情欢乐
> 我问你亲爱的伙伴
> 谁给我们安排下幸福的生活
> 小船儿轻轻飘荡在水中
> 迎面吹来了凉爽的风

喧闹的歌声随风飘来,我一抬头,猛然看到了五年级那帮毕业班的大同学在他们的"头目"——财福的带领下,手舞足蹈地站在了我们放置衣裤的河岸上。

"哎,你们看,这些小家伙居然敢在我们的阵地上撒野,你们说,怎么办?"财福那尖嘴猴腮的脸上衬托出的那双鼠眼气得发出了两道幽幽的蓝光,令人不寒而栗……

"冲下去,把他们赶走!"财福的那帮人齐声吼道。

我紧张地瞪着财福,他那眯缝着的鼠眼居然被眼屎包裹着,一直不停地眨巴着,我不由地笑出了声。

谁料想,这一瞪一笑,真把他给惹恼了。

一刹那,财福扭曲着脸凶神恶煞般地游到了我的面前,冲着我龇牙咧嘴道:"我让你瞪,我让你笑,我要让你这双大眼睛和我一样染上'烂眨巴'(烂眨巴——当地俗称,即红眼病,系急性细菌性结膜炎)!"我心里"咯噔"一下。

说时迟,那时快。他居然把他那染上"烂眨巴"的眼屎硬塞进了我的右眼……

5

眼屎与眼泪并肩作战、轮番轰炸,直接把我的双眼弄得既像针刺般的灼痛,又像全身爬满虫子似的瘙痒。

昨天,还招人喜欢的我的那双会说话的大眼睛,今天却哑口无言,转瞬变成了让大伙讨厌、恐惧的"烂眨巴"!

那一段时间,我内心深处一直埋藏着一种难以启齿的痛……

那年头,每个家庭几乎都是共用一条毛巾和一个洗脸盆,于是我那该死的"烂眨巴"就这样不费吹灰之力地殃及了在家共同生活的无辜的母亲和三姐。

我,一刹那便失去了往日的欢笑和快乐,不敢也不能和小伙伴们一块做游戏,诸如滚铁环、滚钢珠、老鹰抓小鸡、斗鸡架……

公社卫生所及当地赤脚医生积极地为我们娘仨进行内服外用,中西医结合治疗。

用上了当时最流行的抗生素——油剂青霉素,外洗眼睛;用上了当地最有效的中草药——癞蛤蟆棵(车前草)和独角莲(重楼或蚤休),熬水内服。

很短的时间内,我的左眼虽然同母亲及三姐的"烂眨巴"一块被治愈,但右眼却除了掉泪外,上眼皮居然耷拉下来,不但睁眼困难,而且闭眼不紧,还出现重影（即看一件东西变成了两件）……

6

据说，我出生的那一天，家里热闹极了，众多亲戚朋友络绎不绝地赶到家里为我父母亲老来得子贺喜。

一位德高望重的家族伯父，高兴之余，把他平生的绝活——算八字（即命相学）用来为我进行认真地"测算"。

他先是沉思片刻，面露难色，摇了摇头；后又双目微闭，口中念念有词，长长地叹了一口气，心情沉重地一字一顿地说：

"这孩子，是土命，命太硬，但他不会克别人，只会克自己。只怕他将来会有灾难，但愿他会克走自己的灾难！"

直到有一天，我稍微懂事的时候，我才知道：我的出生，为这个家庭增添了无限的喜庆和自豪。那时，我也才顿悟道：为什么我的三姐小名叫小焕（即换弟之意）。

7

我的右眼已不再掉泪了，但镜子里面的我与从前相比，早已判若两人：左眼仍然是双眼皮，睁得大大的、圆圆的，右眼却总是在熟睡中、睁不大，用劲睁眼时，眼球老是不情愿地斜楞在眼眶内侧。

我知道，我现在必须过早地承认这样一个事实：我已不能同小伙伴一样正常看东西了，而只能仰头或用手抬起上眼皮或任由右眼自然地闭着而视！

我知道，我现在必须过早地承受这样一个现实：那些熟悉我或不熟悉我的人看我时那种怪怪的眼神及对我的那种特别的闲言碎语！

仲夏时，残枝败叶中隐约可见嫩绿的小芽正在顽强地生长着……

8

东方红

太阳升

中国出了个毛泽东

他为人民谋幸福
呼儿咳呀
他是人民大救星

毛主席
爱人民
他是我们的带路人
为了建设新中国
呼儿咳呀
领导我们向前进

共产党
像太阳
照到哪里哪里亮
哪里有了共产党
呼儿咳呀
哪里人民得解放

昨天晚上,我只睡了个囫囵觉,今天一大早,便清晰地听见了每天公社广播站的高音喇叭播放出的早已唱红大江南北、妇孺皆知、令人精神振奋的《东方红》。

今天,我就要离开学校、离开老师、离开同学,等待父亲从县城里来接我去县上的大医院看病了。

等待是焦急的,却又是满怀希望的。

时间过得真慢呀!

"益仁,别难过,我们大家都等着你治好眼睛回来和我们一块上学、做游戏!"决明带着几个同学利用上学的空隙跑到我家来和我道别。

"你们快走吧,上操的时间马上到了。"我赶紧劝他们。

不能因为我而耽误他们的时间,如果迟到,他们就只能在学校门口"站岗"至同学们上操结束为止。

他们一个个就像霜打的茄子似的无精打采地一步一回头地走了……

我不知道啥滋味，只觉得鼻子酸酸的……

我还能和他们做同学吗？

因为就在昨天，我隔着墙壁听见三姐轻声细语地对母亲说："我听到小弟的老师讲，小弟这一走，不知什么时候才能治好病回家，如果时间太长，就不能和原班同学升级，只能留级。妈，我们最好不告诉他……"

望着同学们远去的背影，想想我的目前，再想想我的将来，我禁不住呜呜地哭出了声……

9

要知道，那年头，公社的孩子能够到县城逛一趟，简直就是一种奢望。

因为父亲的工作在县城，所以我到县城的机会自然就比其他小伙伴多了些。

每次我从县城回来的第一件事，就是将几个要好的小伙伴召集到家里。

我会一本正经地把在县城里的所见所闻像放电影似的一一展现出来，让大家共同分享。我的那副派头，俨然是位博学多才的"老师"。

我还会一板一拍地把在县城才能买到的最新的小人书、玻璃蛋（珠）、文具盒……拿出来让他们欣赏。我的那种神气，俨然是位先知先觉的"将军"。

每次到县城，我都会抑制不住地阵阵心跳。

而每次从县城回到家乡，我都会沮丧几日。

每次到县城，我都会发现房子又多了，路又宽了，灯更明亮了……

而每次从县城回到家乡，我都会再次面对家乡原来的那山、那房、那路、那灯……

10

"这孩子的眼病，我们从来没有见过，也没有听说过，您还是带着孩子到上级医院看看有没有什么办法吧！"县城的医生无奈地对父亲说。

迈出医院大门，只见四棵参天大树面对着太阳的肆虐，傲然矗立于大门两侧，它们已经是饱经风霜的老桉树了。

它们就像卫兵一样忠诚地守卫着医院,它们就像医生一样虔诚地守护着生命。

突然,一阵狂风袭来,树干上的树枝反抗性地左右摆动,发出"吱吱吱"的怒吼声,随即,几片枯黄的叶子被迫"刷、刷、刷"地落了下来……

现在,我发觉,我已失去先前逛县城的激情了,也不可能马上回家和小伙伴们分享逛县城的感受了。

除了等待,还是等待,我只有等待着大哥从州府来接我……

11

州府睛明,是全州的政治、经济、文化中心。据说,州府比县城大多了。那是人多、车多、街道多、房子多的地方。在县城看不到的东西,只要到了那里,都能看到。

那里,医院也多,除了地方医院,还有驻军部队医院。

为了积极响应毛主席"6·26"指示精神,许多来自北京、上海、天津等大地方、大城市的医生都穿梭在州府的几家医院,不同的方言与普通话交织成一道特殊而亮丽的风景线。"文化大革命"结束后,他们中的一部分永远地留在这里,与这里的人们心连心、肩并肩、手拉手工作和生活在一起,为边疆民族人民的身体健康默默地奉献着大爱……

能亲自上州府逛一逛,那是我心中的梦!

虽然大哥大嫂长年在州府工作,但我还从未去过。如果不是这次因为眼睛出问题,不知要到何时才能实现心中的这个梦? 想到这里,我的心里不禁又激荡起兴奋和希望来……

"小弟的右眼怎么变成了这个样子?"快言快语的大哥一见到我这副模样就问起父亲来,眼圈发黑略显疲惫的父亲欲言又止。

"好好看着我,不准偏头,也不准用手抬眼皮,认真睁开眼睛,看着我。"大哥既关切又难过地对着我说。

我努力着,努力着……刚才使劲睁开,还露出了一条缝,而现在露出的这条缝居然被整个上眼皮全覆盖下来,包裹着整个下眼皮! 任我怎么努力,它就是不听使唤! 我挣扎得满头大汗……

12

大哥带着我奔波于州府的所有医院的几乎所有科室,操着南腔北调的医生就连戴着口罩被白大褂捂得严严实实依稀才见红五角星、红领章的解放军大夫们都为我进行了认真细致地检查。

"这娃娃,右眼上睑下垂、内斜视且复视,看来还是眼睛的疾病。这种情况,严重妨碍了他读书认字,最好的办法是休学进行长期治疗!"睛明州立医院的大夫严肃而认真地对大哥这样说道。

迈出医院大门的时候,面对川流不息的人群,我就像戴上尖尖帽被批斗的"专政"对象一样低着头不说一句话。突然,一阵风刮过,我不禁趔趄一下,大哥赶忙拉紧我说:"我们回家吧,大嫂在家里面给你做好吃的……"

本来不算冷的天,我却分明感到一阵阵的寒意……

"多吃点,这么晚才到家,现在我们都不谈眼睛这个话题,吃饱饭再说。"贤惠而能干的大嫂边说边往我碗里添上蒸鸡蛋。

坐在木质坐车里仅8个月大的侄女舞动着小手和我打哈哈,盯着她那双漂亮而可爱的大眼睛,我一边吃,一边热泪在眼眶里打转……

秋深处,花在凋谢的同时,除了房前屋后飘落下来的大片大片的黄叶外,有些树枝上依然尚存着显示顽强生命力的绿叶……

13

为了治病,我休学了,住在大哥家,远离了决明他们。

这些日子,大哥每天上班之前都用他那半新不旧的"永久牌"自行车载上我到五官科打针,再把我带到他的单位。

大哥上班后,我一个人悄悄地躲进一间小屋里翻弄起小人书。一本《邱少云》就可陪伴我度过枯燥的一天。

小屋外面总有一群与我同龄的小朋友在嬉戏打闹。透过玻璃窗户我发现他们不知道嘴里在说着什么,老是对着小屋指手画脚,之后不约而同地靠近窗户,每当这时,我总是背着窗户把头埋得比平时还低,紧张地翻着小人书:千万不能让他们发现我的眼睛……他们离开后,我又身不由己地昂起头眼巴巴地随着他们的身影转动直至消失……

我用在一年级至休学前学到的几个字一整天、一整天地艰难地看着小人书;慢慢地、慢慢地,我居然喜欢上了小人书这个唯一的伙伴! 因为我终于学会并适应了低头"读书",还发现低头一段时间后右眼上眼皮竟然可以抬起来一些! 我为我的这个发现着实高兴了一阵子!

五官科的患者要么包上眼睛、托着腮帮、戴上口罩……碰到包上眼睛的患者,我会不由自主地多看上他们一眼……

看眼病时,医生一般是边问病史边用仪器认真检查,还会对着视力表和色觉检查图检测视力及了解是否存在色盲等。诊室看着清洁卫生,但散发出酒精、药水、纱布等医院特有的气味。

前些日子,为了把我的病眼——右眼眼球拉到它原来的位置,五官科大夫想出了一个办法:从我正常的左眼到右眼的一半用纱布包裹上,让右眼露出的另一半成为眼球活动的空间。这样一来,原来行走视物时,仰头或用手指拈起上眼皮的体位改变为偏着右侧身子且用手指拈起上眼皮的造型,我越发不敢出门,虽然重影消失,但是招来了更多的目光……

在五官科看病,我已经习以为常了。

迷茫、困惑,有时也会释放出些许火光。

今天,大哥要带我到从未看过的另一科室看病。

睛明州立医院中草医科,门诊患者很有顺序地进进出出。

中草医科,嗅到的不是医院那种特有的刺鼻气味,而是像草果、八角、薄荷之类的气息。

我仰着头仔细地把坐在候诊凳上的患者从头到尾扫了个遍:这些真的是患者吗? 为什么没有一个包着眼睛的? 暖暖的心不禁凉了半截……

一位满脸堆着笑的中医大夫接诊了我。

他先让我把双手放在白色的小枕头上,叫我伸出舌头看了看,然后他伸出双手各用三个指头轻轻地搭在我的手腕上。只见他摇头晃脑一番后,抑扬顿挫地背诵了一段我从未听过的话语,大哥在旁赔着笑脸似懂非懂地点了点头。最后他很自信地说:"这种眼病,可用银针治疗!"

"哎……呀……!"一阵钻心般的疼痛,我不由地大喊一声。随即眼前一片漆黑,天旋地转……"我的……眼……睛! 我……我还能看……得……见……吗?"大夫被吓着了,手忙脚乱地将针拔出……哪知,鲜血沿着针刺点喷射状流出……治疗前,拈起上眼皮还能看东西的右眼,如今看到的却完全变成了红色!

"这是睛明穴、睛明穴,难道刺中动脉了? 不会的,不会的……"医生颤着声音自言自语。

次日,我的右眼肿胀乌红得像个乒乓球……

深冬处,寒风刺骨,花在落尽的那一瞬间,也会给人们留下一种预示:新的生命即将展现……

<h2 style="text-align:center">14</h2>

雪花正在七零八落地飘洒着,篮球场上空旷寂静。

"叽……喳……叽……喳……"循声望去,满是银白色间或露出头脚的一只小鸟正在拍打着翅膀试图飞向高空……

"益仁,妈妈让我来大哥家接你回家过年!"

离开喧闹的城市,和三姐踏上熟悉的乡间小道,我的心境惬意多了。

雪花把十分相识的那山那树那田地装扮得有些陌生,只有直立在群山环绕中的那青山岩上的"农业学大寨"五个白色大字越发显得熠熠生辉。其实,与城里的"工业学大庆"五个字相比,它也毫不逊色。

我有三个姐姐,大姐已出嫁到了县城;二姐是老家为数极少的高中毕业生——知青,响应国家号召,到更偏远的村寨去"上山下乡",恢复高考后,凭着自己的毅力和努力考上了师范院校,当了一辈子光荣的人民教师;三姐就是和我朝夕相处的焕姐。

我独自一人推开家里的后门,俯视着那条小河,随着目光移动慢慢地用手指拈起右眼上眼皮看到了决明家住的那个寨子,贪婪地远眺着那个寨子后山上的那片树林。

这是一个依山傍水的少数民族聚居地:前方低凹处是春夏秋冬都清澈见底的那条小河;后面高山上则是一年四季都郁郁葱葱的那片树林。

寨子里的房屋大都是土质构造的四合院,房顶上满是整齐的瓦片铺盖着,遇上用野毛草扎扎实实覆盖着的房屋,足以证明主人家经济十分困难。几乎每家每户院子内外都栽有梨树、桃树、李树、杏树等果树。

每逢水果成熟的季节,决明都会邀约几个要好的小伙伴到他家的院子里,要么爬上树要么用竹竿采摘自己喜欢的水果装到书包里,然后一道兴高采烈地奔跑到后山那片树林中玩乐。

每逢秋雨绵绵的季节,小伙伴们有的穿着雨衣、有的打着洋伞、有的带着草帽,成群结队走进那片树林,开心地捡拾着青头菌、刷把菌、奶浆菌等野生菌。

雪花还在七零八落地飘洒着。

远远望去,那片蓝天白云下呈现波浪形尽是绿色的画面,如今却完全被染上了白色,无法分辨出哪里是天边,哪里是树林。

老百姓都喜笑颜开地说:"好兆头啊,来年又是一个丰收年!"

今年的雪来得有些蹊跷,下了整整半个月,并且来得太迟,这不,再过一周就是年三十了。

有的人家用报纸在裱糊堂屋墙壁,堂屋神龛上方正中央已换上崭新的"毛主席像";有的人家用布票到供销社买布来为孩子们缝制新衣服;有的人家用大米或苞谷在舂粑粑;有的人家用尽办法、绞尽脑汁……一切都是为了过好这个年。

到处都充满着节日的喜庆气氛。

如果那条河里的水能倒流,那该多好呵……

春来时,花,需要绿叶相衬,在姹紫嫣红的时候,确实好看……

15

遵照医生的医嘱,过完年后我又被送到州府大哥家,由大哥带着我去医院继续进行观察治疗。

今天晚上看电影——《闪闪的红星》!

来不及吃饭,我就赶忙从大哥家搬出小木凳往篮球场上奔去。

两年前在我即将上小学时,出嫁到县城的大姐把我请到她家做"客"。大姐说第二天晚上她与大姐夫共同带我去电影院看电影,把我乐得跳了起来!第二天早上,薄雾尚未散尽,街道上行人寥寥无几,我和大姐急匆匆赶到全县唯一一家电影院——东方红电影院售票窗口时,那里已排成了长龙。大姐买到电影票时,我已饥肠辘辘。这时,我抬头一看,蓝天白云中,太阳正笑眯眯地盯着我看。

大姐说买到票就放心了，今晚的电影是《闪闪的红星》。

那是我第一次坐进电影院看电影，并且是看过的第一部彩色电影；那也是我最后一次睁着一双大大的眼睛自由自在地看电影……

电影里10岁的小红军潘冬子与大坏蛋胡汉三斗智斗勇的故事，至今我还记忆犹新；机灵、勇敢的潘冬子对于我们那个时代的男孩来说，是激励着我们战胜困难的榜样和力量。

"晚上看电影时往你的右眼上眼皮上粘上胶布，这样你就不必用手撑着了。"用心良苦的大嫂为我支上一招。

"呵！就像正常眼睛一样，以后看东西我再也不必用手撑起上眼皮了。"我暗暗佩服大嫂："真厉害！太管用了！"

电影放到一半时，我突然感到右眼火辣辣地又痒又痛，想眨眼，才发现胶布粘着，慢慢地掉下了几滴泪珠……

因为能看上一场电影不容易，我就这样一直忍耐着、坚持着把这场电影看完。

大嫂为我撕胶布时，直弄得我龇牙咧嘴，胶布拆下后，我含着泪水紧紧地闭上右眼休息了很长一段时间，事后发现，胶布上存留着一小扎眼睫毛……

《闪闪的红星》，两年前的那次，确是让我美美地圆满地看了一遍；而这次，我却怎么也找不回那次的感觉……

16

夜幕降临了。

灯，还是那盏用墨水瓶制成的煤油灯，陪伴着我。

我信手翻开下午才发到手的新书——《算术》，首先映入眼帘的还是那篇早已熟悉的《毛主席语录》。

一晃一年多过去了。

一年多的休学治疗，我的病情还是老样子。

这一年多来，我已慢慢适应了以"异样的姿态"看外界。

又逢一年秋季开学时，我复学了。

还是那所学校——坐落于集镇街头的一个山坡上，两扇风烛残年2米高的木门,右侧土墙上竖挂着一块木板,上面用毛笔工工整整地写着"水沟公社小学校"。

还是那间教室——矗立于校园正中央的一座历经沧桑的古庙被分隔出的左侧房间,门楣正上方写有"一年级二班"。

还是那些课桌——每排能容纳五个学生的用铁钉将长方形的木板和长方体的木头固定起来的连体桌凳,被大家戏称为"火车课桌"。

"益仁,不管怎么说,你又可以上学了,我们虽然上了三年级,但会常来看你……"

决明、代赭、大黄利用课间赶来七嘴八舌地安慰我。

"哎! 你们看,那个同学怎么老是一个人待着,不和大家说话?"

面对熟悉的环境和陌生的面孔,我只有再次把头埋得低低的……

17

"请一年级一班和二班的算术选手上台。"

老师一字一划地在黑板上写着:"请从 1 写到 100。"

我紧张的心情顿时被兴奋所代替,不假思索地接过老师递过来的粉笔,快速地在黑板上写下答案:1+100=101,得意地转过身来,瞟了一眼黑压压的人群,高兴地坐回到自己的位置。

此时此刻,我的对手还正在黑板上答题呢。

突然,惊呼声、口哨声交替着响彻云霄,我猛抬头,只见黑板上"1+100=101"的右侧被出题老师打上了一个大大的"×"!

这是发生在操场上举行的一场全校露天竞赛。

全校一至五年级,每个班选拔出两个学生分别代表语文和算术科目上台,老师在每个班正前方放置好的黑板上即兴出题,选手必须在规定的时间内作答。

学生们则秩序井然地按班级排列坐在操场的座位上为选手们加油喝彩。

经过近一年的学习和考试,老师和同学们都认为我完全有资格作为算术选手代表我们班参加竞赛。

"从 1 写到 100",我们只学过加、减法算式,我做这类文字题时,只要一碰到文字里有两个数字，大数字在小数字前面，要么是加法，要么是减法；而小数字在大数字前面，就只能是加法。由此，"从1写到100"，不是"1+100=101"，难道还会列出"1-100"的算式吗？

前段时间，老师一直表扬我，说我在计算减法尤其是对被减数的个位数比减数小的时候计算很快，老师问我是怎么算的？我说，不管减数是什么数，我都用10减去它，然后把其得数加上这个个位数即为"差"，以"13-8"为例，我先用"10-8=2"，然后"2+3=5"，"5"就是差，也就是"13-8=5"。

"同学们，今天的竞赛，我们班语文夺得了年级第一，但是，很遗憾，算术却得了零分！"

顿时，我陷入了苦恼中……

18

"告诉大家一个好消息，我们班马上来一个插班生，是吃国家粮的。"

二年级开学第一天，灵之就在班上嚷嚷开了。

灵之，是全校有名的消息灵通人士，性格直爽，好打抱不平，班上数他年龄最大，语文成绩十分了得。那次露天竞赛就是他为班集体争了光：默写汉语拼音字母表得了100分，拿了个年级第一！这不，才开学，就让他当上了班长！

吃国家粮的！在我们班，只有七零及昆仑两人，现在又来一位，直把我们这些农业人口羡慕得要死！

"今天，是我们开学的第二天，我们告别了'火车课桌'，搬进了正式教室，从现在起，我们有了自己的正式课桌，每两个同学一条凳子、一张桌子。下面，开始分座位……"

同学们的掌声把老师的讲话打断了。

"新来的桃仁与益仁坐一块……"老师把嗓门提高到让无比兴奋的同学们都能听到"新来的"这几个字。

"叽叽喳喳"，我努力地把身子往右侧窗边靠拢，把头转向窗外，观看着柏枝树上开心的小鸟，尽量不让"吃国家粮"的新同桌发现我的右眼……

19

我们的家乡在希望的田野上
炊烟在新建的住房上飘荡
小河在美丽的村庄旁流淌
……

我们的未来在希望的田野上
人们在明媚的阳光下生活
生活在人们的劳动中变样
……

我们的理想在希望的田野上
禾苗在农民的汗水里抽穗
牛羊在牧人的笛声中成长
……

"同学们,你们都是从全校每个班选拔出来组成校文工队参加演出的演员,特别优秀的极个别同学还有希望经过县文工团的挑选,如被选中,不论年龄大小,都可以到县城的文工团上班,吃上国家粮。"

数学兼音乐女老师热情高亢地对着我们说道。

"再来一遍,大家注意喽:要抬头挺胸,睁大双眼,紧紧盯着我的手风琴,跟好拍子,好好唱……"

刚才那两遍是怎么结束的,我都不知道!现在还要再唱一遍,并且要"睁大双眼"!此时,我多么希望脚底下有个洞!

老师并不知道,上学期期末考音乐唱这首歌时,我得了高分,那是因为大家都在教室里坐在各自的座位上表演的,那天老师可能感冒了,我是低着头唱完的,她居然未发现……

因为我的"不领情"和"固执",使我终于"如愿"地退出了校文工队。

我与同桌桃仁的关系从认识到熟悉的发展进程中很自然地再次产生了距离。因为,他不可能退出校文工队。

半年以后,初中(注:初中——当时部分公社没有独立的中学,小学校就包含初中部,又称小学附中)一年级的一位学长确实踏上了县城,进入了文工团工作。

"吃上国家粮,也不是十分难的事。"大家都这样议论着。

20

"又是猪肝……哎!妈,这猪肝又贵、花椒籽又麻、锅烟子(锅烟子——烹煮食物的金属锅背面与柴火接触到一定时间后呈黑色粉末状的残留物)又黑,实在难以咽下,我真不想吃了。"

近段时间,只要一见到蒸子(蒸子——一种利用水蒸气的热力使生、凉食物变成熟饭即熟、热食物的呈圆柱形的木质器具)里饭头上的那小碗蒸猪肝花椒籽拌锅烟子(蒸猪肝花椒籽拌锅烟子——不知道是从哪个朝代流传至今的专治各种眼疾的民间偏方),我就感到一阵阵的恶心。

"你太不懂事了,一个星期才赶一次街(集),只有赶街的日子才能买到猪肝,不管它有多贵,只要听说能治你的眼睛,家里再困难也得买呀!"

母亲无可奈何地继续道:"前段时间,我和你伯母走了一上午的路去求神灵保佑你。回来的路上听人家说这个方法可以治疗你的眼病,还说猪肝专治眼睛,花椒籽就像眼睛珠(即眼球)一样,锅烟子……"

呵!今天真是个晴朗开心的日子,面对太阳放射出的光芒,我不像往常那样老是耷拉着脑袋,不敢直视它,因为早上一起床,我的右眼就睁得与左眼一般大大的!

哈!太阳,我从今往后就可以盯着你看,直把你看得个明明白白;才不像原来那几年总是躲着你……突然,我的嘴巴变成了黑色,并且长呀长呀长成了小人书里面猪八戒的长嘴巴!

"益仁,起床,该上学了!"母亲一声叫喊,直把我吓得出了一身冷汗……

21

我们是共产主义接班人

继承革命先辈的光荣传统

爱祖国

爱人民

鲜艳的红领巾飘扬在前胸

不怕困难

不怕敌人

顽强学习

坚决斗争

向着胜利勇敢前进

向着胜利勇敢前进

前进

向着胜利勇敢前进

我们是共产主义接班人

……

大家挑起粪箕，扛着钉耙，排成长队，豪迈地放声高歌。

上午放学前，老师宣布："今天下午的劳动课，内容是我带领大家到马路上拾牛粪，同学们要准备好工具，同桌之间要团结友爱，哪位同学拾得最多，就会多得一面小红旗。"

劳动课，每个星期五下午除了下雨或下雪，都要如期进行，这是校长在开学典礼上定下的规矩。

与吃国家粮的同桌桃仁比起来，做农活，他得拜我为师！老师讲同桌之间要团结友爱，这不是我大显身手的机会吗？老师讲完话，我再次故意把头转向窗外，保持沉默。他轻轻地推推我说道："我家没有工具，你能帮我一下吗？"我转过头笑着对他说："谁叫我们是同桌呢？放心吧，有我的就有你的！"我的回答，直把他乐得蹦了起来。

星期天，桃仁主动邀请我到他家玩耍。

"哎，你不是带我去你家吗？怎么还要到学校？"我不由得迷惑起来，拍了拍桃仁的肩问道。

桃仁冲我扮了个鬼脸，大声叫道："爸爸，妈妈，你们快开门，我把我的新同学益仁带来了。"

"老师好！"我毕恭毕敬地站在门口。

谁曾想,桃仁的爸爸——一位20世纪60年代初师范学校毕业的满腹经纶的老师,竟成为了改变我命运的第一个恩师!

22

田地承包到户了,农民日子好过了。

母亲、三姐和我属农业人口,我家承包到户的田2亩余,地近5亩。

那年,父亲工作的单位——三七县马车运输社也搞承包制。每逢农忙季节,父亲都会赶着他承包的由1匹马、3匹骡子组成的大马车回家搞运输帮大忙。3年后随着改革开放的推进,父亲攒够钱居然购买了这套大马车而成为我家的私有产业。

星期六下午及星期天是学校法定的休息日,但对农家子女而言,其实是随父母下田下地干活的劳动日。

吃过晚饭,我都会与三姐共同到小河里挑水,只不过三姐的桶可容纳80斤水,而我的只能容纳60斤,为的是装满家里的那个大石缸以便为次日的各种用水做准备。这,几乎成为我和三姐每天生活中的一项定时作业。

那天傍晚,我站在木桥上,准备将桶放入水中,看着清澈见底缓慢流动的河水时,心里不禁直犯嘀咕:自从土地承包到户后,母亲不知疲倦的脸上为什么总是写满喜悦? 同时,心里又充满着惆怅:我和三姐除了做好家务活外,还得竭尽全力帮助母亲干好承包到户的田地活。这,不知何时才到尽头?

"天黑了,别挑了,你出了这么多汗……"母亲一边用毛巾帮我擦着不断从额头上流下的汗珠子,一边心疼地劝我。

我却不耐烦地喊道:"我和三姐不挑,就您一个人能干得完这么多的活?"不由自主地我的肩上又挑起了一担三姐刚装满的大粪向位于河对岸的秧田处奔去。

天,越来越黑。我过木桥的时候,晚风过处,几乎被汗水浸湿的衣服紧贴着的皮肤不由得一阵阵哆嗦……此时,心里只有一个念头:过完桥爬上第五条田埂路再往右拐进第四丘田便胜利了……我小心翼翼地数着第一、第二、第三……快接近第四丘田时,突然,脚下的田埂路伴随着西边彩霞放射出来的光芒若隐若现,眼前的重影让我使出平时积累的经验认真斟酌也难以完全辨认出两条田埂路中究竟哪条才是真的？我只能不断地变换着闭紧右眼、睁着左眼,闭着左眼、努力睁大右眼仔细辨认,经确认无误后,我一脚下去……待三姐挑着另一担大粪到来时,我挑着的这一担大粪已融入到第三丘田里,分不清哪是粪水、哪是田水;而我,左侧身子则不由自主地陷进了田里……

又是一个晴朗的星期六下午,我坐上父亲赶着装满经发酵过的干燥的农家粪马车准备运往承包地里。

一路上,我正津津有味地听父亲给我讲着《三国演义》中的张飞时,突然,马车驻足不前——哦! 一个 3 岁左右的男孩坐在路中央哭闹不休。我马上下车把他抱到他家门口。这时,他睁开泪眼看了我一下,脱口而出:"独眼龙!"条件反射性地,我不由自主地拍了他一巴掌!

"你为什么打娃娃?"他奶奶用她拄着的拐杖指着我大声呵斥。

"谁叫你不教育,他胆敢再骂我一次,我还要打! 不信你看着!"我睁着大大的左眼愤怒地瞪着她反驳道。

坐回马车,我无法接受父亲对我的指责,更无法控制住自己的情绪,鼻子一酸,眼泪哗地流了下来……

23

学习雷锋好榜样

忠于革命忠于党

爱憎分明不忘本

立场坚定斗志强

学习雷锋好榜样

艰苦朴素永不忘

愿做革命的螺丝钉

集体主义思想放光芒

学习雷锋好榜样

毛主席的教导记心上

全心全意为人民

共产主义品德多高尚

……

3月5日，春暖乍寒，一年一度的"学习雷锋活动日"又开始了。

同学们肩挑手拿劳动工具，以班级为单位，唱着《学习雷锋好榜样》的歌曲，迈步在大街上，主要任务——清扫街道。

"告诉你们，我们的算术老师变换了，是从初中部调过来的……""三好学生"灵之班长大汗淋漓地边抬着一竹篓垃圾边大声地发布着一条消息。

"你怎么知道？"好事者问道。

灵之一本正经道："3月1日开学那天我就知道，况且这位老师已找我了解过班上的情况。"

"那些民办老师、代课老师是不能与我相比的，他们是'老师混钱死，学生混日子'……"灵之说到高兴处，左手擦着汗水，右手上下晃动学着新老师的架势瓮声瓮气。

顿时，一位一年四季总是穿着一件肩臂处打上补丁洗得发白不知原来的颜色究竟是蓝色还是黑色的中山装的老师重现在我的眼前。

"同学们，这是我给你们上的最后一节课，我希望你们好好学习，天天向上，长大后为建设'四个现代化'作贡献！我真舍不得离开你们，因为你们个个都是好样的，但为了我病倒在床的农民妻子及我的5个幼小孩子，我没有办法，只有选择回到我那更加贫穷落后的寨子里去一边教书、一边干农活……"同学们双眼噙满着泪水可怜巴巴地听着老师的倾诉。

他，就是两年前我们的班主任，我们爱戴的厚朴老师，一位背井离乡十余年，把爱献给学生们而且工资仅14元5角、稻谷42斤的民办老师……

我永远也忘不了他与我们分别时，那双坚毅深邃的眼睛里流出的串串泪珠……

24

"老师，我想问你一个问题：3+2-5×0得几？"我急不可待地从座位上站起来对着讲台上的算术老师发问。

"哦！你这学生，竟敢出题考老师？这么简单的问题，得零！"老师不屑一顾。

"老师，你错了！刚才你不是讲了四则混合运算的法则是有括号先算括号，没有括号先算乘除再算加减吗？因此正确答案是5！"

我就知道这位老师会答错，所以理直气壮地回击道。

"这……这……"老师不由自主地红了脸。

"哈哈……哈哈……还吹嘘自己是正规师范中专生，比民办老师、代课老师不知强多少倍……"

安静的教室瞬间便像炸开了锅似的，同学们你一言我一语地哄笑起来。

"你真不懂事，他是去年才从师范学校毕业分配来的年轻老师，上半年教初中，这次开学时才调过来教你们算术的，这不，今天刚上你们第一节课，就被你搅成这样……"

放学后，教室里，我被班主任张老师留下了，说这话时，张老师眼里藏着几分痛心。

"张老师，我真的不是故意的，但一想到我们原来的班主任厚朴老师，我们就难受，再说教我们的老师都希望大家提问题……"我胆怯地据理力争。

那年，小学五年级毕业时，张老师给我的总评语是：团结同学，爱动脑筋，学习成绩不断上升，名列全班第一，但对任课的部分老师不够尊重……

那年，小学五年级毕业时，学校给张老师的总评价是：班级成绩上升幅度大，名列全区（注：全区——那时，"水沟公社"的称谓已改为"水沟区"，"全区"即"水沟区"）第一，但对学生的教育方法有待进一步完善……

25

"一个人能够在喧闹的环境里静下心来争分夺秒地看书，这种精神多么可贵，难怪他的成绩……"

我同桌桃仁的爸爸——张老师刚任我们五年级班主任兼语文老师的第一次班会上表扬我的一席话，使我手足无措：因为，他误解了我。

每一次开学典礼，操场上密密麻麻的同学自发演绎的嬉笑打闹场面，恰似为校长即将讲话拉开序幕。

每当这时，我多么想无拘无束地参与进去……无奈，我得掩饰自己，只有低下头假装看书,但却做不到听而不闻……

月亮当

本姓张

梭罗树

躲阴凉

阴凉甜

卖苦连

苦连苦

卖嘟嘟

嘟嘟角

卖牛角

牛角尖

尖上天

……

唱着儿时母亲教给的童谣,飞呀飞呀,飞了百村千庄,飞过了千山万水,飞上了天,终于到了月亮上……

月亮上那棵梭罗树下的那位神仙站了起来,满脸微笑地朝我走来,用她那纤细的手指对着我闭着的右眼一指,只见银光一闪,说时迟,那时快,我的右眼居然慢慢地睁开了,睁得与左眼一样大;同时,并排着的重影也慢慢地缩短了间距,最后重合在了一起……哈!我的眼睛终于好了,右眼能与左眼一块同时欣赏外界了……

"轰隆隆……"突然,一声惊雷把我从睡梦中震醒!我揉了揉惺忪的双眼,划着一根火柴,点亮了马灯,对着镜子一照。

哎!还是老样子……

26

夏秋之交,州府晴明城的主大街上齐刷刷的两排大桉树中间掺杂着几棵不显眼的梧桐树。梧桐树上的叶子仍然以绿色为主,人们都说,若到了深秋，这些叶子都会完全枯黄并离枝而去，显得是那么的力不从心，那么的无可奈何……

今天星期二，一个刻骨铭心的日子。

一大早，一直疼爱我在三七县桑枝区中学当老师的二姐和二姐夫便带上我往晴明州立医院五官科奔去。

一路上，迎面赶来一阵风，给暑热的人们带来了丝许凉意……

我自复学至今已整整 5 个年头了，这 5 年来每逢寒暑假我几乎都要到州府大哥家住上一段时间，徘徊在每家医院寻求良方妙药治病，但每次均以失望而告终……而这次五官科主任居然推翻了前医的观点，以十分肯定的语气说，这种眼病只有采用手术的方法才能彻底解决，并分两次进行！为了不耽误我读书，特意安排在假期完成。

"小朋友，这次手术是把你的眼球拉正，你害怕不？"操着外地口音的主任边问我边在病历上写下"右眼内斜视矫正术"。

说不害怕，那是假话！可一想到这几年来我一直生活在打针、吃药，就连一些土方、偏方也未放过而无效的日子里，我还能犹豫什么呢？

"医生，我想问一下，是不是眼球拉正，就不会出现重影了？"我内心充满着希望地问道。

"那当然喽！"主任笑眯眯地答道。

啊！我以后挑水也能像三姐一样轻松迈步了，我挑粪也不会摔到别人家田里了——因为，脚下不可能出现两条路！

我，按捺不住，欣喜地上了手术床……

当我的眼皮被撑开，看到针尖的那一刻，我不禁毛骨悚然——犹如 6 年前的那次银针治疗！

"别紧张，先给你注射一些麻药……"医生似乎发现了我异样的神态。

"咔嚓……咔嚓……"她们好像在剪断细线一样的东西……刚才还呈正常颜色的物体慢慢地被红色所取代，这时，一撮纱布像小鸟啄食一样有节奏地对着眼眶……她们不停地耳语着，突然，一把汤匙似的工具罩住了眼球，顿时，漆黑一片，紧接着眼球剧烈胀痛……我分明感到她们把眼球从内侧往外侧方向拉动……每拉一次，我就屏住一次呼吸并紧紧咬紧牙关，忍住那种撕心裂肺般的疼痛……整个过程连续用了 3 次麻药……

"这是我从医几十年来，在手术台上见到的年龄最小，又最勇敢的病号，因为这种手术的疼痛就连成年人也难以忍受！"手术结束时，操外地口音的主刀主任大大喘了一口粗气——"因为用的是局麻！"

一位护士则哽咽着附和道，这娃娃，确实勇敢，同我在部队医院见到的从前线上抢救下来的伤残战士一样坚强！

其实，大家心里都明白，整个手术过程中我屏住呼吸、不哼一声，忍住疼痛流出的大量汗水里至少有一半是泪水……

手术室门外，家人正焦急地等待着……

我思恋故乡的小河
还有河边吱吱唱歌的水磨
噢妈妈
如果有一朵浪花向你微笑
那就是我　那就是我　那就是我

我思恋故乡的炊烟
还有小路上赶集的牛车
噢妈妈
如果有一支竹笛向你吹响
那就是我　那就是我　那就是我

我思恋故乡的渔火
还有沙滩上美丽的海螺
噢妈妈
如果有一叶风帆向你驶来
那就是我　那就是我　那就是我

我思恋故乡的明月
还有青山映在水中的倒影
噢妈妈

　　　　如果你听到远方飘来的山歌
　　　　那就是我　那就是我　那就是我

　　二姐夫背上右眼缠上纱布的我,行走在闹市区南桥头上,优柔而刚毅的歌声乘着湍急的河流咆哮着奔向血与火的边境,沁入每位祖国捍卫者的心脾……

　　7天后,拆完线,我很平静地面对着,因为,没有出现期待的结果。虽然主任说内斜视及眼球外展均有改善,但我没有任何感觉,毕竟,重影仍旧……

27

　　"喜悦、兴奋、激动……这些字眼都不足以形容我此时的心情,我终于成为一名初中生了。"

　　"同学们,你们说开头的这段话怎么样?"张老师走进教室,翻出作文本,欣喜地说道。

　　张老师,因为教小学五年级并担任我们的班主任,教学成绩突出,直接调任初中部继续担任我们的班主任兼语文老师。

　　初中一年级语文第一课,张老师便在黑板上写下"我成为一名初中生",要求大家以此为题写一篇体裁不限、字数不限的作文。

　　一看到题目,我立刻联想起假期间手术后我在《小说选刊》杂志里看到的一篇《我是大学生》的文章,开头便是"喜悦、兴奋、激动……"

　　我休过一次学,所以,我最担惊受怕的就是休学!

　　每逢上课时,虽然我必须仰起头或任由右眼自然闭着方能看见黑板,但这5年来不是已顺利走过了吗?再说手术治疗都安排在了假期,因此,作为初中生的今天,岂止是喜悦、兴奋、激动……

　　张老师对我这篇作文的批语是:内容丰富,真挚感人,发人深省。尤其是第一段仿写值得鼓励……

　　"告诉你们,我是水沟小学附中老师中迄今为止的第一个大学生,毕业于晴明师专。喂!请大家注意喽:师专与师范不同,师专是大学,而师范是中专……"这是一位操着普通话、西装配领带、脚踏一双白球鞋的年轻俊俏男老师上第一节地理课时的开场白。

第一次听到老师讲普通话，也是第一次看见老师着西装领带，全班同学心里无一不充满着新奇和惊奇——电影里才能见到的镜头如今却真真切切地走进了我们的生活！

那学期，期中地理考试，我只得了9分，该科名列全班倒数第一。

放学后，教室里只剩下我一人，因为，班主任张老师把我留下了……

次日，开班会，散会前，张老师宣布了一个激动人心的消息：水沟区中学即将成立！

28

集镇街尾下坡交叉路口处：右边的汽车道是通向县城的，左边的小马车路则是通往2公里处的一个少数民族寨子。

这个寨子与决明家那个地方相似的是背靠树林，前挨那条自东向西的小河。

寨子右侧是一个贫瘠的鹅蛋形山坡，坡顶上一座年代不算久的庙和其左前方的一棵百年"龙树"相伴，唯逢过年、"祭龙"等节日来临时方改平日里的凄凉景象。

如今，庙的右前方、"龙树"的左前方却拔地而起一排呈弧形的崭新的砖木结构的平房。远远望去，如果把那庙、那树、那房用线连接起来，恰好成为一个平行四边形。

从集镇的街头一路走来，接近平房，你会发现平房侧面那块面积最大的砖墙墙面上刻意制成的"三七县水沟区中学"几个字耀眼夺目。

水沟小学初中部与小学正式分家了。水沟小学附中完成了她的历史使命；水沟中学开启了她的未来征程。

那条小河的河水呼啸着走到这个寨子及学校前面合着河堤上茂盛而锋利的野草时，不禁令人如临深渊；但，河岸上高大而清秀的柳树，不论春夏秋冬，只要微风过处，便向路人扭动腰肢，是向人们鞠躬致敬还是展示苗条身段，不禁让人莫衷一是。

那天放学后，我独自一人站在河岸边，静静地看着这一切，心里却想到我已做完第2次手术刚拆线1周……

29

那年的春节如期而至，犹如那条小河里的水一样自东向西如约而来。

盼望过年的喜悦，依然如故，尤其我们集镇上的孩子更为强烈。

大年初三，州府晴明城仍沉浸在节日的喜庆中。

一大早，晨雾尚未散尽，我迈着瑟瑟发抖的双腿紧随家人刚到医院门口——

"嘣！"火光一闪，一股火药味扑鼻而来——我过年才能穿上的新衣服顿时出现了一个"窟窿"！

几个拿着鞭炮穿着新运动服看似与我同龄的大男孩一溜烟儿的功夫便消失了。

"小朋友，这是第2次也是最后一次手术……术后右眼就能像左眼一样睁得大大的……"主任语速很快，病历被她娴熟地记下"右上眼睑提上睑肌缩短术"。

手术过程中，一幅幅画面交替着浮现在我的脑际中：看电影时，在场子里：我，肆无忌惮；打篮球时，在球场上：我，游刃有余；上台领奖时，面对全校师生：我，抬头挺胸……这一切，均寄希望于这次手术！

手术，就在这样美好的遐想中结束，虽然也流下了泪和汗，但比起半年前的第1次，疼痛不是那么的刻骨铭心！或许，我的年龄又增长了半岁；或许，这次手术的痛苦本来就小；或许……

拆完线，主任说，手术后眼皮肿是正常的，随着时间的推移会慢慢好起来的。

真的吗？开学后，我们就要搬到新学校上课了，我多么希望那一天早日到来啊！

30

阳春三月，风和日丽。

蓝色的天空与绿色的树林交相辉映，水沟中学那排平房，转身其中，生机盎然……

我的右眼正如五官科主任所言，随着眼皮肿消，已然睁开了，但不论我如何用力，与大大圆圆的、眼球转动灵活的左眼实在无法相比！

世上无难事
只要肯攀登
科学有险阻
苦战能过关

课堂上，张老师正在认真地耐心地一句一句地讲解着。而我却思绪万千：几年来，我终于摆脱了吃药、打针的日子；直视前方时，我再也不用仰头或用手指拈起上眼皮了。虽然重影没有丝毫缓解，但我坚信主任的话：随着时间的推移，会慢慢好起来的！

走在从学校回家的路上，看到地里一望无际的绿油油的庄稼，听着树上叽叽喳喳的鸟叫声，我不由得放快了步子：赶紧到家，先把大石缸的水挑满，再把今天老师布置的作业完成。

31

暖阳阳的太阳刚才还笑呵呵地看着大地，一顿饭的功夫便铁青着脸躲进了云雾里。

轰隆！这寒冬腊月的，居然下起了瓢泼大雨？！

大雨过后，小到中雨一直缠缠绵绵……

秋冬之交，我便感到完好无缺的左眼很累很累，尤其是上眼皮酸涩、沉重，沉重、酸涩，更迭出现……坚持到考完试放寒假的那一天，整个左眼一夜间即发生了8年前第1次右眼一模一样的症状：左上眼皮耷拉下来；左眼球不情愿地藏到了眼眶内侧……

雪花不停地在睛明城上空飘落着，人们只辨得清马路的长短宽窄，而房前屋后树枝上呈现的洁白与农村的田间地里山头上那厚重的纯白却是不相上下，这就是瑞雪——上苍一年一度赐予大自然之福。

我睁着带有手术伤痕不算大的右眼，努力睁大新近耷拉着的左眼不知所措地看着五官科主任……

诊室窗外，树枝上的雪花堆积得越来越厚……

"医生，这究竟是什么病？为什么老是诊断不了？该不会从右眼转到左眼再做左眼的手术吧？"我强作镇静地问道。

"勇敢的……孩子，你不要……太难过，也不要……太紧张，先观察一段时间……再说……"五官科主任那双瞪得大大的眼睛里隐藏着几分惊恐。

"上帝对他为什么这样不公平，不是不为他治疗啊！怎么越治越糟糕？连好眼睛也变成了这样？"家人着急得流出了眼泪。

走在大街上，我愣是被夹着雪花的寒风吹了个正着。

我，越发感到是那样的寒冷，越发感到是那样的茫然："快过年了，我不敢想象：怎么面对小伙伴们……"

泪，直在我的眼圈里打转，但，居然未掉出眼眶一滴……

32

春雨贵如油。

小雨从白天一直下到傍晚，淅淅沥沥，河堤旁，田埂上的野草柔软而坚硬地不卑不亢、抬头挺胸，犹如把快乐与悲伤化为一体，如泣如诉……

"益仁，开学1个月了，你为什么课间休息还待在教室里？你原来不是这样的啊！走，今天必须和我们出去溜达溜达……"

不容置疑，我被灵之、桃仁、七零他们"请"出了教室。

呵！嗅：教室外的空气多诱鼻；看：田地里的色彩多养眼；听：树林中的鸟叫声多悦耳。

"清甜极了，快尝尝！"大家像变魔术似的把刚从地里摘来的蚕豆递到了我的面前。

怎么会这样！今天的蚕豆居然变硬了，昨天的"蚕豆焖饭"吃起来还是软的嘛，难道这是生蚕豆与熟蚕豆的缘故吗？

瞬间，我想起了寒假期间的一个傍晚。

"三姐，这太硬了。"我接过三姐递过来的甘蔗咬了咬又递回给她试试。三姐接过看了看，用刀把具有牙齿印的部分削去，咬了一大口，啧啧嘴道："看，这怎么可能？你是不是牙齿出什么问题了？"当时我就懵了：我的牙齿一向很正常，怎么会出问题呢？

"当、当、当",上课钟声敲响后,我无精打采地和大伙一块走进了教室。

"同学们,这两节语文课的时间,用来完成一个作文,题目是:我的理想……"张老师和蔼可亲地说道。

教室里平静极了,大家都在聚精会神地谋划着自己的未来,而我却老是想着与蚕豆、甘蔗有关的问题……

"本月22号,我们班益仁和隔壁班的苇根将代表水沟区到三七县文教局参加'杏林省初二学生数学联赛',这是我们省组织的一次大赛……"四月初的一次班会上张老师高兴地宣布了学校的这个决定。

33

"咚咚咚锵,咚咚咚锵,咚咚咚咚锵锵咚咚咚咚锵!""欢迎欢迎,热烈欢迎!"

"欢迎欢迎,热烈欢迎!""咚咚咚锵,咚咚咚锵,咚咚咚咚锵锵咚咚咚咚锵!"

区广播站的高音喇叭反复播放着这首歌——

年轻的战友

再见吧再见吧

为保卫祖国离开了家

你看那山岭上一片红霞

那不是红霞

是火红的攀枝花

攀枝花青春的花

美丽的生命

灿烂的年华

当你浴血奋战的时候

勿忘家乡的攀枝花

攀枝花

攀枝花

年轻的战友

再见吧再见吧

为保卫祖国离开了家

你看那山岭上一片红霞

那不是红霞

是火红的攀枝花

攀枝花英雄的花

不灭的火焰

胜利的火把

当你凯旋归来的时候

我们相会在攀枝花下

攀枝花下

我们相会在攀枝花下

相会在攀枝花下

用松树临时搭成的凯旋门,上联:树理想献身四化,下联:学英雄赤胆报国。

一大早,水沟区委、区人民政府组织干部群众以及水沟中小学师生在黄泥巴和碎石铺成的通往县城的汽车路上列队迎接从前线凯旋的亲人解放军。

锣鼓声、鞭炮声、广播声、欢呼声……交织在一起。当正义之师迈着整齐的步伐走来时,地上的黄灰也跟着沸腾起来,使得整个水沟上空云雾缭绕,恰似人间仙境。

34

"给你的压缩饼干还有吗? 告诉你这是我们在前线打仗时最好的口粮! 好吃不?"一进门,年龄最小的解放军哥哥便关切地问我。他是山东人,今年18岁。

家里这次住了16个解放军官兵,其中年龄最大的那个是排长。

在他们来之前,因为统一打地铺,所以勤劳的母亲早就把木楼上的房间和能住人的空间都收拾好了。

"三女儿已开学到县上读书了,家里就只剩小儿子和我,可以多安排几个。"

水沟区和水沟大队领导看后连声赞到："您老真是家窄人心宽呀！"

街坊邻居都知道，父亲曾是老边纵战士，大哥参军时我才半岁；家里还拥有"军属光荣"的匾牌呢！

晴明州在整个杏林省来说被界定为老、少、边、山、穷、战区。

长达10年的边境战区，"一切为了前线，一切为了胜利！""新时期最可爱的人！""亏了我一个，幸福十亿人！""不怕苦，不怕死，不怕亏！"成为那段时期的流行语。

《十五的月亮》《望星空》《血染的风采》等歌曲就是从这里走向了全国。

三七县则是晴明州的后方县。这不，他们就是上周刚从前线换防下来驻到我们水沟休整的一支英雄部队。

35

面对家里这么多人，努力睁眼时本来还可见一点缝隙的左眼，这下可好，上眼皮完全覆盖了下眼皮；本来不算内向的我，变成了一个不愿说话的人……

"大娘，小弟的左眼为啥睁不开？我带他去让我们的军医看看！"排长心直口快。

"我们野战部队的医生针对的是外科、骨科、皮肤科，尤其是战伤、烧伤、颅脑外伤为主，对小朋友的这种病我们从未见过！并且我们还发现他的延髓肌有问题，已经影响到了吃饭、吞咽、说话！"

几位军医详细地询问了病史，认真地分析了好好的左眼出的问题是否与两次右眼手术有关，细致地用眼科仪器为我做了检查，最后都很无奈。

压缩饼干，只要你嗅一嗅，就是一种享受！

暗淡的煤油灯光下，我把压缩饼干拿出来，用"小洋刀"慢慢地削成碎片放在小碗里用水搅拌均匀，慢慢地用小汤匙送入嘴里，再慢慢地吞下肚里……

那段日子，我挑水的任务被取代了，因为家里石缸的水总是满满的，家里及房前屋后总是干干净净的，就连后园自留地里栽种着的蔬菜也是青青爽爽的……有解放军住着的人家被街坊邻居羡慕得要死。

那天,他们接到命令即将离别,母亲把亲手用家里那台"华南牌"缝纫机制成的鞋垫——送到他们每个人的手里时,大家双眼噙满了泪水……那个年龄最小的哥哥用阵阵颤抖的双手扶着我的肩膀,哭出了声……

36

"16分,这次省级的数学联赛你考得了16分! 虽然这次你没拿到县上的名次,但也不是最后的几名,你带着这样的病体参赛,已经很不容易了……"

面对班主任张老师的安慰,我禁不住别过头,生生地将流出的泪憋了回去……

"益仁,放学了,你为什么不回家? 你还在为上周那个分数着急吗? "灵之友好地问道,"你究竟有什么心事? 你为什么变得总是一个人……"

我深深地吸了一口气,尽量做到平静地带着鼻音对着他:"谢谢……我没事……我想一个人……静一静……"

学校大门两旁凹凸不平的土堆里,清晨时原本精神抖擞的小草,被春末的晚风一吹,却是那样的脆弱,变得蔫头耷脑……

这几天,病症,在我的身上,演变得越来越严重——

吃饭时,上牙与下牙虽然能闭合,但无论怎么努力就是咬不动食物;

喝水时,水非但不往肚子里去,却从两个鼻腔流出;

说话时,不但吐字不清中兼杂鼻音,而且说话时间长后声音逐渐显得低微或含糊不清,紧张或疲劳时一句完整的话甚至一个词语都很难完成;

整个面部就像被装在套子里——紧绷绷的:不让你哭,也不让你笑……任凭你如何挣扎也无济于事……

近几天,病症,在我的身上,演变得越来越复杂——

吞咽困难,抬头无力,全身软弱,跌倒后不易站立……

出现这些奇怪的症状难道是那两刀(两次眼部手术)惹的祸? !

我只有努力克制着内心的恐慌,我无法也不想向家人诉说,因为,我已经长大了,多年来,为了我的"怪病",家人付出的太多太多了,我只想一个人默默承受……

我,为了不让旁人觉察到,就只有尽量做到一个正常人的正常生活和学习……

为了填饱肚子——

吃饭时，我，只能用手托起下巴往上抬才能勉强咀嚼食物；

喝水时，我，只能用手摁住鼻腔再仰头而饮。

为了努力读书——

上课时，我，只能用手拈起上眼皮才能看清黑板；

说话时，我，只能用手堵住鼻孔才能缓缓而语。

为了避免跌倒——

走路时，我，只能尽量避开行人小心翼翼，踽踽而行。

为了避免尴尬——

人多时，我，只能尽量躲开众人，选择孤独……

37

"春风又绿江南岸，明月何时照我还？"

灵之用他那积攒多年的 10 元钱买的一辆二手自行车载上我往县城方向一边使劲地蹬着，一边急促地说道："我送你到县城车站坐上班车后赶紧去州府的大医院看看，我们等着你回来。"

"休学手续我会帮你办，你真的不能再这样撑下去了……"张老师关切的目光和温暖的话语伴随着自行车一颠一簸，我的头不听使唤地上下晃动，双手不由自主地抓紧了车身……

这糟糕的病体再次逼迫我不得不第 2 次休学，这一去，不知道什么时候才能复学……

莫愁湖边走

春光满枝头

花儿含羞笑

碧水也温柔

……

啊　莫愁　啊　莫愁

……

自古人生多风浪

何须愁白少年头

啊　莫愁　啊　莫愁

劝君莫忧愁

……

一群群手提录音机,身着喇叭裤、花裙子的青年男女在大街上要么欣赏歌曲要么谈论话题,为初夏的睛明城增添了一道道亮丽的风景线。

睛明州立医院。

"我实在没办法了,真不知道他究竟得了啥病? 再请部队医院的专家来会诊。哦! 对了,顺便请一下卫校的老师!"之前为我做过两次手术的那位五官科主任焦急地安排着。

38

"根据患者上睑下垂,如果排除眼科疾病,好像有一个病,叫什么,我忘了,我回去查查资料再说。"看到来自不同医院的专家面面相觑,卫校校长小心翼翼地发言便打破了这死一般的沉寂。

睛明州卫生学校附属医院。

"肌注新斯的明注射液,看看 20 到 30 分钟他的上眼皮会不会抬上去? 抬上去,这个病就有可能是重症肌无力!"校长交代身边的几位医护人员。

"什么? 这个病我们怎么从未听说过?"众人很惊愕。

"别说你们,就连我……哎! 如果真是这个病,他就应该是我们睛明州的第 1 例!"

"有什么感觉? 小朋友,别用手,自己用力睁开眼睛看看……"

"别紧张,别紧张! 不管最后下的诊断是什么病!"我在心里不断地告诉自己。

"心慌,出汗,流涎,肌肉跳动,恶心欲呕,肠鸣音亢进,腹泻……"对照医生讲的新斯的明注射液"不良反应",哎呀! 真的出现了这些症状,赶紧找厕所!

真神奇! 不但眼皮抬上去了,就连说话、咀嚼、吞咽都基本正常了! 这位校长真乃神医也!

"重症肌无力这个病,我医学院毕业临床实习时见过1例,那是20多年前的事了,当时在杏林省立医院带教老师告诉我,此病常被漏诊,误诊误治就更多了,而且属国内外难治之症……"校长虽神情激动但不无忧心忡忡地说道。

岂料,症状改善才几个小时又复原了。

"孩子,别难过! 毕竟这么多年你都挺过来了,最起码病情已明确……"校长耐心地安慰我。

8年,整整8年!

罩在我身上8年"怪病"的阴影终于消失了!

8年来的日日夜夜等的不就是这一天吗?

我不由自主地想到了"野火烧不尽,春风吹又生"。

39

"我在朦胧中,眼前展开一片海边碧绿的沙地来,上面深蓝的天空中挂着一轮金黄的圆月。我想:希望本是无所谓有,无所谓无的。这正如地上的路,其实地上本没有路,走的人多了,也便成了路。"

我躺在睛明州卫生学校附属医院住院部的病床上,一边输液,一边读着鲁迅先生的《故乡》。

"我们会查阅资料为你制定一套中西医结合的方案,具体来说就是打针输液喝中药,再配上针灸综合治疗。"入院时,医生对我说。

"医生,不做……眼睛的……手术吧?"一想到那两次刻骨铭心的手术,我便怯怯地问道。

"放心吧! 不做手术!"医生很干脆。

与附属医院一墙之隔的学校,我早就想目睹耳闻。

学校大门两侧厚实的水泥墙面上——

左侧毛泽东同志的题词:"救死扶伤,实行革命的人道主义"及右侧邓小平同志的题词:"教育要面向现代化,面向世界,面向未来"交相辉映,使大门正上方的"睛明州卫生学校"几个红色楷体更加显得熠熠生辉。

我艰难地拖着沉重的双腿在校园里闲逛。

呵！好大的学校！除了教室、办公室，树木、花草，还有电影里才能见到的运动场；看到"中草药圃"两旁泛黄的墙上题写的"把医疗卫生工作的重点放到农村去""中国医药学是一个伟大的宝库，应当努力发掘，加以提高"，让人倍感亲切；黑板报上那些密密麻麻的医学名词，教室里挂在墙上那些工工整整的医学解剖图，穿着白大褂来来往往的那些医学生……令人耳目一新。

此时此刻，我沉重的双腿变得轻松多了。

40

再见吧　妈妈

再见吧　妈妈

军号已吹响

钢枪已擦亮

行装已背好

部队要出发

你不要悄悄地流泪

你不要把儿牵挂

当我从战场上凯旋归来

再来看望亲爱的妈妈

当我从战场上凯旋归来

再来看望幸福的妈妈

啊啊

我为妈妈擦去泪花

再见吧　妈妈

再见吧　妈妈

看山茶含苞欲放

怎能让豺狼践踏

假如我在战斗中光荣牺牲

你会看到盛开的茶花

假如我在战斗中光荣牺牲

你会看到美丽的茶花

啊啊

山茶花会陪伴着妈妈

……

我躺在杏林省立医院的病床上，静静地欣赏着——那是旁边病友收音机里播放出来的歌曲。

"我们省级几家医院专家会诊意见：重症肌无力（全身型）；肌无力危象。鉴于孩子随时有生命危险，所以必须马上住院进行系统规范的治疗……"医生把住院证交给了不善言辞的父亲。

父亲在我的病床旁，双手捏着一张纸，局促不安地看看我又看看窗外……

我用力掰开父亲的双手——

病危通知书！

几个字瞬间跃入了我的视线！再看看父亲那满是老茧的掌心，本来不算热的天却被汗水浸湿了。

"我没有问题的，这不是好好的吗？"我赶忙安慰父亲。

我没有理由不保持平静：虽然我在睛明州卫校已确诊并在其附属医院治疗了1个多月，但未控制住病情。

我没有理由不保持淡定：父亲不但向亲戚朋友借了钱，还把挣钱养家糊口的那套大马车低价出售并带我上省级的大医院治疗。

我没有理由不保持坦然：因为，我这几年来不都是这样过来的吗？所以，我一定会配合好医生的治疗！

41

医生要求我绝对卧床休息。予新斯的明类药物治疗，间断吸氧并密切观察生命体征、病情变化，尤其是吞咽、呼吸困难等危象发生时应对的抢救方案。

几次小抢救均告成功！

哈哈！1周后，上睑下垂，咀嚼、吞咽、呼吸困难已经有了不同程度的缓解。心里别提有多高兴:如此下去,应该在短期内就会好了,就可以重回学校上学了!

医院管理很严格,每天就吃饭的时候我才能见到父亲。他住的地方在医院大门正对面小巷子里的国营小旅社——正气旅社。

这两周来,我饭量大增,中餐和晚餐都有一份猪肉凉片,父亲看见我吃饭几乎不用手托下巴就能慢慢咀嚼并顺利吞下肚时,原来紧锁着的眉头便慢慢地舒展开来。

一天中午,邻床病友家属瞟了瞟父亲给我送完饭离开的背影,悄悄告诉我:

"你父亲在国营饭店买的猪肉凉片不是他跟你说的 2 角而是 4 角,但他每顿只吃 5 分的 1 碗豆浆和 5 分的 1 根油条。我问他为什么这样? 他说他每晚的住宿费就需要 6 角……"

我"咯噔"一下! 顿时,泪像断了线的珠子似的一颗接着一颗顺着脸颊流了下来……

"清风无力屠得热,
落日着翅飞上山。
人固已惧江海竭,
天岂不惜河汉干?"

杏林省城最热的天气恐怕就是这七月末的几天了,住院已 1 个多月,奇怪的事又发生了:疗效不但没有我想象的那样理想,而且服药后的效果远远不如治疗时的第 1 周!

"他已经创造了生命的奇迹,因为患病 8 年来一直误诊误治,再加上不该做的那两次手术,使得该病发展得如此迅速,以致到了最严重的地步。现在虽然抢救过来,但必须终生服用新斯的明类药物。因为国内外都没有根治的好方法,加上他又随时有生命危险,所以还能活 5 年? 还是 10 年? 谁也说不准……"透过虚掩着的门缝,我看清了说话的人正是我的主管医师,而听众则只有我的父亲一人!

性格内向的父亲见到我时,和善而阴沉着的脸上有几滴不易觉察的泪珠……我却装作什么也没看见，什么也没听到，反而更主动地和父亲一起上街。

红旗百货商店里，商品琳琅满目，我却径直朝服装柜走去，怔怔地盯着一件我曾经饱过两次眼福，但从未向父亲开过口的米黄色小西装！

父亲很快就明白了我的心思，他用他那微微颤抖的双手从衣袋里摸出带有体温且皱巴巴的零钱一张一张付出去的时候，我分明看到他的眼睛湿润了……

42

东方红广场上，热闹非凡，人头攒动，熙熙攘攘……我无暇顾及美丽的花草树木，也没有闲情逸致去观赏高大雄伟的建筑群，只想漫无目的地消磨这百无聊赖的时光，以便打发掉沉积在内心深处的痛苦。

我一直在思考着这样一个问题：8年来，未确诊的疾病一直伴随着我坎坎坷坷地走到了今天！现在疾病已被确诊并接受了正规治疗，虽然医生说难治，但难治并不等于不能治吧？再说，医生不是说我能创造生命的奇迹吗？既然活着，我就要好好地活下去，我要继续创造生命的奇迹……"长风破浪会有时，直挂云帆济沧海。"

我走到一个旧书摊旁边，信手翻弄起一本1983年的《大众医学》杂志，突然，上海眼病防治所陈贯一先生撰写的《重症肌无力是可以治好的》一文很快映入我的眼帘，一刹那，我喜不自禁！来不及与书商讨价还价就将它紧紧地抱入怀里带回了医院。

那一晚，我认认真真逐段、逐句、逐字，连标点符号也未放过地拜读了那篇文章，文章介绍了中医药治疗重症肌无力的方法，同时还附上了患者治疗前后的照片。从那时起，我懵懵懂懂地认识了补中益气汤、八珍汤、六味地黄丸等中医药名词；也就是从那时起，我朦朦胧胧地产生了一个天真的幻想：中医药一定能够治好我的病！

那一晚，我失眠了……就像在大海里迷失方向面对生命产生绝望时突然间抓到救命稻草的那个人一样，心中又慢慢地升发起自信的力量……

第二天，我和父亲平静地办理了出院手续。

"别有幽愁暗恨生，此时无声胜有声。"我和父亲坐在回家的班车上，繁华而喧嚣的省城离我们越来越远,我在心里,却默默地念叨着中医药——

当归·远志

童参罹患朴消啃,
母丁悲泣漏芦声。
神砂察疾天冬恩,
当归眦泪生地撑。

苦楝泯笑续断生,
龙骨沧浪虎杖纷。
菊花情愁黄芪奔,
远志梦缘重楼登。

谨以此书献给珍惜生命,热爱生活,以感恩回报社会,奉献大爱,推行和谐医患关系的人们……

后 记

自传体小说之所以冠名"童年境遇"，缘于吾童年时患病，几经周折方被确诊，此喜哉！但效微且危象时作，又忧哉！儿时那段路之痛是最为刻骨铭心的记忆，故戛然而止也。诚然，欲将想说的话写尽，实属不易，是故虽完稿而无如释重负之感矣。

"童年境遇"之创作，似有不完美之嫌？于此，不妨再只言片语为其拾遗补阙以圆之——

自省城返家后，吾即复学且与原班同学偕升级。然吾每日仍按时服用新斯的明类药物，每日仍生活在拈起上睑方能直视，托起下巴方能咀嚼，摁住鼻腔方能饮水的"尴尬"日子里而念完初三，终以考取中专之成绩却毅然决然放弃中专而上高中。

县一中，陌生的一切带给我的非兴奋感而是愈加之"尴尬"。高中段之苦读，看似与常人无异，实则相去甚远，况乎既带着病体，又隐瞒病情，是故常人能做到之"恬淡虚无""精神内守"于己而言仅是一种奢望罢了……可谓身心俱疲，心脾两虚，乃心痛甚于身痛也！

"尴尬"自始至终伴己跨入大学门槛，窃以为"柳暗花明又一村"，岂料"天有不测风云"再次降临！因为，不得不再次隐瞒病情参加军训却致肌无力危象发生，所以，不得不再次即第3次休学在省城连续住了4家医院，用尽一切方法乃至超剂量激素仍无法解决根本问题，最终，不得不再次崩溃，岂止是心失所养能涵盖！？

"悠悠岁月，欲说当年好困惑……茫茫人生路，上下求索，心中渴望真诚的生活，谁能告诉我，是对还是错……故事不多，宛如平常一段歌，过去未来共斟酌……"

"忽如一夜春风来，千树万树梨花开。"

3年,接下来特殊而特别的3年,不但延续了我的生命,而且改写了我的人生——因为冥冥之中竟让我幸遇恩师孟如教授——

感天动地谒贵人,
国医慈悲施妙术;
病难瞬息喜极泣,
痼疾三载终获愈。

《金匮》专长疗杂病,
大师岐黄授人渔;
徒儿得益苦作舟,
望闻问切潜心脑。

中医博大又精深,
五行相生亦相克;
整体观念与辨证,
脏腑经络合自然。

勿忘师恩业传承,
福泽普惠勤躬耕;
正气凛然却邪气,
人间正道是沧桑!

嗟呼!倘如此书能让我们的患者少一些曲折和痛苦,多一点坚强和自信,让正规渠道的中医、中西医结合治疗方法护佑他(她)们,那么,人生将是多么美好。如是,吾将倍感欣喜矣!

呜呼!倘若此书能让我们的大夫少一些误诊误治,多一点仁心仁术,让患者得到及时正确的中医、中西医结合治疗,那么,人生将是多么美好。如是,吾将倍感欣慰矣!

做患者、跟名师、尊经典、勤临证、善总结,是我中医学习、生活、工作、感悟的真实写照。

　　作为患者，我体验过重症肌无力的发病经历；作为医者，我验证了重症肌无力的治疗效果。

　　因为患病，我学会了坚强；因为治病，我历经了磨难。因为寻医，我确立了方向；因为从医，我体现了价值。

　　最后，诚谢人民卫生出版社编辑陈东枢老师，让我这样一个杏林中的普通一员能借助这样一个大舞台与读者见面，实感万分荣幸！我不禁感慨万千：中医对我恩重如山，我对中医情真意切！

李广文

2019 年 3 月

参考书目

1. 赵武述,陈仁,卞志强.现代临床免疫学[M].北京:人民军医出版社,1997.

2. 施杞,周康.临床中医脑病学[M].北京:科学出版社,1997.

3. 邓铁涛.邓铁涛医集[M].北京:人民卫生出版社,1998.

4. 陈灏珠,林果为.实用内科学[M].13版.北京:人民卫生出版社,2009.

5. 李小莲.如何增强你的免疫力[N].中国中医药报,2008-4-24(7).

6. 闫洪琪,马立森.当代名医尚尔寿疑难病临证精华[M].北京:新世界出版社,1992.

7. 刘燊仡.痿证古今名家验案全析[M].北京:科学技术文献出版社,2008.

8. 米一鹗.首批国家级名老中医效验秘方精选(续集)[M].北京:今日中国出版社,1999.

9. 姜国峰,耿耘.免疫性疾病的中医治疗[M].上海:上海中医药大学出版社,1998.

10. 洪广祥.奇病奇治[M].上海:上海中医药大学出版社,1995.

11. 李镖.穴位注射疗法临床大全[M].北京:中国中医药出版社,1997.

12. 卓大宏.中药临床应用[M].广州:广东人民出版社,1998.

13. 王锦鸿.新编常用中药手册[M].北京:金盾出版社,1996.

14. 江苏新医学院.中药大辞典(上册)[M].上海:上海科学技术出版社,1997.

15. 沈丕安.现代中医免疫病学[M].北京:人民卫生出版社,2003.

16. 张铁军,陈常青.调节免疫和保肝中药现代研究与应用[M].北京:人民卫生出版社,2007.

17. 程宝书.新编汤头歌诀四百首[M].北京:中国中医药出版社,2005.

18. 匡调元.人体新系猜想——匡调元医论[M].上海:上海中医药大学出版社,2004.

19. 李其忠.中医基础理论纵横解析[M].北京:人民卫生出版社,2006.

20. 李广文.重症肌无力中医实践录[M].北京:人民卫生出版社,2010.

21. 李济仁.李济仁痿病通论[M].2版.北京:人民军医出版社,2011.

22. 伦新.实用针灸推拿治疗[M].北京:人民卫生出版社,2007.

23. 李广文.中医痿病辨治心悟[M].北京:人民卫生出版社,2016.